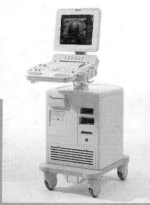

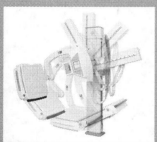

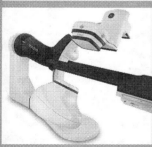

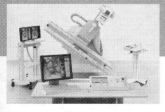

医学影像成像技术

甘泉 王骏 史跃 主编

YIXUE

YINGXIANG

CHENGXIANG

JISHU

U0336677

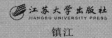
江苏大学出版社
JIANGSU UNIVERSITY PRESS

镇江

图书在版编目(CIP)数据

医学影像成像技术/甘泉,王骏,史跃主编. —镇
江：江苏大学出版社,2013.12
ISBN 978-7-81130-621-7

Ⅰ.①医… Ⅱ.①甘… ②王… ③史… Ⅲ.①影象诊
断 Ⅳ.①R445

中国版本图书馆 CIP 数据核字(2013)第 294108 号

医学影像成像技术

主　　编/甘　泉　王　骏　史　跃
责任编辑/李经晶
出版发行/江苏大学出版社
地　　址/江苏省镇江市梦溪园巷 30 号(邮编：212003)
电　　话/0511-84446464(传真)
网　　址/http：//press. ujs. edu. cn
排　　版/镇江文苑制版印刷有限责任公司
印　　刷/丹阳市兴华印刷厂
经　　销/江苏省新华书店
开　　本/787 mm×1 092 mm　1/16
印　　张/18.75
字　　数/450 千字
版　　次/2013 年 12 月第 1 版　2013 年 12 月第 1 次印刷
书　　号/ISBN 978-7-81130-621-7
定　　价/40.00 元

如有印装质量问题请与本社营销部联系(电话：0511-84440882)

《医学影像成像技术》编委会

前 言

随着医学影像设备的升级换代和技术的不断更新,医学影像技术已经形成具有自身特点属性的全方位技术理论体系。根据教育部批准的《2012年度普通高等学校本科专业设置》的内容精神,医学影像技术专业教育被首次提升到本科专业层次,相应学位设置为理学学士学位。这些变化使得医学影像技术专业教育的发展面临着新的变革和新的机遇,同时也对相关专业课程的教学提出了更高的要求。医学影像技术专业课程内容需要根据现实影像技术的临床应用要求和培养方案的调整进行重新梳理和调整出新,以适应医学影像技术专业设置调整后对学生的知识和技能的要求。

为此,本书在编写时,遵循专业培养目标,适应不同的学制和学时要求,综合考虑泛专业学生学习的需要,强调基本理论知识、基本思维方法、基本实践技术的结合。书中讲解了医学影像成像理论、医学影像成像设备构造与原理,并且按照分类详解医学影像成像技术,包括常规 X 线成像技术、数字化成像技术、CT 成像技术、DSA 成像技术、MR 成像技术、超声成像技术、核医学成像技术,最后还对医学影像领域的研究性技术、特色性技术进行了介绍。

与以往同类图书书名中使用"医学影像技术"不同,本书书名使用了"医学影像成像技术"。医学影像成像技术包含着更为丰富的内容,它不是单纯指影像技术、操作技术、检查技术,而是知识高度集成的成像技术理论体系,成像理论、成像设备、成像原理、成像技术、临床应用技术等各方面知识都贯穿在成像技术之中,为此本书书名用词进行了如此调整。

本书编写时充分考虑到知识和技术内容的科学性、系统性、应用性和先进性，将知识和实践结合，尽可能图文结合，简明扼要，易读易懂，易教易学。本书与笔者之前编著出版的《医学影像设备与工程》的内容各有特点，互为补充和完善，适合临床医学（影像诊断）、医学影像技术专业的教学使用，也适合生物医学工程、医疗器械等专业教学使用，同时也可作为在职工作人员学习、晋升考试和实际应用的参考资料。

本书在编写过程中，得到江苏大学临床医学院、基础医学与医学技术学院，江苏大学附属医院以及江苏大学出版社的大力支持，在此表示感谢。

由于编者水平所限，书中难免存在不足和缺点，恳请广大读者不吝赐教。主编者邮箱：ganquan5706@163.com。

甘　泉

2013 年 12 月 8 日

目　录

第 1 章 医学影像成像技术概论

　　医学影像成像是指利用某种医学影像设备提供的具有某种能量(如 X 线、电磁场、电子束、超声、核素、微波、红外线等)作为信息载体,透过人体显示人体内部组织、器官的结构、形态、密度和功能,用人体实际结构到空间和时间分布上的对应关系以影像成像方式显示出来;其可携带人体机能、生化成分等生物学信息,根据医学影像图像所反映的对应组织、器官的结构形态、密度和功能,判断被检者的组织、器官是否异常以及异常程度来诊断与研究疾病。医学影像成像技术是指提供检查部位正确的清晰可辨的被检查组织、器官的影像图像,以及图像后处理等有利于显示被检查组织、器官的影像图像的一切影像成像技术,其对于诊断与研究疾病至关重要。

　　医学影像成像技术学是由计算机技术、机械工程学、电工电子学、通讯信息学、外语、临床医学、医学基础、医学影像成像理论、医学影像检查技术、医学影像设备学、医学影像设备维修学等多学科交叉的学科,主要研究医学影像成像原理与图像后处理、医学影像设备结构与原理、医学影像临床应用技术等。医学影像成像原理是指根据临床与医学研究的需要,对成像原理成像系统进行分析,研究的是图像形成物理原理,通过信息获取、图像重建、图像显示对图像质量因素进行分析。图像后处理是对获取图像进行加工处理,并通过窗口技术、图像测量、图像重建、图像融合、特殊软件成像图像处理技术(如 3D 重建、容积再显、仿真内镜等)来获取被检查组织、器官的解剖与诊断信息,以为诊断与研究疾病提供帮助。医学影像设备结构与工作原理,讲述的是设备组成、结构形成、工作原理等,同时分析影像图像质量在医学影像设备中产生的能谱、噪声、空间分辨力、对比度分辨力、伪影产生对图像的影响。医学影像临床应用技术具体来说包括医学影像设备产生医学影像成像过程中的医学影像设备操作应用技术,根据临床需要的扫描技术、防护技术、图像形成技术、图像后处理技术、图像存储与传输技术、图像显示技术、图像记录技术以及排除影响医学影像图像成像质量形成链过程中的各种因素技术。

　　医学影像成像技术随着医学影像设备的发展和时代进步,从常规 X 线成像技术发展到计算机 X 线摄影(CR)成像技术、数字 X 线摄影(DR)成像技术、数字减影血管造影(DSA)成像技术、计算机断层扫描(CT)成像技术、磁共振(MR)成像技术、超声(US)成像技术、发射计算机体层(ECT)成像技术、单光子发射计算机体层(SPECT)成像技术、正电子发射体层成像(PET)技术以及微波成像技术、红外成像技术等。医学影像成像由于含有丰富的人体组织、器官信息,能以非常直观的形式向人们展示人体内部组织结构、形态或脏器的功能等,因此,医学成像已成为医学研究及临床诊断中最活跃的领域之一。

　　数字化 X 线摄影、CT 设备、MR 设备、US 设备、核医学设备已被公认为是医学影像诊断的五大医学影像成像技术设备。现代医学诊断最重要的环节是诊断设备,疾病治疗以诊断的结果为根本依据,诊断结果的准确程度决定着治疗效果,在提高医疗技术的同时,医学界也注重诊断技术条件和水平的发展,诊断技术水平提高依靠医学影像设备的程度越来越大。因此,依靠医学影像成像技术提供清晰图像,突出图像中某些特征信息,对影像图像进行分析、识别、分类、分离、显示、特别处理等尤其重要。CR,DR,DSA,CT,MR,US,ECT,PET 等医学影像成像设备的参数、原理、方法各不同,可分别获得形态、功能影像,也可产生形态功能图像融合,提高了诊断敏感性和特异性。同时,丰富了医学影像成像技术,使医学影像成像技术得到进一步发展。

1.1　现代医学成像

　　现代医学成像是以人体宏观解剖结构及功能为研究对象,称为现代医学影像(modern medical imaging,MMI)。按其信息载体不同分为:X 线成像(常规 X 线成像、CR 成像、DR 成像、DSA 成像、CT 成像)、MR 成像、US 成像、核医学成像、微波成像、红外成像、光学成像。本书主要研究医学影像成像理论、医学影像设备结构与原理、医学影像成像原理、医学影像成像技术(常规 X 线成像技术、数字化 X 线成像技术、CT 成像技术、磁共振成像技术、超声成像技术、核医学成像技术)等医学影像技术。

1.1.1　X 线成像特点

　　X 线成像是应用 X 线通过人体组织的密度和厚度不同,X 线衰减程度不同来显示脏器形态影像,包括常规 X 线成像、CR 成像、DR 成像、DSA 成像、CT 成像。常规 X 线成像适用范围广、信息量大、影像丰富细腻,在实时、形态动态观察方面有优势,但是,在数字化时代常规 X 线成像使用逐步减少,数字化 X 线成像应用迅速扩大。数字化 X 线成像有 4 个内涵。

　　1. 计算机数字摄影(computed radiography,CR)成像

　　采用影像板(imaging plate,IP),X 线通过被检者射入 IP,X 线量子被 IP 荧光颗粒吸收,释放电子形成潜影,用激光照射时,X 线光量子由光电倍增管检测后转为电信号,A/D转换后经计算机处理形成 X 线影像图像。

　　2. 数字 X 线摄影(digital radiography,DR)成像

　　利用探测器(flat panel detector,FPD)吸收通过人体的 X 线信号,将光信号转为电信号,经 A/D 转换和计算机处理形成影像。探测器分为非晶硒直接转换探测器和非晶硅间接转换探测器。前者将 X 线直接转换为电信号称直接数字 X 线摄影,后者将 X 线先转换为荧光再转为电信号称为间接数字 X 线摄影。

　　3. X 线数字减影血管(digital subtracted angiography,DSA)成像

　　将常规 X 线技术与计算机技术结合减除不必要的影像背景,以清晰显示临床诊断需要的血管影像图像。

　　4. X 线计算机扫描(computed tomography,CT)成像

　　X 线射束通过人体后到达探测器,对被检者进行扫描,利用计算机技术对探测器获得的投影数据进行分析处理,获得有价值的图像信息,并进行图像重建、图像显示,用特殊软件后处理成符合临床诊断需要的医学影像图像。

1.1.2 磁共振成像特点

磁共振(magnetic resonance,MR)是一种生物磁自旋成像技术,它是利用原子核自旋运动的特点,在外加磁场内,经射频脉冲激励后产生信号,用探测器检测并输入计算机,经过处理转换在屏幕上显示图像。MR 提供的信息量不但大于医学影像学中的其他许多成像技术,而且不同于已有的成像技术,因此,对疾病的诊断具有很大的潜在优越性。它可以直接作出横断面、矢状面、冠状面和各种斜面的体层图像,MR 设备是一种非电离辐射医学影像设备,无创伤、无损伤、无辐射,已广泛用于全身系统,其中以中枢神经系统、心血管系统、盆腔实质脏器、四肢关节、软组织显像较好。

MR 波谱分析(magnetic resonance spectroscopy ,MRS)用以无创伤性检查机体物质代谢功能、生物学上的信息。功能 MRI(functional MRI,FMRI)研究脑组织、生理解剖、手术设计、组织功能分布情况。MR 对检测超早诊断脑梗死、脑内血肿、脑外血肿、脑肿瘤、颅内动脉瘤、动静脉血管畸形、脑缺血、椎管内肿瘤、脊髓空洞症和脊髓积水等颅脑常见疾病非常有效,同时对腰椎椎间盘后突、原发性肝癌等疾病的诊断也很有效。MR 也存在不足之处,它的空间分辨力不及 CT,带有心脏起搏器的患者或有某些金属异物的部位不能作 MR 的检查。

1.1.3 超声成像特点

超声成像(ultra-sonic,US)是用电脉冲激励换能器晶片,其振动后产生超声波射入人体内,超声波在人体内遇到组织、器官界面时产生较强的回波信号,根据接收到的回波信号经过计算机计算可直接获得人体扫描平面上的结构图像。超声波无损、无创、无辐射,能提高人体断面实时动态图像,多用于心脏、腹部检查。

超声经颅多普勒(tran cranial Doppler,TCD)进行超声血流测量,对心血管、脑血管可进行检查诊断。超声图像后处理:3D 图像重建技术在超声上应用 3D 超声心动图(dynamic three-dimensional echocardiogram),可选任意位置,图像任意旋转,观察心脏立位形态及其活动,也可显示其他非活动脏器的 3D 图像。超声彩色血流图能把血流信息叠加到 2DB 型图像上,能看到脏器解剖形态、动态血流,对心血管疾病的诊断作用较大。

1.1.4 核医学成像特点

核医学成像主要是利用人体内不同组织对放射性核素的吸收不同,通过示踪剂在体内和细胞内转移速度与数量的差异及变化而产生特征图像,从而提供脏器的形态、大小、功能、血流量的动态测定指标,反映体内生理、生化、病理过程,还可以显示组织器官功能等。

γ 相机(gamma scinticamera)既是显示仪器又是功能仪器,可进行静、动态检查,能指示脏器生理代谢功能。

单光子发射型计算机体层成像(emission computed tomography,ECT)具有 γ 相机全部功能,又增加了 CT 技术成像功能,不仅能对各种脏器及病变进行体层、立体显像,而且能做动态观察与形态、功能、代谢变化的观察。

正电子发射型计算机体层成像(positron emission computed tomography,PET)是用解剖形态方式进行功能、代谢和受体显像的设备,其将发射正电子的放射性同位素标记在示踪化合物上,再注射到被检者体内,示踪剂就可对活体进行生理、生化过程的示踪,显示与生物物质相对应的生物活动的空间分布、数量及时间变化,达到研究被检者病理生理过程的目的。

PET 被称为"人体生化代谢显像"成像,也称"解剖、功能影像学"成像。PET 将细胞和分子水平反映的生理、病理特点和 CT 在组织水平反映的结构变化有机结合,具有同机图像融合功能。PET 和 CT 同一个机架、同一个检查床、同一个图像处理工作站,可精确定位、准确地同机图像融合,PET 中 CT 解决了核医学影像解剖结构不清晰、全能量校正的问题,使之定量。PET/CT 能早期准确灵敏客观地诊断指导肿瘤、神经系统的功能检查、冠心病诊断等。PET/MR 能够实现完整的结构、功能分子一体化成像,排除 γ 射线辐射,进一步改善软组织图像质量。

1.2 医学影像成像技术比较

现代医学成像方式在成像原理、成像方式、适用的范围上各不相同,这些不同的成像技术各有优点,可互相补充却不能相互取代。应从各个不同角度全面分析成像系统的优缺点,并指明其临床适用范围。

1.2.1 形态学成像与功能成像比较

形态学成像是 X 线成像,显示的是人体结构的解剖学形态,对疾病的诊断主要是根据形态上的密度变化,较难在病理研究中发挥作用。功能成像利用放射性同位素,能直接显示脏器功能,特别是代谢方面的问题。功能成像将某种放射性物质引入人体内,在体外检测辐射能量来判断脏器的功能,称为有源功能成像。具有代表性的 MR 成像不仅能够提供组织、脏器形态方面的信息,还能提供脏器功能以及组织化学特性方面的信息。

PET 成像可以提供脏器的形态、大小、功能、血流量的动态测定指标,能反映体内生理、生化、病理过程,还可以显示组织器官功能等。

1.2.2 CR 成像、DR 成像比较

数字成像(CR,DR)使常规的 X 线成像成功地走向数字化成像,实现了影像信息的数字化贮存和传输,数字化成像将原来复杂的影像成像过程变得简单,并且其可与计算机网络相连,形成数字化系列工作,使图像变得更清晰,速度更快捷,诊断更准确。将 CR 和 DR 成像性能、影像特点及临床应用进行比较分析,可改善医学影像质量,利于临床诊断。

1. CR 成像工作原理

CR(computed radio graphy)计算机 X 线摄影。其工作原理简单来说,即是利用常规 X 线机曝光,X 线穿透被照射体后与 IP 发生作用,形成潜影,经激光扫描转换成数字信号,输入到计算机中,经图像处理后,在显示屏上显示出灰阶图像。

(1)信息采集:通过 IP 代替原来常规的 X 线胶片,将 X 线穿透人体后产生的潜影储存在 IP 中,可重复使用 2～3 万次。

(2)信息转换:由激光阅读仪、光电倍增管和 A/D 转换器组成。IP 在 X 线下受到第一次激发时储存连续的模拟信息。在激光阅读仪中进行激光扫描时受到第二次激发,而产生荧光,由光电倍增管转换为电信号,再经 A/D 转换成数字信号。

(3)信息处理:在工作站用不同的相关技术,根据诊断的需要实施对影像的处理,可

以在预设的一定范围值内任意改变图像的特性,这是常规 X 线胶片所不及的;CR 的常用处理技术包括协调处理技术、减影处理技术、动态范围压缩处理。

(4) 信息存储与输出:CR 系统中 IP 被扫描后信息可以同时存储和打印,一般存储在光盘中,随时刻录和读取。

2. CR 影像特点

(1) 高度灵敏:使密集很弱的信号也不会被噪声所掩盖而显示出来。

(2) 较高的分辨力:可达 3.3 LP/mm,能分辨影像中较小的细节。

(3) 具有很高的线性度:在影像系统中,整个光谱范围内,得到的信号与真实影像光强度呈线性关系。

(4) 动态范围大:系统能同时检测到极强和极弱的信号,使影像显示出更丰富的层次。

(5) 识别性能优越:系统能准确扫描出影像信息,显示最理想、高质量图像。

(6) 宽容度大:可最大限度地减少 X 线照射量而获得较佳影像图像。

3. 临床应用

(1) CR 系统在头颈部的应用:利用自动调节激光发光量和放大增益,可最大限度减少 X 线曝光量。利用频率增强可清晰锐利显示颅骨线样骨折,利用空间频率原理清晰显示颅面骨骨折。

(2) CR 系统在胸部的应用:改善了胸部成像方式并提高了胸部影像的显示水平、曝光的宽容度,减少 X 线剂量,强大的图像后处理功能,联合使用可得满意图像。

(3) CR 系统在腹部的应用:具有很高密度分辨力,多种图像后处理可充分显示腹部内影像,扩大了应用范围。

(4) CR 系统在骨骼的应用:X 曝光剂量低,通过图像后处理使骨皮质内缘显示更清晰,可直接测量,对定位定量精度明显提高,骨结构显示更清晰。

4. DR 成像工作原理

DR(digital radio graphy)是一种 X 线直接或者间接成像技术,它利用非晶体硒平板探测器或者非晶硅平板探测器。非晶体硒平板探测器的光电导性将 X 线直接转换成电信号,在专用计算机控制下直接读取感应介质记录到的 X 线信息以数字化影像方式再现影像图像。非晶硅平板探测器的碘化铯闪烁晶体将入射的 X 线转换成可见光,光转化为电信号通过计算机计算成像,是间接成像技术。

(1) 信息采集:通过非晶硒平板探测器的光电导性将 X 线直接转换成电信号,或者非晶硅平板探测器顶层的碘化铯闪烁晶体将入射的 X 线转换成可见光,可见光激发碘化铯层下的非晶硅光电二极管产生电流,从而将可见光转化为电信号,在光电二极管自身的电容上形成储存电荷。

(2) 信息转换:每一像素电荷量的变化与入射 X 线的强弱成正比,同时该阵列还将空间上连续的 X 线图像转换为一定数量行和列构成的总阵式图像,点阵的密度决定了图像的空间分辨力,在中央时序控制器的统一控制下,居于行方向的行驱动电路与居于列方向的读取电路将电荷信号逐行取出,转换为串行脉冲序列并量化为数字信号。

(3) 信息处理:可根据临床需要进行各种影像特性后处理,包括对比度控制、动态范围控制、高频控制、低频增强控制、噪声控制。

（4）图像储存输出：将电信号转换成数字信号，并将图像数据传输到主计算机进行数字图像的重组、显示、打印及光盘存储。

5. DR 的影像特点

（1）图像质量高：空间分辨力为 3.6 LP/mm，图像层次丰富。

（2）时间分辨力高：成像速度快，曝光后几秒即可显示图像，优化改善了工作流程。

（3）曝光宽容度大：成功率达 100％，可修正后处理调节。

（4）后处理功能强：有对比度、亮度、边缘处理、增强、黑白、反转、放大、缩小、测量。

（5）无胶片化：图像在计算机中存储、传输、调阅，节省了存储空间及胶片和冲片费用。

（6）可与图像存储与传输系统（PACS）融合：可直接与 PACS 系统联网，实现远程会诊。

6. 临床应用

（1）DR 系统在头颈部的应用：照射条件低于屏/片组合系统，可清晰显示头颈部图像。

（2）DR 系统在胸部的应用：可正负片反转，突出重点，选择性开窗显像，可调节窗宽、窗位，各种级别灰度，可处理边缘局部，分别显示胸部各类器官，曝光量 1～3mAS 左右，可显示难于显示的上段胸椎。

（3）DR 系统在腹部的应用：最大优点是实时采集和存储，回放图像处理，可电视定位，具有即时性和连续性，曝光条件自动设定。CR 与 DR 技术不论影像转换过程各自如何不同，它们最终都是以数字方式输出、成像记录和存储，但是其真正直接数字化的意义上有较大的区别，现将 CR 与 DR 不同特性列表（表 1-1）比较分析。

表 1-1　CR 成像技术与 DR 成像技术比较

	CR	DR
转换技术	间接	直接或者间接
空间分辨力	3.3 LP/mm	3.6 LP/mm
响应速度	成像速度慢　IP 成像时间 5 s	成像速度快　相间隔 1～2 s
动态观察	不行	可以
成本	较低	昂贵
DE（量子检测效率）	25％	50％～70％
X 线剂量	常规 X 线剂量 1/2～1/5	胸部 1～3 mAS
SNR（信噪比）	低于 DR	高于 CR
MTF（调制传递函数）	低于 DR	高于 CR
环境要求	广泛、灵活	固定场所

CR 与 DR 具有共同数字化的存储和传输方式，CR 在不改变原有放射科设备的同时，实现了影像数字化，摄影条件宽容度增大，降低了照射剂量，图像后处理提高了影像

质量,由于 IP 便携性高,不仅应用于固定放射科,而且在病房、手术室、急诊室、野战都可使用。而 DR 比 CR 具有更高的图像质量,具有 DQE,SNR,MTF 空间分辨力高,响应速度快,更低的 X 线照射剂量等优点,从而大大改善了工作流程,提高了工作效率。总之,CR 与 DR 系统既有区别又有联系,各有所长,相互不能取代,并会在相当长的时间内并行发展。它们将带来更大的宽容度、更低的 X 线曝光剂量和更高的分辨力,从而优化工作流程,减轻工作人员负荷,提高工作效率,提高图像质量,让临床利用选择范围更大。

1.2.3　MR、CT、US、核医学成像比较

现代医学成像中 CT、MR、US、核医学(ECT)成像并称为四大医学影像成像技术。现表 1-2 将四大医学影像成像技术进行了比较。

表 1-2　四大医学影像成像技术比较

	CT	ECT	MR	US
采集信号	X 线(X 线球管产生的 X 线)	γ 射线(放射性核素、正电子湮灭产生的 γ 光子)	MR 信号(一定频率的电磁波)	一种机械波
生物体信号	X 线吸收率(主要取决于组织密度)	吸收代谢能力(主要取决于器官和药物种类)	质子密度、弛豫时间、化学位移等	机械波的反射率(主要取决于组织密度)
骨像干扰	有	有	无	有
成像截面	直接只能成横断面图像(通过计算机数据重建可成其他截面图像	直接只能成横断面图像(通过计算机数据重建可成其他截面图像)	呈现人体任意截面的 2D 图像	直接只能成横断面图像(通过计算机数据重建可成其他截面图像)
图像特征	极好的形态学信息,只能反映组织物理特性	极好的生理学信息,反映组织生化功能,也提供生态学信息	极好的生态学信息和生理学信息,也能进行功能成像	生态学信息
对被检者的危害	放射性外照射	同位素放射性内照射	基本没有危害	基本没有危害
屏蔽设置	屏蔽对外部环境的放射性照射	不需要屏蔽设备	屏蔽来自外部的电磁场和金属重物的影响	不需要屏蔽设备
分辨力	很高(1~4 mm)	较低(5~15 mm)	很高(0.7~2 mm)	2~3 mm
成像时间	4 s~1 min	1~20 min	50~100 ms(折合计算)	实时
运行耗费	与成像层数有关	放射性核素药物或加速器的耗费	与层数有关,制冷耗费	
系统升级	更新系统	更新软件	更新软件或开发高灵敏线圈	更新软件或开发探头
成像局限	妊娠被检者受限	核素药物的取材及组织对药物吸收	心脏起搏器、铁磁性植入者	空气组织部位

1.2.4　医学影像成像安全性的评价

在选择与评价医学影像成像时，往往对医学影像成像选择有先后、补充以及安全性的考虑，首先，要根据何种疾病、人体的情况选择不同的影像成像技术。例如，CT成像技术空间分辨力比MR成像技术要高，密度分辨力也高，对实质性器官如颅脑、心脏、肝、肾、脾、骨骼等，成像效果更明显。但是，CT成像对人体有电离辐射损伤。

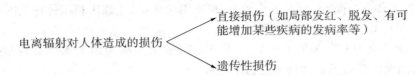

电离辐射对人体造成的损伤 ⟨ 直接损伤（如局部发红、脱发、有可能增加某些疾病的发病率等）

遗传性损伤

核素成像技术能获得体内器官和组织的形态图像，观测器官的功能和组织的生理、生化现象，观察组织形态和器官代谢功能。但是，核素成像技术有核素辐射，评价X线与放射性同位素成像给人体造成电离辐射损伤时应注意其差别：X线摄影时，辐射强度相对较大，但照射时间短；放射性同位素材料浓度虽低，但对人体的照射持续时间较长，要直至其排出体外或衰变结束。因此，进行X线检查时应尽可能减少对人体的照射剂量；选择放射性材料时，应考虑具有较短半衰期的材料。

MR成像技术适用于颅脑、心脏、肾、中枢神经系统等，可进行水成像、扩散成像、灌注成像，能进行生化以及代谢测定，无电离辐射损伤。超声成像无损、无创，特别是对敏感区域，如胎儿与眼部的检查，比X线安全得多；但对发育初期的胚胎，应慎用。在选择和应用医学影像成像技术时，应该全面综合考虑医学影像成像技术的成像原理与人体组织相互作用时的物理过程、成像速度、图像分辨力、临床适用范围、对人体的特殊情况、安全性等。

1.3　医学影像成像技术进展

医学影像成像技术已经完成从模拟方式到数字化方式的转化。医学影像成像图像发展包括从模拟图像到数字图像、从平面图像到立体图像、从局部图像到整体图像、从宏观图像到微观图像、从静态图像到动态图像、从形态图像到功能图像、从单一图像到融合图像等的转化。医学影像成像技术要完成获得多时相（动态）图像、多维图像、多参数图像、多模式图像，供临床多种诊断指标包括病灶检测、定性、脏器功能评估、血流估计等，治疗包括3D定位、体积计算、外科手术规划等的多种参考以及多地域显示观察。最终实现疾病早期诊断，为治疗提供依据。医学影像成像技术进展总的发展趋势：成像设备在性能上、功能上继续提高，技术上不断拓展，从整体上相互融合，种类上不断细化，技术上具有特点，诊断与治疗双方彼此靠拢。

1.3.1　医学影像成像设备的性能提高

常规X线成像已经较普遍地改用高压发生器的变频技术，提高了影像质量。数字化X线成像以低剂量、图像后处理、数字化存储等措施提高了成像设备性能。DSA应用旋转方式采集信息，可实时显示血管3D实体立体透视。

CT成像采用多层螺旋扫描技术提高了扫描速度，缩短了成像时间，改善了低对比度分辨力和空间分辨力，有效地降低了X线的剂量。多排螺旋CT在性能上有提高，通过X

线射束围绕人体受检部位做螺旋性扫描,迅速而连续地采集大量数据,重建彩色 3D 影像图像,既能得到任意位置的断面影像图像,也能显示内部病灶结构。CT 成像技术 X 线管旋转一周就能获得更多的层面,即可完成一个脏器的扫描,实现了真正意义上的容积扫描(volume scan),其旋转速度达到 0.5 秒一圈。高速旋转再加一些特色发展,令医学影像 CT 设备进入一个多元化时代,包括多层螺旋 CT、双源 CT、宝石 CT、容积 CT、4DCT等,在医学影像成像设备的结构、性能上都有很大的提高。

MR 成像方面最快重建显示速度已达 20 幅/s,接近于实时成像显示。目前,已发展出超导高场 1.5 T、3.0 T、7.0 TMR 成像设备。MR 成像设备性能方面的提高为 MR 成像技术开拓了新的领域。MR 显示信息已拓展到生物化学信息、代谢性信息、分子生物学乃至基因信息的范畴。

US 成像方面,相控阵电子扫描探头开始采用密集式晶阵设计,使扫描线倍增,同时辅以动态扫描、动态聚焦等新技术,使 US 的成像清晰度获得提高。

ECT 成像中 SPECT 开始采用以往只在 PET 中才应用的多探头技术,以 2～3 个探头采集单元的信息,从而将探测灵敏度和成像质量大大提高,信息采集时间大幅度缩短。

1.3.2　医学影像成像技术新拓展

数字化成像技术显著降低 X 线剂量,具有测量大小、面积、密度、局部缩放、对比度变换、明暗关系反转、影像边缘增强、双幅显示及减影处理等多种后处理功能。其实现了存储、检索、传输、多点共享等功能,并能节省胶片,即刻阅读。

DSA 成像技术应用旋转方式采集信息,经计算机处理后也可以显示血管的 3D 信息,实体立体透视,最新技术可以不采集"蒙片",一次作出 3DDSA 成像,这种技术采用"模糊成像"原理,节省了成像过程的时间,降低了检查时所需的辐射剂量。

CT 成像技术中的仿真内窥镜(virtual endoscopy),表面重建(surface rendering),容积再现(volume rendering)显示,血管成像(CTA)肿瘤学专用软件包,胆系成像(CTC)软件,3D、4D 重建等专用软件包各有特色。

MR 设备中专用软件包心脑血管的 MR 成像软件,可显示冠状动脉和实施导航内窥镜显示。床移血管成像可以在成像中让床位步进移动,从而得到分段的血管影像,经过拼凑即可得到整段血管影像。MR 波谱分析可无创伤性检查机体物质代谢功能、生物上的信息,功能 MRI 研究脑组织、生理解剖、手术设计、组织功能分布情况、超早诊断脑梗死。

US 成像技术从静态 3D 到动态 3D、实时 3D 发展,计算机硬软件发展为 3D 超声成像提供了强劲动力。按超声 3D 图像采集方式 US 成像技术分为非实时和实时,非实时逐渐被淘汰。实时 3D 成像原理:采取的是数据采集和 3D 重建同时进行的方法,高速数据采集和超大数据量的高速运算能力使成像速度更快、图像更清晰。目前一种体积探头生产可由 9 216 个正方形阵元组成的探头,150 个微型电路板控制众多阵元同系统连接,采用 16 条声束同时在不同方位发射,实现多波束发射与接收容积扫描。

PET 已经发展到第三代 PET 技术,以飞行时间技术为特征,精确测量正电子湮没后两个光子到达晶体的时间差,从而提高病灶的定位精度。计算机系统使用发布式并行处理计算机阵列,把巨量的运算分散到多个计算机上执行,从而保证迅速得到精确的重组结果。

1.3.3 医学影像成像技术的融合

不同类型的影像成像技术,在技术进步的同时相互渗透、相互融合,通过软件技术使不同类型的成像技术完成相同的成像功能,或将不同类型的设备硬件组合在一起,实现多种成像方式影像的同时建立或及时切换。SPECT 或 PET 与 CT,MR 相互组合,产生能做两种方式成像的复合型设备,形成融合的影像图像。超声成像中将彩色多普勒血流成像与 B 型、M 型显示特点组合,形态显示表达出生理参数、运动状态及面积、周长和重量等方面的信息。为融合化功能实现,US 成像中最多可通配有 20 多种探头,适用不同部位、不同信息的显示。US 成像设备专用探头,适用于腹部、颅脑、静脉等穿刺手术的术中,超声碎石治疗机是 B 型 US 设备的衔接,超声碎石的整个过程可以在 US 影像的监视下完成。介入治疗手术,DSA,CT,US,MR 成像中都可以获得融合方式结合应用设备,产生医学影像成像技术的融合。

1.3.4 医学影像存储和传输系统建立

医学影像存储和传输系统 (picture archiving and communication system, PACS),以高速网络系统连接各种影像设备和相关科室,利用大容量硬盘、光盘存储技术、存储器等以数字化的方法存储、管理、传送和显示医学影像及其相关信息。其具有影像图像质量高,存储、传输和复制无失真,传送迅速,影像图像和资料可共享等突出优点,是实现医学影像图像、信息管理的重要条件,以便进行远程医学教育(tele education)、远程会诊(teleconsultation)和远程诊断(telediagnosis)等。图像信息以数字的形式进行存储和传输,利用计算机数字成像、网络传输技术实现图像存储、处理、归档,具有图像质量高、检索图像快、无胶片化、读片快捷等特点,PACS 通过因特网实现医学影像远程会诊和影像资源共享。完整的 PACS 系统包括图像获取、大容量数据存储、图像显示和处理、数据库管理、传输影像网络五大单元。一个完整 PACS 系统的成功实现,要求一个包括医院相关医疗影像和信息系统的集成方案。医院信息系统(HIS)、放射学信息系统(RIS)、成像设备(如 CT 和 MR)、图像存档及传输系统(PACS)之间的协同工作和无缝连接,必须全面遵循国际医疗卫生信息交换第七届协议制定的 HL7 和 DICOM3.0 标准,才能使医院信息系统实现更为紧密的共享。

PACS 系统的构成,主要包括影像图像采集、显示与处理、传输、存储以及打印等。图像采集是给 PACS 系统提供资源,影像资源是整个系统围绕其动作的核心内容。影像的采集可分为两种类型,一是静态影像图像采集,主要是单帧图片,例如腹部超声扫描发现的结石影像;二是动态影像图像采集,是一段或多段连续的影像图像系列,如心脏超声可以采集一个或多个心动周期的影像。影像采集大体有两种方式:数字影像、模拟视频影像的采集。数字影像采集是数字影像直接通过网络实现影像采集的。视频影像的采集是将影像设备输出的模拟视频信号通过视频影像采集转化为数字信号送到采集工作站。影像图像存档是通过对影像数据的整理,实现与被检者信息的结合以及与数据库的连接。PACS 系统影像的存储分为在线和离线两种。在线数据要求存储在本地计算机硬盘上,而离线数据则可以存储在价格较低的光盘上。存储设备包括服务器可采用集群或容错结构、磁盘阵列、光盘库等分级存储设备,配以带有图形数据传输、数据库管理和影像处理等功能的 DICOM3.0 服务器软件。

常用存储介质为硬磁盘,用于临时存储采集的影像图像或显示的影像图像,光盘存储器的显示与处理是可通过图像显示处理工作站、图像浏览终端等设备直接调用影像图像,用于观察、诊断和会诊。影像图像的查询和显示都是实时的,客户端对被检者的影像图像进行显示、处理的同时,在远端也可对数据库进行查询、访问以进行远程诊断或远程教学。依据原始数据实现影像图像动态或静态图像显示,可以通过软件进行影像图像的3D重建及回放。影像图像处理目前包括影像放大、缩小、增强、锐化、窗宽、窗位等的调整及感兴趣区域(ROI)的影像面积、周长、灰度等的测量。

远程会诊系统传输类型,一类:低速、窄带远程放射学信息系统;二类:中速远程放射学信息系统以 ISDN 或 DSLAM 为骨干,采用高分辨力显示器(2K×2K,12 bit)的图像工作站,以 64～768 Kbps 传输速率传输影像信息;三类:高速、宽带远程放射信息系统采用 ATM、卫星线路或 E1 电信专用线,其传输速率均在 1 Mbps 以上,甚至可高达2 400 Mbps,提供实时动态医学影像会诊在内的涉及远程医学应用所有领域的远程信息服务,是远程会诊系统的发展方向。

1.3.5　有利于环保的干式激光相机

医学影像成像的照相设备激光相机(laser camera)在医学影像设备中广泛应用,输出的数字化图像信号或模拟图像信号分别由激光打印机接口送入激光打印机的存储器中,打印机根据数据的不同产生不同强度的激光束,对专用的激光胶片进行扫描,产生图像。激光照相机分为湿式和干式两种。湿式激光照相机与洗片机相连,经过显影、定影、水洗、干燥处理后产生照片;而干式激光打印机成像只需化学处理,已成为现代医学成像技术中具有环保性和先进性的硬拷贝设备。

目前,干式激光相机已经取代湿式激光相机,干式激光相机分为三大类:干式卤化银激光成像、干式热敏成像、干式喷墨成像。

第 2 章　医学影像成像基本理论

医学影像成像基本理论主要介绍常规 X 线摄影成像理论、计算机摄影成像理论、数字化 X 线摄影成像理论、数字减影血管造影成像理论、计算机 X 线体层摄影成像理论、磁共振成像理论、超声成像理论、核医学成像理论。

2.1　电离与辐射知识

2.1.1　电离与辐射

1. 电离

原子的轨道上电子逸离原子的过程,分为直接电离和间接电离两种。直接电离:由具有足够动能的带电离子与原子中的电子相互碰撞引起,如快速运动的电子、质子、α 粒子等都有可能直接使空气电离。间接电离:不带电离子(光子、中子等)在引起核转变的过程中产生出新的高能粒子,由这些粒子再直接或间接引起物质的电离。

2. 电离辐射

电离辐射是能够直接或间接使空气电离的辐射,辐射源能量作用于吸收介质。X 线或 γ 射线光子的致电离过程,是产生高能次级带电离子变成带电粒子产生电离过程。例如:一个 30 keV 的次级电子,大约能电离 1 000 个原子。

2.1.2　辐射单位

1. 照射量(X)

是指 X 线或 γ 射线在空气中电离出的同一种符号的总电量 Q 对空气质量 m 的微商,单位为伦琴(R)。1 R 是指 1 cm^3 干燥空气(0.001 293 g)在 X 线或 γ 射线照射下所产生的正(或负)离子的总电荷量为 1 静电单位电量时的照射量。即 1 R 是在 1 kg 空气中产生 2.58×10^{-4} C/kg 电荷量时的照射量。照射量是衡量 X 线或 γ 射线对空气电离本领的一个量。

2. 吸收剂量(D)

是指被照射物质所吸收的任何电离辐射的平均能量 E 对被照射物质质量 m 的微商。吸收剂量可用于任何辐射类型,单位为戈瑞(Gy)/拉德(rad)。

$$1 \text{ Gy} = 1 \text{ J/kg} \quad 1 \text{ Gy} = 100 \text{ rad}$$

3. 剂量当量(H)

为了比较不同辐射类型引起的生物效应,用品质因子 Q 来描述不同类型射线对生物体造成伤害的程度,则吸收剂量 D 与品质因子 Q 的乘积即为剂量当量 H,单位为希沃特（Sv）。

$$H = Q \times D$$

若吸收剂量单位用 rad，则剂量当量的单位为雷姆（rem），则有 1 Sv＝100 rem。各单位之间的关系：照射量换算成吸收剂量有

$$D_{空气} = 8.74 \times 10^{-3} X (Gy)$$

$$D_{介质} = \frac{(\mu_{en}/\rho)_{介质}}{(\mu_{en}/\rho)_{空气}} \times D_{空气}$$

注意：以 R 为单位的照射量只能用来描述 X 线和 γ 射线对空气的效应；而吸收剂量与剂量当量可用于所有类型的辐射。在国际单位制中，戈瑞（Gy）可以用来描述一切介质中的吸收剂量，而希沃特（Sv）或雷姆（rem）则表示人体的生物效应。在讨论辐射的生物效应时，应尽可能使用以 Sv 或 rem 为单位的剂量当量。

2.1.3　辐射的生物效应

辐射的生物效应分为躯体效应、遗传效应、随机性效应、非随机性效应。躯体效应：临床症状表现在被照者本人身体上。遗传效应：临床症状表现在被照者后代身体上。随机性效应：非概率性的发生躯体效应中的癌症和遗传效应。非随机性效应：为概率性的躯体效应中发生的白内障、造血功能障碍、生育功能损害等。

2.1.4　辐射防护

射线对人体的辐射分为外照射和内照射。

1. 内照射

当放射性核素经由食道、呼吸系统、皮肤黏膜或伤口进入体内时，可引起体内照射的危害。内照射防护措施：尽可能切断放射性物质进入人体的各种途径，减少放射性核素进入人体的一切机会。

2. 外照射

来自体外的电离辐射对人体的照射。外照射防护措施：缩短接触放射源的时间，称为时间防护。增大离开放射源的距离称为距离防护。采取适当的屏蔽措施，称为屏蔽防护。屏蔽物质：如铅、钡、混凝土等，机房主防护应用 2 mm 铅当量的厚度，副防护应用 1 mm 铅当量的厚度，也可用 24 cm 厚度的实心砖墙，可达到 2 mm 铅当量即可。

3. 对 X 线或 γ 射线的防护

以采用原子序数大、密度大的材料为宜。对于 β 射线的防护，需设两道防线：第一道防线由铝、有机玻璃或混凝土等一类低原子序数（$Z < 26$）的物质组成；第二道屏蔽层由原子序数大、密度大的材料（如铅）所组成。发展新技术和新设备、新材料是从根本上改善防护性能的一个发展方向。

2.2　X 线的物理基础

2.2.1　X 线的产生

X 线是由德国物理学家伦琴（W. K. Roentgen）1895 年发现。X 线产生必须具备的条件有以下 3 个。

1. 电子源

阴极端灯丝提供一定数量的电子,电子在电场作用下奔向阳极,便形成管电流。

2. 高压电场及真空条件下的电子流

高真空度的空间内,使高电压产生强电场,电子从中获得高速运动的能量,产生高速电子流。电子在运动中不受气体分子的阻挡和电离放电而降低能量。

3. 金属靶面来承受高速电子的能量

用金属靶面来承受高速电子的能量使高速电子所带的动能转变成 X 线。高速运动电子撞击阳极靶面而产生 X 线的原理见图 2-1。

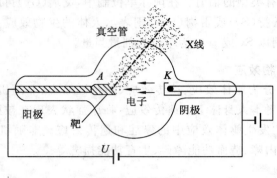

图 2-1　X 线产生

2.2.2　X 线产生原理

X 线是在能量转换过程中产生的。对 X 线进行光谱分析,X 线由两部分组成。X 线的产生一部分为连续 X 线,它是高速运动电子与靶原子核相互作用产生的结果,见图 2-2。

另外一部分为特征 X 线,它是高速运动电子与靶原子的内部层轨道电子相互作用中产生的结果。见图 2-3。

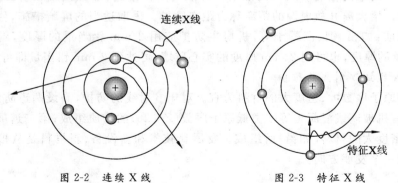

图 2-2　连续 X 线　　　　　　　　图 2-3　特征 X 线

连续 X 线的能量:

$$h\nu_{max}=eV$$

$$\lambda_{min}=\frac{C}{\upsilon_{max}}=\frac{hC}{eV}\approx\frac{12.4}{V(kV)}(\text{Å})$$

式中,h：普朗克常数,c：光速,V：加速电子的电场电压,e：电子电荷量,υ_{max}：X 线的频率,λ_{min}：X 线的波长。

特征 X 线的能量：

$$h\nu = \frac{hc}{\lambda} = E_{n1} - E_{n2}$$

式中，h：普朗克常数，υ：X 线的频率，λ：X 线的波长，c：光速，E_{n1}：轨道能级（外），E_{n2}：轨道能级（内）。

2.2.3 连续 X 线

连续 X 线又称连续辐射或韧致辐射：高速带电粒子在靶物质的原子核电场作用下，改变运动方向和速度，所损失的动能中，有一部分转化为能量等于 $h\nu$ 的光子辐射出去。由于各带电粒子与原子核相互作用情况不同，所以辐射出来的 X 线光子能量也不一样，具有连续的能谱分布。

2.2.4 特征 X 线

特征 X 线又称特征辐射或标识辐射见图 2-4。当高速电子与阳极靶面撞击时，也可能与原子的内层电子相互作用而将内层电子轰出，使原子呈不稳定状态，当具有较高势能的外层电子填补内层电子空位时，即释放出多余的能量，这种能量的辐射称为特征辐射。标识辐射的 X 线波长是由跃迁的电子能量差决定的，与高速电子的能量（管电压）无直接关系，主要取决于靶物质的原子序数，原子序数越高，产生的标识辐射的波长越短。特征 X 线的激发电压是靶原子的轨道电子

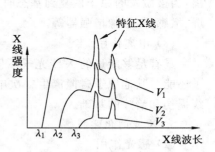

图 2-4　特征 X 射线激发电压

在原子中具有确定的结合能，只有当入射高速电子的动能大于其结合能时，才有可能被攻击脱离造成电子空位，产生特征 X 线。但是必须有一个激发电压，对于给定靶物质的原子序数，最低激发电压大小按其相应的壳层内电子结合能的大小顺序排列，即 $V_1 > V_2 > V_3$。

2.2.5 X 线的基本特性

1. X 线的本质

X 线本质与普通光线一样，都属电磁波，但波长比可见光更短，是一种不可见光，介于紫外线与 γ 射线之间。与普通光线一样具有微粒-波动二重性，每个 X 线光子具有一定的能量 $E = h\nu$，并以光的速度直线传播。同时服从光的反射、折射、散射和衍射等一般规律。电磁波谱及其用于医学成像的波段见图 2-5。

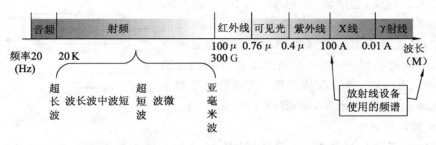

图 2-5　电磁波谱图

2．X线的物理特性

（1）穿透作用

X线的波长很短，对各种物质都具有程度不同的穿透能力。人体组织结构、密度与厚度有差异，X线穿过人体吸收差异为剩余差异，剩余差异形成了影像图像差别。影响影像图像因素与X线的能量、被穿透物质结构和原子性质有关。同一X线，对原子序数较低元素组成的物体贯穿本领较强，对原子序数较高元素组成的物体贯穿本领相对较弱。

（2）荧光作用

当X线照射某种物质时，能够发出荧光，具有这种光特性的物质称为荧光物质。如钨酸钙、铂氰化钡、银激活的硫化锌镉等荧光物质受X线照射时，物质原子被激发或电离，当被激发的原子恢复到基态时，便可放出荧光。X线荧光作用的应用：X线透视荧光屏、增感屏、影像增强器等。

（3）电离作用

具有足够能量的X线光子不仅可从原子中击脱电子产生一次电离，脱离了原子的电子还能与其他原子碰撞产生二次电离。X线电离作用的应用是X线剂量仪器探头及X线损伤和治疗的基础。

3．X线的化学特性

（1）感光作用

X线与可见光一样，可使胶片感光。胶片乳剂中的溴化银受X线照射感光，经化学显影，还原出黑色的金属银颗粒，其黑度取决于感光程度。X线摄影即是利用其化学感光作用，使组织影像出现在胶片上。

（2）脱水作用/着色作用

某些物质经X线长期照射后，因结晶体脱水而逐渐改变颜色。如荧光屏、增感纸、铅玻璃等经X线长期照射后都会逐渐变色。

（3）生物效应

生物细胞经过一定量的X线照射后，可以产生抑制、损伤、坏死。应该注意工作者和被检者的防护。

4．X线的强度（intensity of X-rays）

X线的强度是指X线在空间某点的强度：单位时间内通过单位横截面积的辐射能量。影响连续X线强度的因素为靶物质、管电流、管电压。在医学应用中，常用X线的量和质表示X线的强度。质表示X线的光子能量，量表示X线的光子数目。X线的量是管电流与曝光时间的乘积（mAs）。X线的质是X线的穿透的能力，单位为（kV），表示X线硬度。X线的三个参量为管电压（kV），管电流（mA），曝光时间（s），见图2-6。

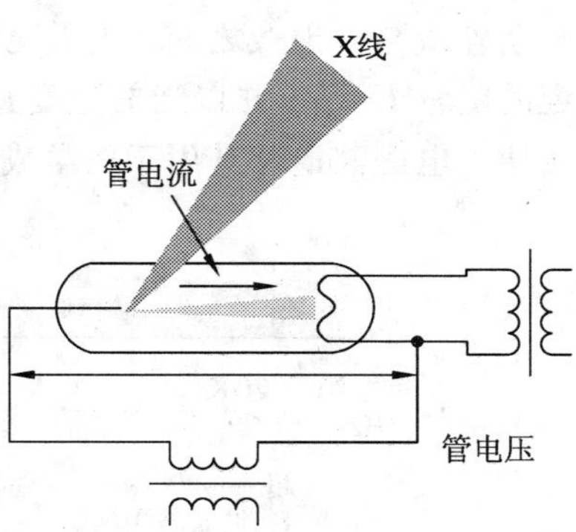

图2-6　X线参数

5．X线的质和量

物理方面X线的量和质，在一定时间内，通过与X线方向垂直的单位面积上的辐射能量，叫做X线的量。从物理意义上讲，X线的量就表示在单位时间内X线线束内的光子数。X线穿透物质的本领或者说这些光子的能量就表示X线的质。

　　诊断方面X线的量和质,由于X线光子的能量大,穿透本领强,因此直接而准确地测定X线光子的量是困难的,但可根据X线的特性,用间接的方法来测量。在实际工作中利用X线的电离、感光、荧光、热等特性,制成了各种测量仪器来测定X线的量。广泛应用的是利用量度X线在空气中产生电离电荷的多少来测定X线的照射量。

　　X线管的管电流(mA)取决于阴极灯丝电流,管电流愈大表明阴极发射的电子数愈多,则电子撞击阳极靶产生的X线量也愈多。X线的照射时间(s),是指X线机对X线管加上高电压而产生X线的时间,显然X线的照射量与照射时间成正比。在X线的诊断应用中,可以用X线管的管电流与照射时间的乘积来表示X线的量,通常以毫安秒(mAs)为单位。

　　X线的质是表示X线的硬度,即穿透物质的能力。X线的质与光子能量有关,而与个数无关。常用X线束的成分是连续能谱,当它穿透物质后能量分布又有不同变化,因而完整地描述它的线质比较复杂。通常用表示X线穿透能力的半价层来表示X线的质,半价层就是使一束X线的强度减弱到其初始值一半时所需要的标准物质的厚度。X线束对不同物质的穿透能力,也就是不同物质对X线的吸收能力,各不一样,这样对一束X线,描述其质的半价层可用不同标准物质的不同厚度来表示。诊断用X线通常用铝作为表示半价层的物质,半价层愈大表示X线的质愈硬。在X线的诊断应用中,以X线管电压的大小来描述X线的质,管电压形成的电场对阴极电子加速使其获得足够能量撞击阳极靶而产生X线,管电压愈高,电子从电场中得到的能量愈大,撞击阳极靶面的力量愈强,产生的X线穿透能力愈大。所以管电压能反映X线的质,用kV表示。

　　6. X线的滤过和硬化

　　X线是一束连续能普的混合射线,当X线透过人体时,绝大部分低能量射线被组织吸收,增加了皮肤计量,为此,需要预先把X线束中的低能成分吸收掉,即为X线滤过。要产生硬的X线除应选择高管电压和原子序数比较大的材料做阳极靶外,还应该选择原子序数比较大和厚度比较大的滤过板。要产生软X线则相反,除了选择低的管电压和原子序数比较小的材料做阳极靶外,还需要采用特殊结构的软X线设备,应用铍制造的X线输出窗口。通过不同选择方法产生不同的X线用途各不相同,滤过的材料也不同,见表2-1。

表 2-1　X线分类以及应用

名称	最短波长(Å)	管电压(kV)	用途	滤过板材料
极软X线	2.5～0.62	5～20	软组织摄影、表皮治疗	胶纸板
软X线	0.62～0.12	20～100	透视与摄影	铝片
硬X线	0.12～0.05	100～250	较深组织治疗	铜片
超硬X线	0.05以下	250以上	深部组织治疗	锡、铅

　　(1) 固有滤过

　　从X线管阳极发射出的原级X线穿过管壁后,被吸收一部分。

　　(2) 附加滤过

　　在X线管射出的X线到达被投照部位前放置一定物质产生滤过。附加滤过可使X线总强度减小,波长分布均匀,平均硬度提高。

7. 半价层

使 X 线的强度减弱到其初始值一半时所需的滤过板厚度,反映 X 线束的穿透能力。半价层的单位必须包括滤过板材料和厚度两部分。例如:应用 2 mm 厚的标准铝板通过一束 X 线后其强度减少了一半。可称为这束 X 线的半价层为 2 mm。

8. X 线与物质的相互作用

(1) 光电效应(photo electric effect)(图 2-7)

X 线光子的能量全部给予壳层电子,一部分使其克服核的结合能脱离轨道,成为光子,而另一部分则作为光电子动能被带走。

光电效应的产生的是光电子、正离子、荧光放射。光电效应的能量供应关系是电子的动能等于 X 线的能量减第 i 层结合能。

(2) 康普顿效应(Compton scattering)(图 2-8)

入射 X 线与物质原子束缚较弱的电子相碰撞,光子的一部分能量传给电子,并将它从原子中击出(反冲电子),能量减小了的光子,波长增大并且改变运动方向,成为散射光子。这种改变波长和方向的散射称为康普顿散射。

康普顿散射的产物为散射光子、反冲电子、正离子。康普顿散射是 X 线在生物组织中衰减的主要原因。

(3) 电子对效应(electric pair effect)(图 2-9)

入射 X 线光子进入吸收物质行近原子核时,受到原子核电场的作用,会突然消失转换成为一个正电子和一个负电子,这一现象称为电子对效应。

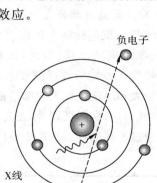

图 2-7　光电效应

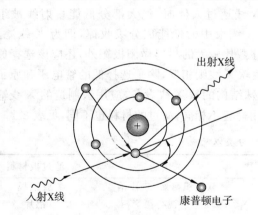

图 2-8　康普顿效应

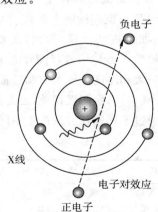

图 2-9　电子对效应

(4) X 线的衰减(图 2-10)

X 线在物质内传播过程中的强度减弱,包括扩散衰减(能量的分散)和吸收衰减(与物质相互作用)两方面。扩散衰减在 X 线摄影应用中,一般用改变 X 线管的焦点到胶片的距离来调节 X 线的强度。

衰减方程　　　　　$dI = -I\mu dx$

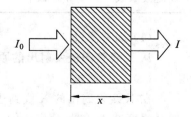

图 2-10　X 线衰减

衰减公式 $$I = I_0 e^{-\mu x}$$

式中：I 为穿过某一物质后的 X 线强度；I_0 为射入该物质之前的 X 线强度；μ 为该物质的吸收系数（不同物质的 μ 值不同，由物质的物理特性决定）；x 为该物质的厚度。

　　线性衰减系数与吸收物质的密度成正比，故当射线穿过相同物体时，密度大的物质对 X 线的衰减能力强。故实际中多采用密度大的物质作屏蔽材料。但对复合材料而言，由于各成分元素的吸收很不相同，可与较大能量范围的光子共振吸收，所以即使密度较小，对 X 线也有较强的吸收。X 线在物质中的衰减，主要是 X 线的光子与物质中的电子相互作用的结果。因此，电子数目越多的物质，更容易使 X 线衰减。X 线与人体组织的相互作用一般与 3 种物质有关：低等原子序数物质，如水、脂肪、体液；中等原子序数物质，如钙、肌肉、骨骼；高等原子序数物质，如碘化钠。

2.3　常规 X 线成像系统

　　通过 X 线摄影、X 线透视、X 线造影、X 线电视等成像技术，将人体内器官、组织的解剖结构、生理、病理、所有信息采集下来，经过传递、转换、处理等过程以光密度影像的形式显示在胶片、荧光屏或者电视系统的显示器上。这样的一幅影像称为 X 线影像。与 X 线影像形成有关的成像设备称为 X 线成像系统。

2.3.1　常规 X 线成像形成与传递

　　X 线影像经过传递和接受信息两个过程，使被检者的器官、组织真实地再显出来，成为可见的光密度影像。X 线影像形成过程见图 2-11。

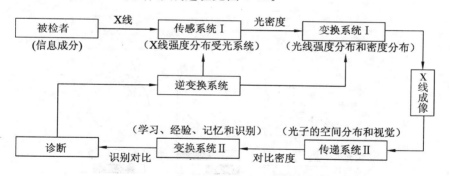

图 2-11　X 线影像形成过程

　　X 线管焦点发射出的 X 线，穿过被检者时，受到有信息成分的被检体的吸收和散射，产生 X 线对比度（传感系统 I）。载有信息的 X 线到达增感屏形成不同的可见光分布，然后传递给胶片，形成银原子颗粒的空间分布，再经显影处理成为 2D 的银颗粒的光学密度分布（变换系统 I），形成光密度 X 线可见影像。照片置于观片灯上（或直接观察电视影像、荧光屏影像），被人的视网膜所反映（传递系统 II）经大脑中枢和积累的知识辨认影像、病情分析、综合判断过程（变换系统 II）达到诊断目的。感光效应发生在变换系统 I 这个阶段。

　　1. X 线成像的基本原理

　　由于人体组织结构、密度与厚度差异，X 线穿过人体吸收差异、剩余差异、显示差异以及在 X 线胶片和荧屏上显示存在差别,X 线穿透低密度组织时,吸收少,穿过 X 线就多,使 X 线胶片感光多,在 X 线胶片上显示黑色在荧屏上产生荧光多。所以,X 线穿透高密度组织时,在荧屏上显示明亮,相反,则显示灰暗,见图 2-12。

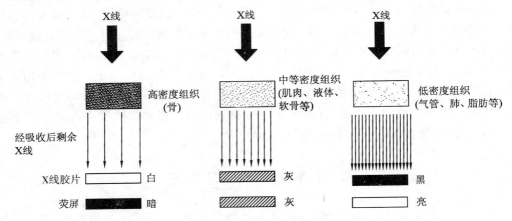

图 2-12　不同密度、厚度相同组织与 X 线成像关系

2. 自然对比

人体组织结构中自然存在的密度差异。有骨骼、软组织、液体、脂肪、气体形成的自然密度,在相同密度不同厚度组织时,X 线胶片与荧屏上显示存在差别,X 线穿透低密度组织时,吸收少,穿过的 X 线就多,使 X 线胶片感光多,在 X 线胶片上显示黑色,在荧屏上产生荧光多,所以,在荧屏上显示明亮;X 线穿透高密度组织时,与之相反,见图 2-13。

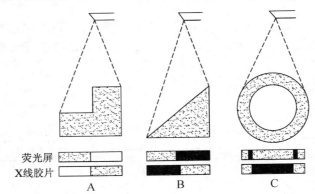

图 2-13　相同密度、不同厚度组织形成的影像

2.3.2　X 线影像的采集

X 线影像系统摄影中,常规 X 线摄影一直使用增感屏与 X 线胶片配合记录 X 线影像。

1. 增感屏

X 线摄影时,到达胶片的 X 线量仅有 5% 使胶片感光,形成光密度,而绝大部分 X 线穿胶片而过。增感屏的荧光物质能把穿过身体后接受的 X 线转换成能使胶片感光的可见光。胶片感光形成的密度值为 95% 的光能是由荧光物质转换的,由此可见增感屏的作用。

2. 增感屏的结构与种类

增感屏的结构主要由基层、吸收层、荧光体层、保护层组成,分前后屏,见图 2-14。

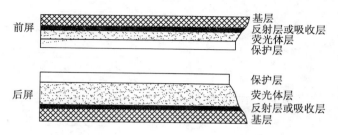

图 2-14　增感屏的结构

增感屏种类:按所含荧光物质分为钨酸钙增感屏和稀土增感屏两大类。

(1) 钨酸钙增感屏:按增感率又分低、中和高速 3 种。

① 低速增感屏:应用比较少,低速屏增感效率为 0.5。

② 中速增感屏:广泛适用于各种摄影中,标准屏采用的是中速钨酸钙屏,中速钨酸钙屏的增感效率为 1。

③ 高速增感屏:增感效率较高,多用于身体组织密度高的摄影,高速屏增感效率为 2.0。

(2) 稀土增感屏:常用的有硫氧化钆:铽($Gd_2qS:Tb$)(简称钆屏)、硫氧化镧:铽($La_2qS:Tb$)(镧屏)、溴氧化镧:铽($LaOBr:Tb$)(溴镧屏)、硫氧化钇:铽($Y_2QS:Tb$)(钇屏)、氟氯化钡:铕($BaClF:Eu$)(钡屏)。其中氟氯化钡不属稀土元素,但其激活剂铕是稀土元素,且钡屏的增感效应类同于稀土屏,所以也归此类。稀土屏按所发的荧光谱不同,又分为蓝光系列和绿光系列两部分。

(3) 增感率和分辨力:增感屏有增强 X 线使胶片感光的作用。这种作用的大小常用增感速度、增感倍数描述,具体指标为增感率。当其他照射条件不变时,在标准条件下冲洗的 X 线照片上产生相同密度值 1.0 时,无屏的与有屏的照射量之比称为增感率。

$$S = R_0 / R_m$$

式中,S 为增感率,R_0 为无屏照射量,R_m 为有屏照射量。

分辨力表示增感屏能清晰反映影像细节的最大能力的指标。由于增感屏的材料结构和荧光性能的制约,增感屏分辨力远低于胶片分辨力,故对 X 线照片影像质量影响较大。其次,采用不同荧光颗粒的增感屏,其分辨力也有差异,选用时应加以注意。

(4) 增感屏对影像效果的影响

① 影像对比度增加。

② 影像清晰度下降,这是使用增感屏的最大弊端。其原因是:荧光体是多面晶体,吸收 X 线而发的荧光有扩散现象;双面增感屏的交叠效应,即双面增感屏(前屏和后屏)发光扩散的荧光都能穿过胶片片基使双面乳剂感光;增感屏与胶片密着状态不好;另外,还有 X 线的斜射效应。

③ 照片粒状性变差,即照片上斑点增多。其主要原因是增感屏的增感作用,使得用的 X 线量减少,X 线光子"统计涨落"在照片上有了记录的反应,另外增感屏的结构也有影响。

（5）X线照片斑点的形成：与量子斑点、增感屏结构斑点、X线胶片颗粒性有关，见图2-15。

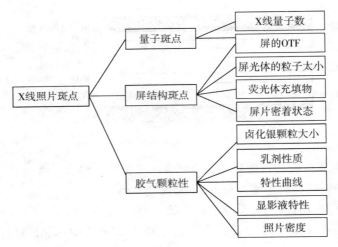

图 2-15　X线胶片斑点的构成

照片斑点主要是由量子斑点、屏斑点和胶片粒状性形成。X线影像是因X线量子的照射和衰减而形成的，所以X线影像也遵循统计学的法则。现在通过使X线衰减相等的被照体的X线量子来研究，如果X线量子数无限多，到达像面上的每单位面积上的量子数（光子密度）可以认为处处相等；然而当X线量子数有限时，在像面上的每单位面积上的量子数，因位置而不同。这种量子密度的变动，就称之为X线量子的"统计涨落"。

量子斑点是由增感屏上单位面积吸收量子数在统计学上的波动造成的，所用的量子越少，量子斑点越多。当量子数少到一定数量时，这一量子波动（涨落）就呈泊松（poisson）分布，因为荧光的激发只发生在入射光子的轨迹附近，所以导致发光不均匀，形成量子斑点。使用增感屏可以减少照射量（光子数），因此更可以看到斑点。用高kV摄影时，X线量少，量子斑点更多，对影像质量影响严重。由以上分析可知，在X线量子"统计涨落"限度以内，无论如何改善照相设备及摄影条件，也不可能提高影像质量。因而进行X线摄影时，若减少X线照射量，必须充分注意这一点。

3. X线胶片

（1）医用X线胶片构成：医用X线胶片是获得X线摄影影像记录的载体。医用X线胶片分7层，保护膜前后2层、感光乳剂膜前后2层、结合膜前后2层、片基1层，见图2-16。

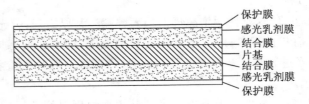

图 2-16　医用X线胶片结构

（2）种类

医用 X 线胶片种类繁多,主要有以下 6 种。

① 一般摄影用 X 线胶片,其中包括:普通 X 线胶片,它是 X 线摄影中应用最广泛的一种双面涂布乳剂型的感光材料;GK 型胶片,适用于在高温下洗片冲洗用。

② 口腔 X 线胶片:是一种双面涂布型的小尺寸 X 线胶片,适用于儿童和咬合。

③ 乳腺 X 线胶片:属单面涂布乳剂型胶片,该胶片具有良好的清晰度和丰富的层次,近年来已有乳腺专用配套增感屏投入临床使用,其既可减少辐射剂量,又能使影像细节得到改善。

④ 激光相机成像胶片,属单面涂布乳剂型胶片:分氦氖激光型（HN 型）和红外激光型（I 型）两种,共同特点是通过激光相机记录激光,扫描的数字成像质量高。适用于 CT,MR,DSA,ECT,US 等图像的记录。

⑤ 影像增强记录胶片,主要包括:荧光电影胶片,属单面涂布乳剂型胶片,可有不同的规格;荧光屏图像及荧光缩影胶片,属单药膜胶片。适用于荧光屏下的瞄准摄影（点片）或体检荧光缩影,有卷片和页片之分。

⑥ 特种胶片,主要包括:直接反转胶片,也称复制片,属单面乳剂涂布型,射线剂量测定用胶片,是一种防护监测用的测量 X 线或其他射线辐射剂量的胶片;清洁用胶片,可对搁置洗片机辊轮上附着物及药液的表面污物进行清理,保持后续冲洗照片的清晰,医用 X 线胶片的发展方向是低银、薄层、聚酯片基、扁平颗粒技术等系列化片种。同时,随着高科技的发展,胶片的使用将越来越少,直至进入数字成像的无胶片时代。

（3）X 线胶片的成像性能及特性曲线

直接决定和间接影响 X 线胶片成像质量的因素,均称胶片的成像性能参量。

① 感光特性:感光材料的感光度、灰雾度、反差、系数、平均斜率、最大密度、宽容度,这些参数通过感光测定获得。

② 物理性能:用感光材料的熔点、厚度、保存性、感色性、色温等参数表示。

③ 影像质量参数:用感光材料的颗粒度、分辨力、清晰度、调制传递函数等参数表示。

感光乳剂对不同颜色光波敏感性有差异,用吸收光谱在 390～520 nm 的乳剂制成的胶片对蓝色光敏感,此类胶片称为蓝敏胶片。若在卤化银乳剂中加入光学增感剂制成的胶片对黄色、绿色光敏感,故称这类胶片为绿敏片。所谓胶片特性曲线是描绘曝光量与所产生的密度值之间关系的曲线。该曲线不仅清楚、定量地表示出了不同曝光量与所产生的不同密度值之间的对应关系,而且还能表达出感光材料的感光特性,所以称这条曲线为胶片特性曲线,也称 H-D 曲线,见图 2-17。

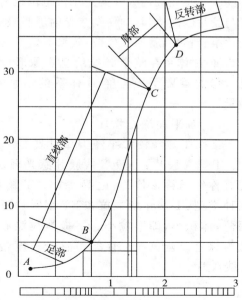

图 2-17 胶片特性曲线

　　特性曲线由足部、直线部、肩部和反转部组成。足部:特性曲线开始部分,走行与横坐标近似平行,达到一定曝光量后,曲线开始渐渐沿弧形缓慢上升,此即足部。足部密度的上升与曝光量不成正比,曝光量增加很多,密度只有较小的增加,在此照片影像呈现为感光不足。特性曲线的起始 A 点的密度并不是零,虽然它没有感光,但经显影加工后也会呈现出一定的密度值,此即胶片的本底灰雾,也称最小密度(D_{min});由片基灰雾(BD)和乳剂灰雾(FogD)组成。直线部:密度与曝光量的增加成正比,此时曲线沿一定的斜率直线上升,它在整个特性曲线中是曝光正确的部分,也是 X 线摄影力求应用的部分。肩部:密度随曝光量的增加而增加,但不成比例,曝光量增加较多,密度上升较小,此部在照片影像上显示为曝光过度,D 点的密度值称胶片可获得的最大密度值;D 点也称肩顶。反转部:随曝光量的增加,密度反而下降,影像密度呈现逆转。特性曲线可提供感光材料的最小密度、感光度(S)、胶片 r 值、平均斜率 G 等参数,以表示感光材料的感光性能;其中,S,r 和 G 值最重要。

　　感光度(S):指感光材料对光作用的响应程度,即感光材料达到一定密度值所需曝光量的倒数。医用 X 线胶片感光度定义为:产生密度 1.0 所需曝光量 E 的倒数。相对感光度的概念更有利于 X 线摄影条件的正确选择。

　　胶片的值:指胶片特性曲线直线部分延长线与横坐标轴的夹角的正切值:r 值都大于1.0,目的在于提高照片影像的对比度,也有称对比度为反差的,故 r 值也有称反差系数的。

　　平均斜率 G:反差系数称曲线的最大斜率。

　　(4) 增感屏与胶片的组合体系

　　不同增感屏和不同胶片匹配使用,形成不同的屏-片组合体系,根据其特点应用于各种 X 线检查中。由于增感屏吸收 X 线能后发射的荧光光谱峰值不同,有蓝、绿荧光之分,不同胶片感光乳剂吸收荧光光谱范围也有蓝、绿之分。为求得最大的感光效应,令增感屏与胶片匹配恰当,须使发蓝光的屏与吸收蓝光的胶片组合,发绿光的屏与吸收绿光的胶片组合;否则就匹配失败,效果不好。

　　屏-片体系在整个 X 线信息影像形成与传递中,是将不可见的影像信息转换成可见影像的重要手段。屏-片体系的信息传递功能自然影响着整个 X 线照片影像的质量。

　　(5) 扁平颗粒技术

　　又称 T 颗粒铰术:配合硫氧化钆类稀土增感屏形成了一种新型屏-片组合体系。

　　T 颗粒胶片:一般 X 线胶片感光乳剂层中的晶状体,多是大小不等的球状颗粒,也有称作马铃薯状的,见图 2-18。T 颗粒胶片的感光乳剂层中的晶体成平板状,有两种类型:T-Mat 型颗粒和 ST 型颗粒图。特点是表面积大且平整如桌面,其平板长而薄,体积小,即颗粒小。平板颗粒涂布的银量少,其表面吸附一层感光色素,感色性为绿色或蓝色光。性能是感光速度慢,成像清晰度高,是增加影像清晰度的一种 X 线胶片。

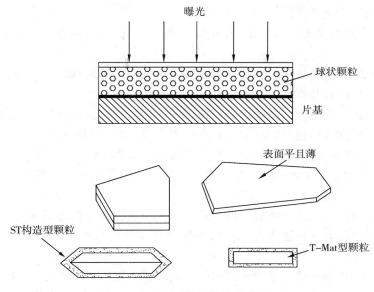

图 2-18　T 颗粒胶片

2.3.3　医用激光相机

医用激光照相机(laser camera)工作原理：将输出的数字化图像信号或模拟图像信号分别由激光打印机接口送入激光打印机的存储器中，打印机根据数据的不同产生不同强度的激光束，对专用的激光胶片进行扫描，产生图像。激光照相机分为湿式和干式两种。湿式激光打印机与洗片机相连，经过显影、定影、水洗、干燥后产生照片；而干式激光打印机成像只需化学处理，已成为现代医学成像具有环保性和先进性的硬拷贝设备。

1. 湿式激光打印机

(1) 湿式激光打印机工作原理

从激光管发出的激光，经视听调制器(acoustic optical modulater，AOM)调制，图像数据变强或变弱，成为适合扫描的光束，经多面转镜旋转，激光束形成水平扫描，圆柱透镜校正多面转镜反射面的倾斜误差。透镜使不同角度的扫描变成水平强度的均匀扫描，再经反射镜反射扫描到打印滚筒上胶片使图像生成。激光源有半导体和气体两种激光器，常用气体为氦-氖(He-Ne)，激光波长为633 nm。湿式激光打印机工作原理见图 2-19。

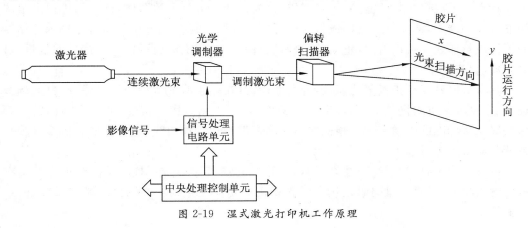

图 2-19　湿式激光打印机工作原理

（2）激光相机基本结构

激光相机主要由激光打印系统、胶片传送系统、信息传递与存储系统和控制系统 4 部分组成。

激光打印系统主要包括激光发生器、光调制器、光扫描器、胶片传输系统等，其功能是完成激光扫描，使胶片曝光。

激光发生器：胶片打印的能量来源。常用的激光器（激光源）有半导体激光器和气体激光器两种，气体激光器包括：氦-氖（He-Ne）激光器、氦-镉（He-Gd）激光器、氩激光器、二氧化碳激光器和氮激光器，其中以所发出的激光波长为 633 nm 的氦-氖激光器最简单可靠。应当指出的是所使用的胶片应与激光器所发出的激光波长相匹配，才能达到最高的感光效率。

光调制器：以计算机输入的数字信号调制激光强度。半导体激光器是通过内部电流来调制激光束强度的，气体激光器则是借助于外部调节完成的（如极性滤过或采用声光耦合器）。

光学扫描器：由摆动式反光镜或多面体旋转式反光镜组成，使激光扫描胶片。

胶片传输系统：由电动机、引导轴、打印滚筒等组成。保证胶片按照与扫描激光束垂直方向高精度地移动。

胶片传送系统：包括送片盒、收片盒、吸盘、辊轴、电机及动力传动部件等。其功能是将未曝光的胶片从送片盒内取出，送到激光扫描位置。当胶片曝光完毕，再将其传送到收片盒或直接送到自动冲洗机的输入口。

信息传递与存储系统：包括电子接口、磁盘或光盘、记忆板、电缆以及 A/D 转换器、计算机等。主要功能是将主机成像装置显示的图像信息，通过电缆及电子接口、A/D 转换器输入到存储器，再进行激光打印。

控制系统：包括键盘、控制板、显示板以及各种控制键或旋钮。用来控制激光打印程序、幅式选择、图像质量调节控制。

（3）激光相机的性能及特点

数字方式的打印：把各图像的像素灰阶值输入到存储器中，直接控制激光束对各像素单元的曝光，在专用激光成像胶片上成像。并可将所接受的视频信号，经 A/D 转换器转换成数字信号后，输入到激光相机的存储器中，视频输入并可作 90°旋转。

特点：计算机控制、功能多、幅式多样，根据主像设备显示的图像，选择和排列多幅图像输入存储器中，然后一次打印成像。还可以自编程序制作 35 mm 幻灯片。输入存储器的图像在打印之前可以清除，重新排列，然后打印。打印之前还可以选择拷贝的数量，自动完成，提高效率。

具有灰阶密度校正调节功能：内置密度计，可在打印前重新检查每幅图像，自动调节反差、密度等。机内提供 10 个标准灰阶密度值，用于测试影像密度，使打印出的胶片影像始终保持标准的影像密度。相机内还存储多组胶片特性曲线，以备更换其他型号胶片或调整显影条件时选用。

可进行连续打印：系统内装有硬盘，可进行连续打印、存储，打印可同时进行并具有多机输入功能，以供多机同时使用。激光相机的功能还包括：文字打印、黑白反转、网络传输等。

数字化:灰阶密度调整范围为 8～12 bit,可提供 256～4 096 级灰度,分辨力高,曝光宽容度大。

成像质量高:激光束具有很好的聚焦性和方向性,反应极其迅速(毫微秒级)。这样的激光束直接投照到胶片上,防止了伪影(如轮廓线、光栅线、失真等)的产生,而且不会受视频放大传输、显像管宽度一致性、亮度的分布、线性度等因素的影响。

影像放大或缩小:采用内插法,影像放大后像素数目保持不变。因此,放大后的影像仍能保留原影像的所有细节。

自动窗口:窗口的技术参数在计算机算出后储存在激光相机内,以供改变胶片上的密度、层次及对比。

2. 干式激光相机

按成像原理可分为三大类:干式卤化银激光成像、干式热敏成像、干式喷墨成像。干式热敏成像按感热记录方式不同又分为三大类:干式助熔热敏、干式升华热敏、干式直升热敏。干式助熔热敏打印机通过加热使油墨带内熔点较低的油墨熔化达到记录影像的目的;干式升华热敏打印机通过油墨带内的染料加热升华记录影像;干式直升热敏打印机较常用,它不产生油墨带的废料,更利于环保。

将干式激光打印机设备的内部安装在胶片暗盒内的干式胶片,从储片盒内一张一张取出后,在待机部固定,由记录部的热力头记录图像,接着是输出部,不需要任何冲洗即可得到一张激光打印图像,整体由以下几部分组成,见图 2-20。

暗盒部:干式胶片从盒内取出后安装在储片盒内,由于不具有感光性,故可在明室操作。干式胶片取出结构见图 2-21。

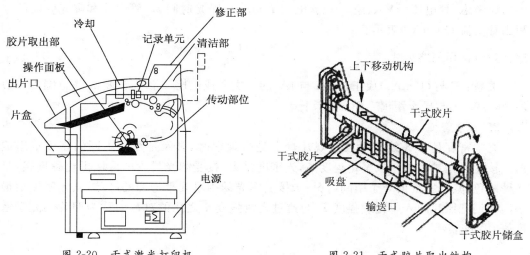

图 2-20　干式激光打印机　　　　　图 2-21　干式胶片取出结构

图 2-21 表示的干式胶片取出结构,目的是为了保持设备的稳定性,确保胶片是一张一张按程序口令取出。为了干式胶片和热力头有良好的接触,干式胶片表面附有防滑加工,但往往在胶片之间出现粘连。于是,经过摇动干式胶片结构等方法,实现了干式胶片取出的可靠性。

待机部：为了在记录前修正胶片位置和防止滑行，利用薄的导板简化机构进行定位，上部可以自由开关，以便在发生卡片时能取出胶片。

清洁胶片部：灰尘若附着在胶片表面，图像会产生白斑脱落伪影。为了在记录前清除附着在胶片上的灰尘，在记录部前方安装有黏性清洁辊轮。清洁辊轮使用时对干式胶片无副作用，长期使用也不退化。如因污染而黏着力下降时，用水清洗即可恢复黏力。

记录部：干式打印机用纸压卷筒将干式胶片压在热力头上加热进行记录。这时，纸压卷筒如果不是精确地按一定速度转动，干式胶片输送速度就会发生变化，图像也就会出现不均匀现象。这与"湿式"激光打印机的非接触性记录不同，为了使其以一定的速度输送胶片就需要有高转矩、负载强的驱动马达。为了满足这一条件，开发使用了特殊减速机和马达组合成的驱动源，以实现小型、高精度、高转矩的输送。

整个干式激光打印系统可以与任何数字成像设备，如 CT，MR，DSA 等连接，打印激光图像。激光打印机网络系统在使用激光打印机时要针对使用设备如 CT，MR 等的参数曲线进行调整，使之保证成像质量，另外要选择国际标准 DICOM3.0 接口标准，并适用于 PACS 系统。网络接口通过以太网与其他激光打印机或者与采用 ACR-NEMA 格式的图像网络设备连接。

2.3.4　影响 X 线影像的要素

1. 感光效应

感光效应是在 X 线摄影中，X 线经过摄影部位不同程度吸收后，达到 X 线胶片使胶片感光的作用；照片密度值是对胶片感光效应的定量记录的显示。X 线摄影时，对被检肢体部位和检查目的的确定，若不考虑使用的滤线栅及屏胶系统的组合（一般来说是固定），应考虑：管电压(kV)、距离 r、管电流 I(mA)、曝光时间 t。管电流和曝光时间的乘积用管电流 Q(mAs)表示。

感光效应常用简略公式：

$$E = K \frac{V^n I t}{r^2}$$

关系：E 与 Q(mAs)成正比；E 与 kV 的 n 次方成正比(n 值在诊断 X 线范围内一般取 2~5)。E 与摄影距离 r 平方成反比。

2. 光学密度

光学密度是将 X 线照片放在观片灯上进行观察时，影像是黑白不同的密度值组成的。接受曝光量多的区域黑化程度高，光密度最大；接受曝光量少的区域黑化程度轻，呈各种灰色；其光密度值介于中间状况；未接受曝光的则呈几乎透明的区域，其光密度值最小。人们把照片的入射光线强度 I_0 与透过光线强度 I 之比的对数值称为照片的光学密度值，用 D 表示

$$D = \log \frac{I_0}{I}$$

密度也称黑化度，D 大小取决于 I_0 与 I 的比值，实际上是由照片吸收光能使银离子感光的多少决定的。另外，人眼对外来光源强弱变化有差异，弱感觉密度大、强感觉密度小，诊断密度值为 0.25~2.0。最适宜照片密度值为 1.0 左右。用于检测的密度计结构见图 2-22。

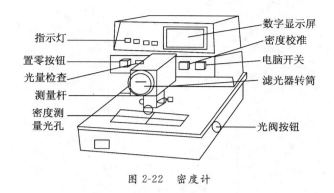

图 2-22 密度计

3. X 线对比度

X 线照射物体时,如果透过物体两部分的线量强度不同就产生了 X 线对比度,见图 2-23。

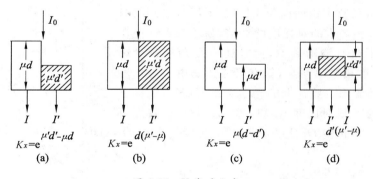

图 2-23 X 线对比度

人体对 X 线吸收顺序为:骨、肌肉、脂肪、空气。有些器官如消化道、泌尿生殖、血管条都由肌肉组成,因而不产生自然对比,注入原子序数不同或密度不同的物质形成的对比,称为人工造影。注入物质为对比剂如 O_2、空气、CO_2、碘剂等。

4. X 线照片对比度

X 线影像和一般光学系统所形成的影像有着本质的区别,它经过传递和接受信息两个重要过程,使被检体的信息以最大限度真实地再现出来,即为光密度影像。由 X 线管焦点发射出的 X 线,穿过被检体(3D 空间分布)时,受到被检体组织的吸收和散射,使透过后的 X 线强度分布形成了 X 线对比度;随之到达屏片系统或荧光屏、影像增强管的受光面,转换成可见光强度的分布,并传递给胶片,形成银原子分布,经显影处理形成 X 线照片影像。一般把照片上的相邻两处的密度差称作光学对比度亦称照片对比度。照片影像就是由无数的对比度构成的。对比度(K)等于相邻二点密度(D_1,D_2)之差,见图 2-24。

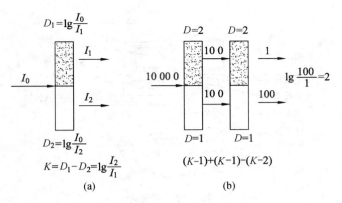

图 2-24　X 线照片对比度

由图 a 可知：$K = D_1 - D_2 = \lg I_2 / I_1$，式中的 I_1，I_2 代表可见光强度。显然，照片相邻两处的对比度就是透过光之比的对数值。对比度也可用相加的方法来计算，见图 2-25。

$$\sum K = K_1 + K_2 + K_3 + \cdots + K_n$$

医用 X 线胶片多由两面药膜构成，所以观察到的对比度是一面药膜产生的对比度的 2 倍，易于观察。但在 X 线照片上不仅有清晰影像，而且还有复杂的背景影像，因而对比度稍微不明显，就有可能遗漏由于对比度所形成的病灶影像。照片上的光学对比度（K），依存于被检体产生的 X 线对比度 Kx（图 2-25）。显然，观图可知：厚物 u_1 密度低在 D_1 上方，薄物 u_2 密度较高在 D_2 上方。

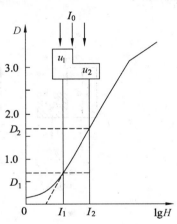

图 2-25　光学对比度与 X 线对比度的关系

5. 影响光学对比度的因素

对照片对比度影响最大的因素是胶片 r 值、X 线质、X 线量和散射线形成的照片灰雾。其影响情况，分述如下：

（1）胶片 r 值的影响

应用 r 值不同的胶片摄影时，所得的照片影像对比度是不同的（图 2-26）。若摄取同一厚度的脂肪组织、肌肉和骨组织的影像，由于物质对 X 线的吸收关系，影像和物质厚度及吸收系数有关。

若用横坐标表示 $\ln I$，纵坐标表示组织的厚度 d，则物质的吸收曲线就呈斜率为 u 的直线（图 2-26）。若横坐标表示 X 线量的对数值，纵坐标表示密度值，在坐标内描绘出 X 线胶片的特性曲线，并把两种胶片的特性曲线分别记作 A 和 B，胶片 A 比胶片 B 的 r 值大。若通过不同组织的吸收曲线分别作出不同组织在不同胶片上得到的影像密度值，就获得了不同照片的对比度情况。黑线柱表示用 r 值大的胶片获得的影的密度，白线柱表示用 r 值小的胶片获得的影像密度。很明显，用 r 值大的胶片比用 r 值小的胶片获得的照片对比度大，即使是对 X 线吸收差异较小的脂肪和肌肉组织，在照片上也能分辨出。这就是在 X 线摄影中尽量采用 r 值大的 X 线胶片的道理。

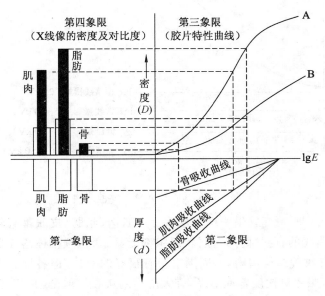

图 2-26 胶片 r 值对照片对比度影响

（2）管电压 kV 管电压表示 X 线的质量，代表 X 线穿透能力，影响摄影胶片的密度、对比度、层次、信息量多少。物质对 X 线的吸收降低，X 线对比度下降。图 2-27 表示骨、软组织、脂肪组织对比度指数与管电压的关系。在高电压摄影下，骨组织衰减系数的下降幅度大于软组织及脂肪，从而骨与肌肉、脂肪的对比也就急剧下降。如骨在 60 kV 时，对比度指数为 0.7；而肺 60 kV 时约为 0.3。

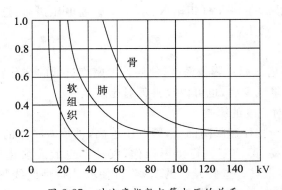

图 2-27 对比度指数与管电压的关系

以颈椎侧位摄影为例，在其他因素固定的情况下，分别以 40 kV，60 kV，120 kV 摄取同一患者的颈部侧位照片；然后用密度计测量照片各典型组织（骨、肌肉、脂肪、皮肤、空气）的密度值，并绘制所用胶片的感光特性曲线，如图 2-28 所示。

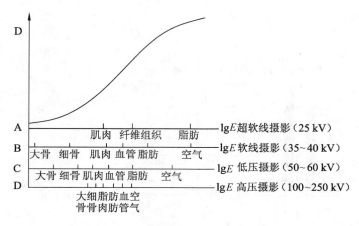

图 2-28 改变线质对 X 线影像的影响

结果表明,40 kV 时颈部软组织中各层次——肌肉、脂肪、皮肤都有较好的照片对比度,其密度值落在曲线的直线部分,各层软组织都能显示,但颈椎体落在曲线的足部不好辨别。60 kV 时,骨纹理结构清晰,与周围组织有很好的对比,但各层软组织之间对比变小。在 120 kV 时,照片对比度普遍下降,有大范围的灰影。但是,它却有一明显的特点,即从椎体到各层软组织,以致气管结构都能显示出影像来,它们的密度值都落在特性曲线的直线部分,其丰富的层次被正确地反映出来,从而取得一种调和的照片对比度。

总之,管电压控制照片对比度的概念是成立的。在胶片 r 值一定时,低电压技术使 X 线对比度变高,则照片对比度也高,这种照片对比度黑白分明,中间灰阶较少,即层次少。高电压技术使照片对比度降低,在影像黑与白之间有较大范围的灰阶,层次丰富,诊断信息增多。

在实际工作中,为了取得人体组织不同对比度影像,将管电压的使用范围作如下分类。

软组织摄影:选用 20～40 kV(钼靶 X 线管)。普通电压摄影:选用 40～100 kV。高电压摄影:选用 100～150 kV。

(3) X 线量

增加 X 线量就可增加照片影像密度,使照片上密度过低的部分对比好转,反过来,密度过高部分在照射量减少后,也可以改善其对比度。

(4) 灰雾对照片对比度的影响

灰雾来自散射线和胶片显影两部分,管电压越高,被检者产生的散射线越多;胶片保存时间太长或保管不妥,即使不进行摄影操作,胶片上也形成黑化现象;若显影操作不当,也可在胶片上产生灰雾。这些异常的灰雾,可使胶片特性曲线足部密度由 0.2 增加到 0.5 以上,致使特性曲线的斜率变缓(即 r 值变小),照片对比度降低,这就导致本来对比度较小的病灶难以观察,甚至被漏掉。

总之,要获得一张对比度好的照片,需要选择恰当的线质和 r 值大、特性曲线足部上升快的胶片,洗片操作也很重要,不可忽视。

2.3.5 形成 X 线影像的要素

X 线照片影像的要素包括密度、对比、锐利度、颗粒度、失真度。X 线影像细节的显示能力取决于成像因素即分辨力、模糊度、影像噪声。

1. 密度

密度是透明性 X 线照片的暗度或者不透明度,其程度称为黑化度。

2. 对比度

对比度是 X 线照片相邻组织影像密度的差别。

3. 锐利度

锐利度是 X 线照片相邻组织影像边缘清晰的程度。

4. 分辨力

分辨力是区分成像系统或者分辨互相靠近的物体的能力。单位距离内的相邻的一条白线条和一条黑线条叫作一个线对,单位为 LP/mm。

5. 模糊度

模糊度是经空间传递后物的图像变化的物理现象,包括背景模糊、影像失锐。

6. 噪声

噪声是指同样的照射量所形成照片密度值应该是均匀一致的,实际上却在照片中形成了随机的密度差,包括量子噪声、屏片噪声、颗粒噪声。

7. 失真

失真是指因为成像原理造成的大小和形状上的歪曲,包括放大失真、形状失真。

2.3.6　减少散射线的方法

X 线通过人体组织时会发生 3 种作用:一种是没有与人体组织发生相互作用按原来方向发射的能量;另外一种是与人体组织发生光电作用被人体吸收;第三种是与人体组织发生康普顿作用改变了方向散射在照片上,导致影像对比度降低,这种 X 线称为散射线又称为二次射线。

减少散射线的方法:减小照射野,利用遮线筒、缩光器来控制照射野;选择适当滤过板吸收原发 X 线无用射线,减小散射线发生;利用空气间隙法减小散射线;选用合适滤线栅是消除散射线最有效和实用的方法。

2.3.7　X 线摄影条件的基本因素

1. 管电压的应用

管电压是影响照片影像密度、对比度以及信息量的重要因素。再加上感光效应与管电压的 n 次方成正比,所以在选择管电压时,必须充分注意。管电压表示 X 线的穿透力。管电压高产生的 X 线穿透力强,管电压低产生的 X 线穿透力低。人体每一个摄影部位,都应当有一个适宜的管电压数值。管电压控制着照片影像对比度。n 值随管电压的升高而下降。管电压波形不同,其输出也有差异。概括地说,若要在照片上获得基本一致效果,三相十二脉冲式所需管电压比三相六脉冲和单相全波整流方式低。例如:原先用 60 kV 的单相全波整流管电压摄影,若改用三相六脉冲式的,只需 55 kV 即可,而用三相十二脉冲式的,仅需要 52 kV 就可以了。

2. 管电流和摄影时间的应用

从 X 线管的瞬时负载曲线上,可找出对应于管电压和摄影时间的最大管电流。摄影时间的选择:由于被检体的移动幅度大,所产生的运动致使图像模糊大,因而在预计的动态范围内,一般采用极短的曝光时间。

3. 摄影距离的应用

焦点至胶片的距离称焦-片距,改变其距离可以改变 X 线照射量。

4. 屏—片组合体系

可以影响 X 线照片影像密度、对比度、锐利度。注意增感屏性能及增感率。

5. 滤线栅和照射野应用

滤线栅:吸收散射线,使用时考虑到曝光倍数。管电压在使用 60 kV,80 kV,100 kV 时,分别使用 R 值为 6,8,10 的滤线器比较好。

照射野:缩小散射线含有率下降,照片对比度高。

2.3.8　优质 X 线照片条件

正确的 X 线诊断,是通过优质 X 线照片影像所提供的信息而作出的。为了获得符合诊断要求的 X 线照片影像,医师与技师应密切配合,获得优质 X 线照片。

优质 X 线照片应具备 5 个条件:符合诊断学的要求、适当的影像密度、鲜明的影像对比度、良好的影像锐利度、照片斑点少。

1. 符合诊断学的要求

符合诊断学的要求有两个含义:一是拍摄的是正确的摄影体位,二是重要的影像细节必须清晰显示。

符合诊断学的要求是指,在 X 线照片影像上能看到一些重要的解剖学结构和细节,并且根据其可见程度分为 3 级:病变性质可知,但细节未显示,称之为特征可见;影像显示了解剖学细节,但不能清晰地辨认,称之细节显示;影像能清晰显示解剖学结构细节,并能辨认,称之为细节清晰显示。所谓重要的影像细节显示,是指可辨认的细节大小尺寸。这些细节可能是正常的解剖学细节,亦可能是病理性的。如胸部后前位照片影像,其正确的摄影体位要求是:胸廓两侧对称显示,肩胛骨内侧边缘在肺野之外,两肺边界及横膈上肋骨骨架显示,整个肺部的血管清晰显示,特别是末梢血管,气管和邻近的支气管、心脏和主动脉边缘、横膈和两侧肋膈角等应清晰显示。具体是指整个肺野(含心肺区)小圆形细节在高对比区域显示直径为 0.7 mm,低对比区域显示直径为 2 mm;外周肺的线状和网状细节,在高对比区域显示宽度为 0.3 mm,低对比区域宽度为 2 mm。

2. 适当的影像密度

X 线照片上的密度,是观察 X 线照片影像的先决条件,照片上无密度,那么照片将是一张无任何信息的透明胶片。胶片虽经曝光,但若曝光不足,照片就呈白雾色,即使是仔细观察照片,骨小梁也难以辨出,在头颅片上的蝶鞍也显示不出来,孕妇的胎儿及胸片中的空洞更难辨认;若曝光量过大时,骨小梁及骨的轮廓、病灶的形状也难以判定。只有照片上的影像的密度适当时,才符合诊断的要求。照片影像密度值在 0.7～1.5,可提供丰富的信息。

3. 鲜明的对比度

X 线照片上的密度只是获得影像的一种手段,最重要的是必须使照片产生密度差。观察 X 线照片来考虑体内组织的异常变化,就是通过照片上对应于身体内部组织和异常变化处的密度差,即对比度来决定有无病变。不管是天然对比度较强的骨骼与肌肉之间,还是天然对比度较差的乳房软组织之间,都必须采用适当的方法,如造影、应用 r 值大的胶片、高 kV 摄影、软组织摄影等来加大照片上的对比度,通过识别分析,作出准确的诊断。总之,照片上显示出人眼能识别的正常组织之间、正常与异常组织之间的差异,即对比度,是临床诊断的基本条件。

4. 良好的锐利度

彼此独立的两种组织或器官相邻存在时,其 X 线的影像界限的清晰程度叫锐利度。临床上应用锐利度的概念,不是将照片放在密度计上一一测出各点的密度值,计算出锐利度的大小的。其原因是,锐利度这个物理量与临床上实际观察者所感觉到的锐利度概念并不是完全一致的。当 H 一定时,K 若增大,则锐利度增加;当 K 值一定时,H 减小,锐利度也增加;当 H 增大 K 也对应地增大时,K/H 值虽然不变,但人眼已感觉到锐利度变差了。

5. 照片斑点少

带有增感屏的胶片,经均匀的 X 线束照射后,用肉眼观察照片上密度值大约是 1.0 时,发现密度并不均匀,有微小密度之差,这些不同密度之差就称作照片斑点(mottle),亦称照片噪声(noise)。显然照片上的斑点多,就会使一些微小的病灶信息淹没在斑点里,照片斑点越严重,照片质量就越差。减少照片斑点是优质 X 线照片条件之一。

2.3.9　X 线造影与对比剂

人体中许多器官、组织之间密度大致相同,对 X 线影像缺乏分辨能力。为了更好地显示人体中器官、组织之间的对比度,可人工将对比剂导入被检者体内以提高器官、组织与邻近组织的对比度来显示其功能和形态,这种检查方法称为 X 线造影检查。常有消化道造影检查、泌尿系统造影检查、下肢静脉造影检查、子宫输卵管造影检查、瘘以及窦道造影检查。

理想对比剂的条件与人体器官、组织密度对比相差比较大,显影效果好,且无味、无毒、无刺激性不良反应比较小,理化性能稳定,容易排泄,廉价方便。

对比剂引入分直接引入法,即通过口服法、灌注法、穿刺注入法进行;以及间接引入法,通过将对比剂经血管注入体内使器官、组织产生强力的对比显影,其主要是生理排泄法。

对比剂的分类分为阳性对比剂如医用硫酸钡、含碘化合物、有经血管注入离子型对比剂和非离子型对比剂;对比剂使用前要作过敏试验。油脂类碘化油常用于气管等造影检查。

发生对比剂不良反应时,必要时可肌肉或者静脉注射地塞米松 10 mg 或者肌肉注射异丙嗪 25 mg,应根据情况对症处理。

2.4　数字化 X 线成像系统

医学影像的数字化成像系统主要是指医学影像以数字方式采集和传输信息,采集的数据可直接利用计算机强大的高速运算处理能力,且能方便、快速地传输、显示和存储,为临床的诊断、治疗、研究提供信息。数字化 X 线成像系统原理:X 线通过人体的组织器官后,到达探测器,经过计算机处理,A/D 转换器数字化后,一方面可以通过存储器存储,另一方面可以通过 D/A 转换后在显示器显示或者通过激光相机拍成照片。

2.4.1　数字化的图像基础

1. 模拟

模拟是以某种范畴的表达方式如实地反映另一种范畴,如普通 X 线摄影、荧光屏透视等,信息量的变化随着时间或距离的改变而连续地变化,这种连续变化的信号称为模拟信号或模拟量,由模拟量构成的图像称模拟影像。普通 X 线照片由像素点的空间排列组合而构成照片上的影像,照片上点与点之间是连续的,没有间隔。影像的密度是空间位置的连续函数,具体到任何一个像素点的密度大小变化,是一个连续变化的函数。模拟影像反映出影像信息的 2D 空间分布状态。

2. 数字

在一个正弦或非正弦信号周期内取值,用二进制数码表示,用数字量表示模拟量方法。将模拟信号转换为数字信号的介质为 A/D 转换器,A/D 转换器将模拟量通过取样转成离散的数字量过程称为数字化过程。转换后的数字信号送入计算机图像处理器,重组出图像,图像是由数字量组成的,称为数字影像。数字影像是以一种规则的数字量的集合来表示的物理图像,亦是将模拟影像分解成有限小区域,影像密度的平均值用整数表示,即数字影像是由许多不同密度的点组成。

数字影像优势:密度分辨力高;可进行各种后处理;可进入 PACS 系统。

数字影像的获取:通过不同成像方式检测信息,按照一定的数据结构经计算机重建影像,或者是将已经形成的模拟影像通过某种手段将其分解成一定数量的微小区域,每个区域成为一个像素,将小区域的平均密度取整数值;数字影像是由许多不同密度的点(实际为小区域)组成,点和点之间的密度是离散的,并且每一个点的密度值也不连续,为离散的变化量。

2.4.2　数字化成像的概念

1. 影像矩阵

影像矩阵表示一个横成行、纵成列的数字阵列,即一幅影像的像素阵列。

2. 像素

像素是构成影像矩阵的单元,实际上是体素在成像时的表现。

3. 采集矩阵

采集矩阵是每幅图像观察视野所含像素的数目。

4. 显示矩阵

显示矩阵是显示器上显示图像像素的数目。

5. 体素

体素是代表一定厚度的 3D 空间的体积单元。

6. 原始数据

原始数据是指探测器接收到的信号经过放大后,通过 A/D 转换所得到的数据。

7. 显示数据

显示数据是组成某层面图像的数据。

8. 重组

重组是用原始数据经过计算机计算得到显示数据的过程。

9. 采集时间

采集时间是获得一幅图像所用时间。

10. 重组时间

重组时间是用原始数据经过计算机处理重组成为显示数据矩阵所用时间。

11. 重组算法

重组算法是图像重组时所采用的一种数学计算程序方法。

12. 信噪比

信噪比是用来表示信号强度同噪声强度之比的参数。

13. 灰阶

灰阶是影像或者显示器上显示黑白图像上各点表现出不同的灰色度。黑白之间分成为若干级称为灰度等级，表现的亮度信号的等级差别称为灰阶，其有 16 个等级刻度，每刻度有 4 个调节等级，共有 64 个等级。

14. 视野

视野是进行组织器官扫描容积的选定区域。

15. 窗口技术

窗口技术是选择适当的窗宽窗位来观察影像图像使影像图像更清晰。

16. 窗宽

窗宽是显示信号强度值的范围。

17. 窗位

窗位是显示影像图像灰阶的中心位置。脑组织窗、骨窗、肺窗、纵隔窗见图 2-29。

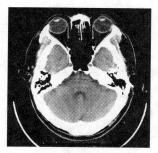
脑组织窗

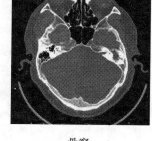
骨窗

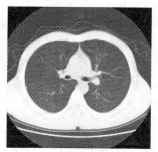
肺窗

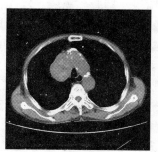
纵隔窗

图 2-29　脑组织窗、骨窗、肺窗、纵隔窗

2.4.3　像素、矩阵与影像质量的关系

像素、矩阵大小明显影响着数字影像质量。如影像矩阵小、像素数量少,数字影像的分辨力就低,观察影像细节就受到影响;反之,矩阵大,像素数量多,像素尺寸小,影像的分辨力就高,观察的细节就多。描述一幅影像需要的像素多少,是由每个像素的尺寸和整个影像尺寸决定的,分辨力一定时,影像大比影像小需要的像素多。每个单独像素的尺寸决定影像的分辨力,像素数量与像素乘积决定视野。若矩阵大小固定,视野增加时,影像分辨力变低。像素尺寸减小可提高分辨力,像素尺寸过小,会增加计算机处理的时间,增加存储容量,影响传输速度。在数据量很大又不能降低影像质量的前提下,可采用影像数据压缩技术来实现影像质量。

2.4.4　影像数字化的步骤

影像数字化是先将 2D 影像在空间域中作均匀"空间抽样",再将经过空间抽样后的亮度值由连续值经过"数值量化过程"变为离散函数。数字化后所转换的灰阶等级即量化值能否近似于原始影像的密度等级取决于 2^N,N 是二进制数的位数,用以表示像素的密度,N 值越大灰阶等级就越多,相邻灰阶间的密度差就越少,影像分辨力就越高,故 N 值可称为量化精度,表示单位为 bit(位)。例如,边缘增强和对比度均匀化处理。经对比度均匀化处理后,可以便于辨认原始影像中的极暗或极亮区域内的均匀结构,获得令临床诊断满意的高质量数字影像。

2.4.5　模拟 X 线成像与数字化 X 线成像比较

模拟 X 线成像的辐射剂量较高,空间分辨力高于数字化成像技术,密度分辨力为 2^6 灰阶,观察透视影像需持续曝光,X 线照片影像图像状态不能改变,影像动态范围小,胸部检查不能显示纵隔和心后肺野的病变,曝光宽容度有限。大量的照片在存储、保管、查找方面存在困难,并且不能与外围设备联网,影像不易交互,功能不能扩展,局限性大,影像报告需手写。

数字化 X 线成像降低 $30\%\sim70\%$ 的辐射剂量,空间分辨力低于模拟 X 线成像图像,密度分辨力可达 $2^{10}\sim2^{14}$ 灰阶。脉冲透视可中止曝光,并有"末幅影像冻结"(LIH)功能,可选择最佳时机冻结影像,可在无 X 线曝光的情况下观察、分析影像图像,可进行窗宽、窗位调整和边缘处理、正反灰度切换、对比度增强、灰阶变换、降噪及锐化等后处理。对影像原始数据可进一步研究,可修复影像图像,工作效率高,影像动态范围大。胸片能在同一影像中清晰显示肺野和纵隔。曝光度宽容度大,无需自动曝光控制器。一定范围内曝光量错误,经影像后处理调整,仍可保证影像质量。实现无胶片化管理,用电子数字介质保存资料,体积小,检索方便。通过 DICOM 3.0 标准接口可与其他影像设备联网,进入 PACS 系统,实现影像资料共享、快速会诊等。此外,还可将 CT,MR,ECT,PET 等影像实现交互,进行科学研究和临床应用;可扩展数字减影(DSA)、峰值停留及示踪剂追踪等功能;可多方向投影、数据采集、能进行 3D 重建影像等;可直接打印报告。

2.4.6　数字化图像的形成

X 线通过人体的组织器官后,到达探测器,经过计算机处理,A/D 转换器数字化后,采用一种数学计算程序方法建立图像重组,形成数字化图像。

1. 图像数据的采集

把图像的模拟信号转换成为数字信号的过程才能形成数字图像,这个转换是利用

A/D 转换器完成的。A/D 转换器把视频图像的每条线都分成一行像素,这个过程称为图像的采样。图像数据采集是通过接收器件将收到的模拟信号转换成为数字信号。采集的方式有可能不一样,数字图像的形成有 3 个步骤。

① 分割:进行分割的空间采样,将图像分成多个小单元称为像素。扫描是图像行和列格栅化过程,格栅大小决定了像素的数量,行和列对像素起到识别和寻址的作用。

② 采样:图像数字化过程的第二步,图像中的每个亮点都被采样通过光电倍增管转换成为模拟信号。

③ 量化:图像数字化过程的最后一步,图像灰度的量化是把原来连续变化的灰度值变成离散有限等级的数字量。量化的等级越多,数字化过程就越小。

2. 图像重组

计算机接收到数据采集系统的数字信号后,进行数据处理重组一幅图像,经显示器显示图像,同时,计算机对图像数据进行存储,以方便进行图像的处理。

2.4.7 计算机 X 线摄影技术

计算机 X 线摄影(computed radiography,CR)是用于 X 线常规摄影中的影像记录装置。它以成像板为影像载体来替代常规的 X 线胶片,采用与常规 X 线摄影一致的投照技术,在 X 线对成像板曝光的同时记录下 X 线影像信息,经过信息的读出与处理后,即可获得数字化的 X 线影像图像,见图 2-30。CR 应用中,可根据临床目的选择不同性能的 IP,分为标准型、高分辨力型和减影型等。CR 将被检者信息输入到 CR 系统中,信息可作为记录和检索的依据。CR 系统显著降低 X 线剂量,能与原有的设备兼容,具有测量大小、面积、密度、局部缩放、对比度变换、明暗关系反转、影像边缘增强、双幅显示及减影处理等多种后处理功能;可实现存储、检索、传输、多点共享等功能;节省胶片,可即刻阅读。CR 系统不足之处是时间分辨力较差,不能满足动态器官和结构的显示,在细微结构上的空间分辨力与 X 线摄影中的增感屏/胶片系统相比还有差距。

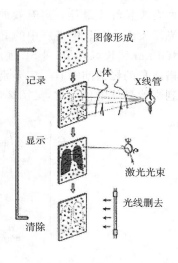

图 2-30 CR 成像工作过程

1. IP 成像物理基础

某些物质在第一次受到照射光(一次激发光)照射时,能将一次激发光所携带的信息储存(记录)下来,当再次受到照射光(二次激发光)照射时,能发出与一次激发光所携带信息相关的荧光,这种现象被称作光激励发光(photostimulated luminescence,PSL),该物质被称作光激励发光物质(photostimulated luminescence substance)。

2. 成像板(IP)

IP 是 CR 成像技术的关键,是采集记录影像信息的载体,可重复使用,无影像显示功能。IP 由表面保护层、PSL 物质层、基板表面保护层、背面保护层组成。表面保护层是防止 PSL 物质层受到损伤起保护作用的。PSL 物质层即荧光物质层,能把第一次照射的光信号记录下来,再次受到光刺激时发出与第一次照射光能量呈正比的荧光信号。基板保护 PSL 物质层防止受外力损伤。背面保护层作用是防止 IP 摩擦损伤。IP 结构图见图 2-31。

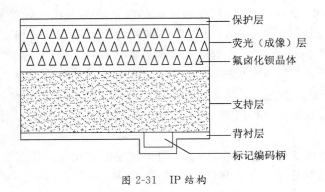

图 2-31　IP 结构

3. IP 特性

（1）发光光谱与激光光谱

荧光的强度取决于作为一次激发光的 X 线的照射量。IP 第二次读出光线以 600 nm 左右波长红光最佳。最有效地激发 PSL 光激励发光物质的光谱称为激光光谱，在读取激光激发下，在 IP 中潜影中的 PSL 荧光体发射出的光谱强度与 X 线强度成正比。在390～400 nm 波长取峰值。PSL 强度与其波长的关系曲线称为发射光谱。发射光谱与激发光谱波长的峰值间需有一定差别，保证光电倍增管在 400 nm 波长处最高检测效率，从而达到影像最佳的信噪比，见图 2-32。

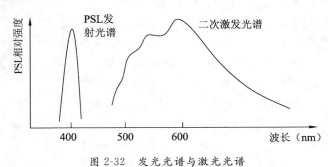

图 2-32　发光光谱与激光光谱

（2）时间响应

停止激光照射荧光体时，其衰减逐渐终止；而 IP 的 PSL 强度衰减速度很快，不会发生采集和读出信息重叠。衰减速度快是 IP 的时间响应特征。

（3）动态范围

有 1∶10 动态范围，可以精确地检测到摄影中组织间 X 线吸收的差别。

（4）存储信息的消退

由于在存储期间有俘获的光电子逃逸使二次激发时 PSL 强度减少（称消退）；但正常时间内光电倍增管增益有一定补偿，不受影响，超 8 小时后会使影像噪声增大。IP 长期不用，受天然辐射影响会出现读取影像时有微小黑点的现象，而对影像形成干扰，使用时应先用激光光线照射，消除 IP 上可能存在的任何潜影。

注意事项：IP 重复使用时应先用光照射；避免出现 IP 擦划伤；保存要有很好的屏蔽。

4. 影像阅读器

阅读成像板产生数字影像,影像阅读器将曝光后的成像板从暗盒中取出,等待激光扫描仪扫描,数字化影像被送到作灰度和空间频率处理的内部影像处理器中,然后送到激光打印机或影像处理工作站。影像读取完成后,成像板的潜影被强光消除,重新装入暗盒。

5. CR 系统的类型与操作

(1) 暗盒型

暗盒型 CR 设备是将 IP 置入与常规 X 线摄影暗盒类似的专用暗盒内,并可替代常规暗盒在任何 X 线机上使用。调整曝光条件,可实现 CR 技术记录 X 线影像。经 X 线曝光后的暗盒从 CR 读出装置的插入孔送入该装置后,IP 即被自动取出,由激光束扫描读出潜影信息,然后被自动传输到潜影消除区,经强光照射来消除 IP 上的潜影,再将 IP 收回暗盒内,自动将暗盒送出读出装置,以供反复使用。不同尺寸的 IP 被扫描读出的时间是相同的,速度可达到 100 幅/小时左右。暗盒型 CR 系统与常规 X 线摄影设备相兼容。

(2) 无暗盒型

无暗盒型 CR 设备将 IP 与读出装置合并设计,并配装一些附加结构,可以进行全身的立式或卧式投照,其特点是需匹配专用影像设备,不与常规 X 线摄影设备匹配兼容。专用 CR 一体化的结构特点:IP 在曝光和被读取信息的过程中无需手工传递,能直接扫描读取信息并消除潜影,使用效率高,重复速度快,更为便利。

2.4.8　CR 影像处理技术

CR 影像处理技术由影像处理工作站处理,工作站有影像处理软件并进行影像数据的存储和传输,可进行影像的查询,显示处理放大、局放、窗宽窗位、黑白反转、旋转、边缘增强、加注、测量、统计等功能,并把处理结果输出或返回影像服务器。CR 的信息处理可分为谐调处理、空间频率处理和减影处理。

1. 谐调处理

谐调处理涉及的是影像对比。CR 系统中 X 线剂量曝光量宽容度的允许范围较大,在适当设置的范围内曝光都可以读出影像信息。

X 线照片上包含有不同的解剖部位,每次投照时可以使用不同的投照技术,使用同一种类型的谐调处理技术处理所有的影像显然是不够理想的。CR 系统可分别控制每一幅影像显示特征,依据成像的目的来设置谐调处理技术。在肺部摄影中,影像信息覆盖的范围很宽,在肺野和纵隔部位的密度差别大,可分别应用不同类型的谐调处理技术,达到既可极好地显示肺野内的结构,又可防止在输出影像中纵隔的密度与骨的密度过于接近而分辨不清,从而提高纵隔内不同软组织的分辨层次的目的。在乳腺摄影中,则可增加低密度区对比,抑制高密度区的对比,显示包括边界在内的乳腺内的钙化。

2. 空间频率处理

空间频率处理是指对频率响应进行调节,影响影像的锐度。CR 系统中可通过空间频率处理调节频率响应,提高影像中高频成分的频率响应,可增加此部分的对比。

边缘增强技术是空间频率处理较常用的技术。通过增加对选择的空间频率的响应,使感兴趣区结构的边缘部分得到增强,突出该结构的轮廓。改变显示矩阵的大小也是空间频率处理的另一种技术,它可决定不同结构的对比,使用较大的矩阵可使处于低空间频率的软组织结构得到增强;使用较小的矩阵则可使细微的结构得到增强。

谐调处理影响对比度和空间频率处理影响锐度两种方法是结合使用的。低对比处理和较强的空间频率处理结合使用,可提供较大的层次范围和实现边缘增强,利于显示软组织;高对比处理与弱空间频率处理结合使用可提供与增感屏/胶片系统提供的类似的影像。

3. 减影处理

CR 系统可完成数字减影血管造影与其他减影的功能。在时间减影血管造影方式中,CR 系统同样可以摄取蒙片和血管造影片,并经计算机软件功能实施减影。

2.4.9　间接与直接数字化 X 线成像

间接数字化成像把信息载体的 X 线转换为可见光,通过转换载体转换成模拟视频信号,再经 A/D 转换后形成数字图像信号。转换载体有 CCD、真空摄像管。间接成像 FPD 结构由闪烁体层与光电二极管非晶硅层及薄膜晶体管 TFT 阵列构成,其成像原理为,闪烁体层经 X 线曝光后,将 X 射线光子转为可见光,经光电二极管作用的非晶硅层变为图像电信号,最后经 TFT 传输至计算机获取数字图像。闪烁体主要有碘化铯(Csl)、硫氧化钆(GdSO),在间接 FPD 图像采集中,闪烁体转换为可见光的过程中含有光的散射,会使图像的空间分辨力与对比度降低。间接成像 FPD 结构见图 2-33。

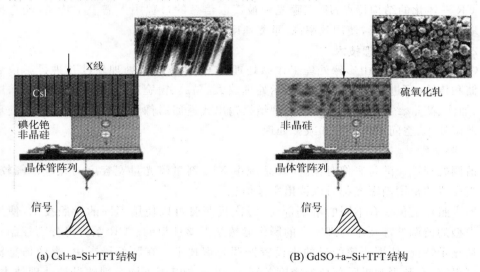

(a) Csl+a–Si+TFT结构　　　　　　　　(B) GdSO+a–Si+TFT结构

图 2-33　间接成像 FPD 结构

Csl＋a-Si＋TFT 结构是柱状晶体,图像质量较高,受温度影响大、工艺复杂,价格昂贵。GdSO＋ a-Si ＋ TFT 结构是不规则晶体,图像质量略次,稳定性强,工艺成熟,价格低廉,广泛应用。无论是碘化铯或硫氧化钆,X 线射入总量都是通过闪烁体层,将能量先转换为可见光后再由光电二极管作用非晶硅变为图像电信号,A/D 转换后形成数字图像。

直接数字化 X 线成像是在专用计算机控制下,直接读取感应介质记录到的 X 线影像信息,以数字化影像方式再现或记录影像的方式。它由探测器、扫描控制器、图像处理器、系统控制及图像显示器等构成。探测器置于与 X 线管相对应的被检者身后,接收到的 X 线信息被直接变化为数字信号,传输至计算机处理成影像。

DR 系统直接将 X 线通过探测器转换为数字影像,基本原理是透过人体的 X 线有不同程度的衰减,作用于探测器上的硒层上。硒层光导体按吸收 X 线能量的大小产生与 X 线的强弱成正比例的正负电荷对,顶层电极与集电矩阵间高电压在硒层内产生电场,使 X 线产生的正负电荷分离,正电荷移向集电矩阵直至存储于薄膜晶体管内的电容器中,矩阵电容器中所存的电荷因此与 X 线影像成正比。扫描控制器控制扫描电路读取每一个矩阵电容单元的电荷,将电信号转换为数字图像信号,数字化影像图像信号数据经过处理、运算后,在显示器上显示并进入存储装置存档。

探测器被设计为平板状(图 2-34),主要由探测器矩阵、硒层、电介层、顶层电极和保护层等组成,硒有很高的光电导率,对 X 线有较高的敏感性。硒的下方是 X 线的探测器矩阵,矩阵中的最小单元为一个像素。探测器矩阵在行和列方向上都与外电路相连并被编址,在专门的控制电路作用下按一定规律把各个像素的存储电荷读出,并形成数字信号输出。

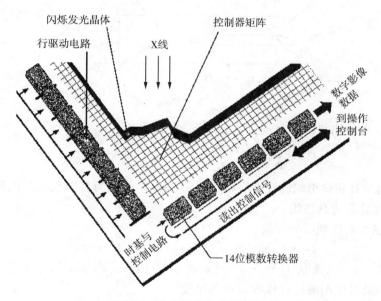

图 2-34   直接数字化平板探测器

2.4.10   DSA 成像的物理基础

数字减影血管造影(digital subtraction angiography,DSA)是把两帧人体同一部位的影像相减,从而得出它们的差异部分。为了研究血管系统的状态,常在血管内注入对比剂,影像中血管会与其他各种组织结构的影像重叠一起,不利于判断,为此,使用减影方法,造影前与造影后对同一部位各进行一次摄影,然后将两张图片相应部位的灰度相减,如果两帧影像的摄影条件完全相同,处理后的影像将只剩下造影血管,其余组织结构的影像将全部消除,见图 2-35。

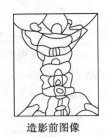 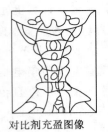 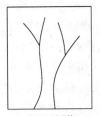

造影前图像   对比剂充盈图像   减影后图像

图 2-35   数字减影血管造影原理

DAS 中用来数字化的相减信号来源于视频摄像机的输出端,由透过人体后的 X 线强度决定,这个 X 线强度信号是服从指数递减规律的。当 X 线通过两个均匀介质时,X线射出强度和入射强度之间是服从指数递减规律的,见图 2-36。

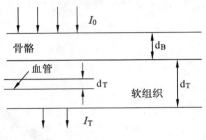

图 2-36   X 线吸收规律

血管内注入对比剂前的公式

$$I_T = I_0 \exp[-(\mu_B d_B + \mu_T d_T)]$$
$$或 \ln I_T = \ln I_0 - (\mu_B d_B + \mu_T d_T)$$

式中,I_T 分别为骨和软组织的线性吸收系数,d_B 和 d_T 分别为骨和软组织的厚度,在注入对比剂前血管看着为软组织。

血管内注入对比剂后的公式

$$I_{T_I} = I_0 \exp\{-[\mu_B d_B + \mu_T(d_T - d_I) + \mu_I d_I]\}$$
$$或 \ln I_{T_I} = \ln I_0 - [\mu_B d_B + \mu_T(d_T - d_I) + \mu_I d_I]$$

式中,I_{T_I} 分别是对比剂的线性吸收系数和厚度。

注入对比剂的前、后透过 X 线强度差为

$$S = l_n I_T - l_n I_{T_I} = (\mu_I - \mu_T)d_T$$

即减影后的信号与对比剂的厚度成正比,与骨和软组织结构无关,即在减影后的图像中消掉了。

1. X 线影像模—数变换

数字荧光成像(digital fluorescence,DF)是在 X 线电视系统的基础上,利用计算机数字化处理,使模拟视频信号经过采样模数转换(A/D)后直接进入计算机进行处理和存储。这种 DF 系统实际上是 X 线电视系统与计算机数字影像系统的结合,称为数字 X 线系统。在数字 X 线系统的基础上,利用数字减影技术进行血管造影的研究,使血管造影临床诊断能够快速、方便地进行,促进了血管造影和介入治疗技术的应用。DSA 成为数字 X 线成像系统的标志,专门用于临床的数字减影血管造影设备 DSA 成像系统。

数字影像处理是用数字计算机对影像进行加工处理以达到某些预期的效果,或从影像中提取出各种有用信息。数字影像和模拟影像二者的区别在于:模拟影像是以一种直观物理量的方式来连续、形象地表现期望得知的另一种物理信息的特征;而数字影像则完全以一种规则的数字量的集合来表达我们所面对的物理影像。用模拟影像的方法来显示影像具有直观、方便等特点,一旦设计出一种影像处理方法则具有全息性与实时处理等优点;但模拟影像亦有抗干扰性低、重复精度差、处理功能有限、处理灵活性不好等缺点。数字影像则具有很好的抗干扰性,有影像处理方便、适应性能强等优点。

计算机中的影像是一个实数矩阵,其中每一个元素称为像素。一幅灰度连续变化的模拟影像通过计算机采样电路被转换成数字影像。对 2D 视频影像来说,这种采样是根据时间进程将空间连续的影像转变成空间离散的影像。一幅空间离散的数字影像,为了尽可能真实并充分地表现出原先模拟影像的各个部分,要求离散的空间像素点越多越好,组成一幅影像的空间像素点越多,反映的影像细节就越清晰。

影像采样的空间像素点阵并不是随意确定的,必须保证满足采样定理,即使得采样后的数字影像能不失真地反映原始影像信息,这是确定数字影像空间像素点阵数目下限的依据。为了追求影像更多的细节和更高的分辨力,希望使用更密的空间像素点阵,但每提高一步都将受到数据量成倍增加以及数字影像系统成本提高的限制。这种空间采样点阵的增加也还受制于影像数字化前模拟影像视频制式。

在影像的数字化处理过程中,采样所得的像素灰度值必须进行量化,即分成有限个灰度级,才能进行编码送入计算机。影像灰度的量化是数字影像的基本概念。计算机是一种二进制的运算器件,每一个电子逻辑单元具有"0"和"1"两种状态,对影像的量化和存储是以这种逻辑单元为基础的,称为位(bit)。系统的实际量化等级数则由量化过程中实际选用的量化位数所决定。如果采样量化位数为 n,则影像量化级别数 m 表示为:$m = 2^n$。例如,当 n 等于 8 时,m 等于 256 个灰阶。

2. 影像转换

由 X 线机电视系统产生的视频信号,经过 A/D 转换,进入输入查找表、数字变换功能模块作输入图像的对数变换等,然后进入帧存储器用于存放掩模像、系列造影像和减影像,它和计算机之间数据的交换决定图像后处理速度,同时进行实时算术逻辑运算器。计算机系统可以互访,使处理速度与视频信号刷新速度同步,从帧存储器进入输出查找表用于实时图像增强变换、图像显示变换,再经 D/A 转换由监视器显示图像。

在 X 线电视系统的基础上,利用计算机数字化处理,使视频信号经 A/D 转换,称之为数字 X 线成像系统。在数字 X 线成像系统的基础上代表性的成果是利用数字减影技术进行血管造影,使血管造影临床诊断能快速、方便,并促进了血管造影与介入技术的推广。

3. 数字减影技术

减影技术是把两帧人体同一部位的影像相减,得出它们的差异部分。这种技术开始于血管系统的研究。在血管内注入对比剂,影像中的血管影像会与其他各种组织结构的影像重叠在一起,不利于判别。减影的方法是在造影前和造影后对同一部位各进行一次摄影,然后将两张图片相应部分的灰度相减。如果两帧影像的拍摄条件完全相同,则处理后的影像将只剩下造影血管,其余组织结构的影像将被全部消除。减影技术也可以用模拟方法来实现。减影处理要得到满意的结果,还需要对影像做许多其他处理。

4. 数字减影原理

数字 X 线成像系统结构中,从摄像机输出视频信号,经过 A/D 转换后,变成数字信号放置在帧存储器中。系统的基本功能是将对比剂注射前后的两帧影像进行相减。造影前的影像即不含对比剂的影像称为掩模像,造影过程中任一幅影像都可以作为掩模像。注入对比剂后得到的影像称为造影原像,原像是指要从中减去掩模像的影像。一幅理想的减影影像的获得,需要经过一系列的处理,常见的有对数变换、时间滤波、对比度增强等处理方法。

(1) 对数变换处理

X 线人体造影影像在实施减影处理以前需要作对数变换,因为 X 线的强度在人体内是以指数关系衰减的。因此,直接减影的同一血管在与骨组织有重叠与无重叠时所得的对比度是不一样的,在减影之前,应尽可能地先做对数变换,这样就可以在减影后得到一致的血管影像。

(2) 时间滤波处理

时间滤波处理是对不同时刻影像上同一空间像素之间的处理。时间滤波处理与空间滤波处理不同,空间滤波处理是对同一时刻得到的影像的各像素与其近邻空间位置的像素点之间的处理。为了提高信噪比,得到满意的减影影像,可采用一系列影像先叠加取平均的方法,即帧叠加方法。帧叠加方法属于时间低通滤波,目的在于降低噪声,叠加影像的噪声与叠加帧数的平方根成反比。对影像先进行帧叠加后取平均,再减影的方法,总体效果比较好。

(3) 对减影像作比度增强处理

对比度增强处理与前两种处理一样,是一个必不可少的环节。在减影像中,由于对比度大的人体组织,如骨、肌肉、软组织等已被消除,只剩下相对对比度小的血管像,一般其相减处理后数值都比较小,为了便于观察,必须做对比度增强处理。数字减影技术的根本目的是为了能够更清楚地分辨人体内的血管,并不只是追求消除人体的背景组织,把背景减去只不过是人们在追求血管像清晰度过程中的一种手段或方法。因此,数字减影处理的注意力应该集中在如何更清晰地表现血管、反映血管上。

2.4.11 DSA 的基本方法

在 DSA 系统中,根据不同的使用目的,数字减影可以有很多种不同的具体方法,主要分为时间减影方法和能量减影方法以及一些派生的方法。

1. 时间减影(temporal subtraction)方法

时间减影方法(图 2-37)是大部分 DSA 采用的减影方法,其特点是对沿时间轴采集到的序列 X 线血管造影像进行减影处理,得到可用于临床诊断的血管减影像。DSA 的常用方式是,在注入的对比剂团块进入兴趣区之前,将一帧或多帧图像作为蒙片(mask像)储存起来,并与以时间顺序出现的含有对比剂的充盈像逐步进行相减。这样,两帧间相同的影像部分被消除,而对比剂通过血管导致高密度的部分被突出地显示出来。因造影像和 mask 像两者获得的时间先后不同,故称时间减影。

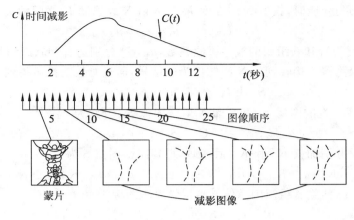

图 2-37　时间减影方法

2. 脉冲影像方式

X 线机以脉冲影像方式,以每秒数帧的间隙,用 X 线脉冲曝光,DSA 系统在对比剂未流入造影部位血管前和对比剂逐渐扩散的过程中对 X 线影像进行采样和减影,得到一系列连续间隔的减影像。脉冲影像方式相对其他方式,对 X 线机的要求较低,只要具有连续脉冲曝光的功能就可以采用。这种方式适用于所有具有点片功能的 X 线机。

脉冲影像方式在 X 线曝光时,脉宽较大,X 线剂量较大,所获得的 X 线影像信噪比较高,在时间减影方法的各种方式中是减影效果较为理想的一种方式,也是采用较多、较普遍的一种方式。采用脉冲影像方式进行数字减影,必须保证每次 X 线影像采集时,前后各帧影像所接受到的 X 线剂量是稳定的,并且保证 X 线机高压发生的稳定性、脉冲时序的稳定性以及采样时间的确定性及合理性。对于视频信号是隔行扫描制式的 X 线电视系统,尤其值得重视。

3. 超级脉冲影像方式逐幅成像减影方法

称为超级脉冲影像方式(SPI)X 线机曝光脉冲类似电影摄影脉冲,具有频率高、脉宽窄的特点,同 X 线电视匹配上,X 线曝光脉冲必须与视频场同步频率保持一致,其曝光信号有效期应该保持在场消隐期内。对 X 线机的要求较高,需用大电流的大容量 X 线管以及极少延时的快速 X 线控制电路。超级脉冲影像方式只能在心血管诊断专用的 X 线机上应用。

4. 连续影像方式

连续影像方式在整个减影实施过程中,使 X 线机保持连续发出 X 线的状态。连续影像方式真正的应用条件,要求调整 X 线机,在减影采像期间,使用小焦点球管,管电流保持在 15 mA 左右,连续影像方式下,能以电视视频速度观察到连续的血管造影过程或血管减影过程,也同样应根据数字影像帧存储器容量选择数字 X 线影像帧保存速度。

5. 能量减影方法

能量减影方法(energy subtraction)也称双能减影、K 缘减影。

所谓 K 缘是指碘在 33 keV 能量水平时其 X 线吸收系数(衰减系数),显示一锐利的锯齿形不连续性。碘的这种衰减特征与碘原子在 K 层轨迹上的电子有关,利用了碘在 33 keV 能量对 X 线衰减系数的明显差异。分别用低能(管电压 70 kV)和高能(120 kV)

X线照射二个均匀介质时,投射 X 线强度 I_T 与入射 X 线强度 I_0 之间的关系为

$$I_T = I_0 \exp(-\mu_B d_B - \mu_T d_T)$$

式中,μ_B,μ_r 分别为骨和软组织的线性吸收系数,d_B,d_T 分别为骨和软组织的厚度。

X线通过探测器将接收到的 X 线转换为电信号,通过对数变换后得到图像 S 为

$$S = \ln I_T = -\mu_B d_B - \mu_T d_T + C$$

由低能 X 线产生的图像 S_L 和高能 X 射线图像 S_H 分别为

$$S_L = -\mu_{BL} d_{BL} - \mu_{YL} d_{YL} + C_L \quad S_H = -\mu_{BH} d_{BH} - \mu_{YH} d_{YH} + C_H$$

对两幅图像分别加权 K_L 和 K_H 后相减,得到减影图像 S 为

$$S = (K_L \mu_{BL} - K_H \mu_{BH}) d_B + (K_L \mu_{YL} - K_H \mu_{YH}) d_r + K_H C_H - K_L C_L$$

令第二项＝0(消除软组织图像信号),得骨组织图像为

$$S_B = (K_L \mu_{BL} - K_H \mu_{BH}) d_B + K_H C_H - K_L C_L$$

令第一项＝0(消除骨组织图像信号),得软组织图像为

$$S_T = (K_L \mu_{TL} - K_H \mu_{TH}） d_T + K_H C_H - K_L C_L)$$

后一帧影像比前一帧影像碘信号大约减少 80％,骨信号大约减少 40％,软组织信号大约减少 25％,气体则在 2 个能级上均衰减很少。若将这两帧影像减影,彼此将有效地消除气体影像,保留少量的软组织影像及明显的骨影像与碘信号。若减影前首先将130 kV状态时采集的影像由一个约 1.33 的因数加权,则减影处理后可以很好地消除软组织及气体影像,仅遗留较少的骨信号及明显的碘信号。

能量减影方法还可以用来把不同吸收系数的组织分开,例如把骨组织或软组织从 X线影像中除去,从而得到仅有软组织或骨组织的影像。能量减影方法是一种较好的数字减影方法,能量减影技术对 X 线机的要求高。X 线机的 X 线管电压、变压器在两种能量之间进行高速切换,因此,能量减影技术目前只能在一些专门设计的 X 线机上实施。

6. 混合减影

混合减影(hybrid subtraction)是 1981 年 Bordy 提出的一种技术,它基于时间与能量两种物理变量,是能量减影同时间减影相结合的技术,产生了一种混合减影技术。前述能量的 K 缘减影,当对注入对比剂以后的血管造影影像时,使用双能量 K 缘减影,获得的减影像中仍含有一部分骨组织信号,为了消除这部分骨组织,得到纯粹含碘血管影像,可以在对比剂注入前先做一次双能量 K 缘减影,获得的是少部分的骨组织信号影像,将此影像同血管被注入对比剂后的双能量 K 缘减影影像再作减影处理,即得到完全的血管影像。这种技术就是混合减影技术。

7. 其他减影方式

其他减影方式还有电视减影、数字体层减影、光学减影等。

2.4.12　DSA 图像后处理方式

数字减影的后处理方式主要运用于离线减影和影像增强。由于血管造影时采集到的序列原始影像信噪比、影像质量还希望提高,可进行影像图像完善后处理。

1. 影像配准

由于有时被检者在对比剂流入血管过程中产生了不自觉的移动,数字减影血管影像造成伪影,在离线后处理中可采用重选掩模像的方法,将掩模像作上下左右平移及微量旋转,使掩模像和原像能达到较好的重合。这在数字影像处理中称为影像配准,其在采

完 X 线像后,在离线减影状态下进行。

2. 减影像处理

为了达到理想的减影显示效果,DSA 系统通常配置一些影像处理常用工具及方法,如影像边缘增强、影像放大、影像光滑、影像取反等,在需要时选用。

3. 时间减影法的补充

这种方法是对等时间间隔的序列影像,将相隔固定帧数的两帧影像进行减影处理,从而获得一个序列的差值影像。

这种方式相对于固定掩模像的减影方法,由于相减的两帧影像在时间上相隔较小,因此能增强高频部分的变化,降低由于患者活动造成的低频影响,同时对于类似心脏等具有周期性活动的部位,适当地选择影像间隔帧数进行减影,能够消除由于相位偏差造成的影像伪影的影响。

2.4.13　数字化 X 线成像系统质量评价

评价数字成像图像的质量和成像系统的成像质量,必须从 3 个方面来看。

1. 成像质量评价的背景

成像质量的评价方法可分为主观评价法、客观评价法和主客观结合的综合评价法。综合评价—心理物理评价(例如 ROC 模体、Rose 模体、对比度—细节模体 CDRAD 等)是通过一两个参数进行评价。客观评价法往往通过测量特定的物理参数进行评价,并可作为标准来执行和比较,如 NPS,MTF,NEQ,DQE 等。在医学影像成像中,被检者的信息被放射技师接收到并用来诊断主要经过两个步骤:依赖于设备的成像技术和物理参数;数据的采集、影像的生成、图像的后处理和显示。观察者起着至关重要的作用。评价图像质量有以下因素:体位、被照物影像的对比度、图像的锐利度、是否符合诊断要求。主观评价(以评分的方式或 ROC 分析,受到被检者、摄影条件,观察者、使用的设备等多种因素影响。客观评价的:对成像系统的成像性能可进行单独分析,不依赖于检查者的观察,精度高,支持主观评价的各种结果。综合评价受多种因素考虑来评价,首先要考虑到受试者对结果的影响,包括物理评价(客观,精度高,可评价的性能多,但方法复杂)、对系统的固有成像性能的评价,等多方面。

2. 物理评价的基础理论

物理评价的基础理论有两个方面的内容:数字成像系统的物理特性以及影响成像质量的因素。CR 数字 X 影像的物理特性是由成像板从 X 线到影像的转换是 X 线通过人体到 IP 形成影像图像的。DR 是通过直接转换平板探测器(非晶硒)和间接转换平板探测器(非晶硅)形成影像图像的。

(1)影响成像质量的因素

影响成像质量的因素主要有:X 线能谱、噪声、空间分辨力、混叠效应、对比度分辨力、伪影。

① X 线能谱:各类探测器对 X 线能量的吸收与 X 线能谱有关,探测器使用材料的原子系数和类型决定了其能量响应,不同管电压测量的 NEQ,DQE 不同。

例如:IP 感光材料 $BaFBr:Eu2+$ 荧光体中的钡在 37.4 keV 处有一个高的 K 边缘吸收线。对这一能量散射线的敏感将影响成像的噪声,进一步影响成像质量。

CR 系统的 DQE 随着管电压峰值和滤过厚度的增加而减少。CR 系统中 X 线能谱对数字的特性曲线的 γ 值影响最大。在评价的过程中要限定 X 线的能谱。

②噪声：噪声（图 2-38）在影像上是一种无规则的、随机的、无用信号。噪声能够影响对比度分辨力，并淹没影像中微小病灶信息，影响影像质量。随着噪声的增大，信号被掩盖了，对于这种无用并且影响影像质量的信号，应尽可能避免和抑制。

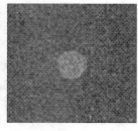

图 2-38　噪声

成像系统的数字影像噪声的定量：描述均方根值（root mean square，RMS），方法简单，测量参数单一；自相关函数（autocorrelation function，ACF）；噪声功率谱（noise power spectrum，NPS），带有频率特征，计算量大。

③空间分辨力：空间分辨力的单位是 LP/mm，是表示图像清晰程度的参数，也称为高对比度分辨力，即某一物体与其周围介质的 X 线吸收差异大时，影像分辨微细结构的能力。空间分辨力指在规定测量条件下不能成像的最小空间频率值。

影响空间分辨力的因素：几何模糊、物质对 X 线的散射模糊、二次 PSL 的模糊、采样孔径的模糊、采集系统的模糊、数字化后数字影像的像素尺寸。在 CR 成像系统中，空间分辨力主要由激光束的采样孔大小、采样频率或采样间隔、IP 的荧光体层决定；而在 DR 成像系统中，空间分辨力主要由像素大小决定。不同的像素尺寸对空间分辨力和图像质量的影响见图 2-39。

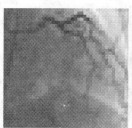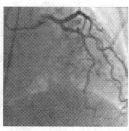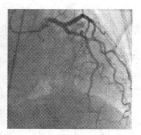

图 2-39　不同的像素尺寸对空间分辨力和图像质量的影响

④混叠效应：当计算数字的 MTF 时，将一个冲激响应信号进行傅里叶变换后放在频率域里观察。当出现采样间隔$>1/2(f_0)$（f_0为截止频率）时，就发生混叠效应。在数字 X 线摄影中，使用测量屏/片 X 线摄影的方法来测量系统的 MTF 时，就会受混叠效应的影响，在高频部分 MTF 值升高，但实际的分辨能力却是下降的。使用 MTF 分析法可以通过一定的测量方法，获得过采样或超采样的数据，即通过数字数据来计算出未数字化之前的模拟的调制度，称为预采样 MTF，以此来评价数字 X 线成像设备固有的空间分辨力。CR 成像系统不是各向同性的系统，需要测量两个方向的一维 MTF。DR 成像系统可以认为是 x 和 y 两个方向同性的系统，可测量一个方向的一维 MTF。

⑤ 对比度分辨力：对于数字 X 线摄影来说，对比度分辨力指影像上所能分辨的最小的探测器吸收的 X 线能量差。CR 成像的动态范围大约是 1：104，而屏/片系统才只有 1：102。数字特性曲线为直线，如果不考虑噪声，对比度分辨力主要由系统响应能量的范围和量化的比特数决定。数字 X 线系统的对比度或探测能力，不仅依赖于用于表达每一像素的位数，而且依赖于系统增益（例如电子数/X 线光子每个模拟到数字单元的 X 线光子数）和相对于对比差异的整体噪声幅度。数字特性曲线可以对系统固有对比度分辨力进行评价，见图 2-40。

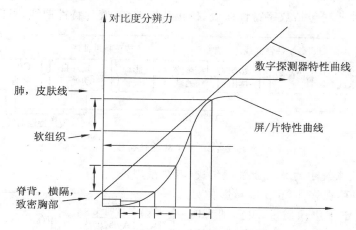

屏片系统和 CR 系统的特性曲线图

图 2-40　数字特性曲线对系统固有对比度分辨力评价

同一张 CR 数字影像的不同窗宽、窗位所呈的影像对比度分辨力不同，见图 2-41。

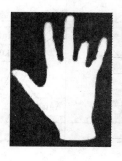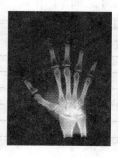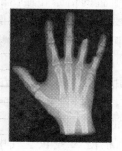

图 2-41　不同窗宽、窗位影像对比度

⑥ 伪影：伪影会影响对解剖结构的判别从而导致误诊。在 CR 成像系统中，伪影严重影响成像的质量，防止伪影是放射技师的一项严肃的责任。伪影会影响放射诊断医师的诊断结果，从而造成重拍率的提高，也增加了被检者的辐射剂量。CR 影像的伪影可能产生于 CR 影像形成的所有过程中，分析伪影不但有利于诊断水平的提高，还有利于 CR 成像设备故障的检测。

通常所见的伪影有，IP 读取产生的伪影：IP 擦除不完全所形成的重叠伪影，长时间不使用的 IP 没有经过擦除产生的伪影；IP 的伪影：滑伤产生的各种亮伪影，由于 IP 的高度敏感对背影噪声产生的伪影；图像处理的伪影：当选择了不适当的处理参数时，可能产生影响诊断的伪影，所以要特别慎用平和增强等处理；由于摄影技术不当造成的各种伪影和激光打印机产生的伪影。

（2）评价数字 X 线系统的物理参数

数字特性曲线表现的是固有对比度分辨力,预采样 MTF 表现的是系统固有空间分辨力。数字 NPS 表现的是数字噪声。NEQ 表现的是信噪比。DQE 表现的是探测效率。物理评价的实验研究,包括物理参数的测量方法和结果。物理参数的测量方法:数字特性曲线、数字 NPS、预采样 MTF、NEQ、DQE。

3. 数字特性曲线

数字总特性曲线包括数字特性曲线、校正特性曲线、胶片特性曲线,见图 2-42。

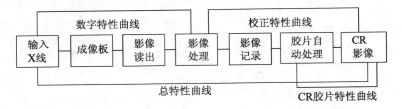

图 2-42　数字总特性曲线

4. CR 成像系统中的特性曲线的组成(四象限理论):

CR 系统中存在多个环节参与影像处理,这些环节决定了影像质量,可归纳为四象限理论(图 2-43)。第 1 象限表示 IP 固有特征,即 X 线辐射剂量与激光束发出的 PSL 强度之间的关系。第 2 象限表示输入到影像读出装置的信号和输出的信号之间的关系。第 3 象限表示影像图像的处理功能。第 4 象限表示影像的记录装置,为 CR 系统输出照片的特性曲线。

（1）常用的特性曲线检测方法。

时间法:通过改变曝光时间达到改变曝光量的目的。

距离法:根据 X 线在空气中的衰减与距离的平方成反比的理论,通过改变距离使到达 IP 的入射 X 线量得到改变。

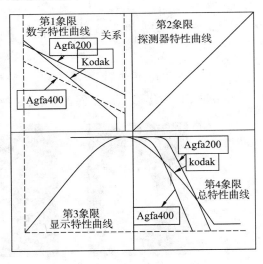

图 2-43　CR 四象限理论

铝梯法:通过不同铝的厚度对 X 线的衰减改变入射 X 线量,或使用铝梯双倍曝光法绘制相对曝光量相差 2 倍的点,再拟和绘制数字特性曲线。

（2）数字特性曲线的测量

在整个实验中固定 0.5 mm Cu+3.0 mm Al 的附加滤过,管电压 70 kV 因为数字 X 线系统的动态范围大,需要变化的曝光等级就多,受临床应用的条件的限制,数字特性曲线测量就变得很困难。在实际测量中,可将时间和距离法相结合测量数字特性曲线。

5. 预采样 MTF 的测量

测量成像系统 MTF 的方法主要有 3 种:

(1)狭缝法:狭缝法简便,成熟,已被人们所接受并得到广泛的应用。通过测量系统响应的线扩散函数(line spend function,LSF),对 LSF 进行傅氏变换取模标准化后得到 MTF。

(2)刃边法:建立在狭缝法的基础之上,数据的处理较复杂,还要注意不同算法产生的传递函数对 MTF 结果的影响,必须进行相应的校正。刃边法测量的 MTF 在低频响应有较高的 SNR,而狭缝法测量在高频响应有较高的 SNR。

(3)矩形波测试卡法:该法操作简单,与狭缝法和刃边法不同,不需要测试位移校正,但对矩形波测试卡有一定的要求。CR 系统的各组成部分和各部分的 MTF 见图 2-44。

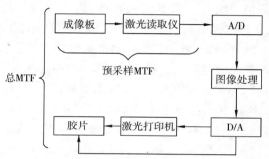

图 2-44 CR 系统的各组成部分和各部分的 MTF

NEQ:NEQ 称作噪声等价量子数,一般定义为成像系统中输出侧的信噪比 SNR_{out} 的平方,即给出了最大可利用的信噪比随空间频率的变化信息。因为数字影像中混叠效应的存在,对于 NEQ_d 不能理解为一个系统的最大输出 SNR_2,但可代表输入信息的均一频率内容输出 SNR_2 的平均值。

DQE:DQE 一般定义为成像系统中输出侧与输入侧的信噪比的平方之比。CR 系统的数字特性曲线是直线型的,与传统屏/片系统的 S 型特性曲线相比,其动态范围大得多,不论在临床中使用的条件大小,所成的像都在线性部分,如果不同条件的噪声可以接受,那么适当调节校正特性曲线或窗宽、窗位,都可以得到满意影像,这在一定程度上减少了重拍率。但是,对使用 DR 系统增加 KV 来减少患者剂量就不适用。

质量评价中的 NEQ,DQE:NEQ 这一物理参量可将对比度、分辨力、噪声三者结合起来有效地反映图像的信噪比。DQE 充分考虑了探测器对量子利用率的问题,更加全面地反映了成像系统的成像性能。目前,在评价成像性能时,NEQ 和 DQE 是重要的不可替代的参量。

2.5 CT 成像系统

CT(computed tomography)即电子计算机体层摄影。1917 年 Radon 提出了图像重建的数学方法。1971 年英国工程师 Hounsfield 成功设计出第一台颅脑 CT 机,1972 年应用于临床。1974 年,美国工程师 Ledley 设计出全身 CT 机。Hounsfield 和美国物理学家 Cormark 获得了 1979 年度诺贝尔医学生理学奖。

2.5.1　CT 成像基本原理

CT 成像的物理学基础是物体对 X 线的吸收存在差异。X 射线源与探测器围绕着一个公共轴心旋转。高度准直的 X 线束按一定厚度对人体某个部位进行扫描,穿过人体的 X 线由探测器接收,探测器就收到与组织衰减系数直接相关的投影数据。经放大变为电子流经过 A/D 转换,将所获得全部投影数据输入计算机,通过运算得出该断面上各体素的 X 线吸收值,并排列成数字。数字矩阵后,通过图像重建算法来重建出探测平面的 2D 图像,图像的灰度值与组织的衰减系数相对应。经 D/A 转换后用不同的灰度等级在显示器上显示即获得该部位的横断面或冠状面的 CT 图像。这就是 CT 的基本工作原理。

2.5.2　CT X 线衰减系数

CT 扫描组织对 X 线的局部衰减特性被用于离散成像,这种 X 线摄影衰减信息则重叠在 X 线底片上。不同的组织对 X 线的衰减特性,是 X 线与被检测物体之间的若干相互作用过程的产物,从而得出各个均匀质体的 m 值,即各个小体密度。CT 图像就是体元密度的图像显现。在 X 线光谱中,低能射线与高能射线相比能更快地被滤掉。不同组织的有效线衰减系数在 X 线束穿越组织的过程中逐渐减小,这种效应称为射线束的硬化效应。这种效应会引起 CT 影像的不均匀性。衰减系数标度,单位命名为"H",就是 CT 术语中所说的 CT 值。CT 值表示吸收系数,水的 CT 值定为 0,而空气和骨分别被定为 −1 000 和 +1 000。重建得到的 CT 影像可以认为是一个 CT 值的矩阵,其中每个值代表一个像素。CT 图像的体积元、体素、像素图见图 2-45。

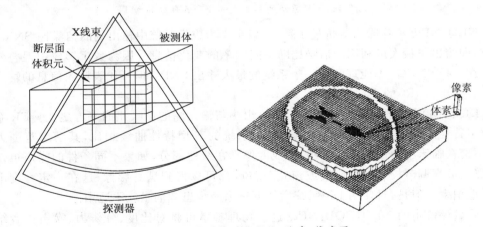

图 2-45　CT 图像的体积元、体素、像素图

2.5.3　CT 影像重建

影像重建是产生一幅 X 线衰减值的 2D 分布影像所必须进行的数学处理过程,这些衰减值是从有限方向上对各个剖面进行衰减测量得到的。影像重建算法,有以下 3 种基本类型。

1. 迭代法

一次迭代过程中,重建得到的影像的投影同实际测得的剖面进行比较,将比较得到的差值再反向投影到影像上,每一次反射之后得到一幅新的近似影像。对所有投影方向进行比较后,一次迭代即完成,并用前一次迭代的重建结果作为初始值,开始下一轮迭代。在进行一定次数迭代后,结果已足够精确,重建过程结束。

2. 直接反投影法

直接反投影法是一种应用投影几何原理进行影像重建的方法。设在 XY 平面上有一个断层 T,从甲、乙、丙 3 个方向进行 X 线投影,可得到 3 个不同方向的投影像。用胶片记录这 3 个投影,然后取去断层 T,用光线从记录胶片的背面作反投影,那么在 XY 面上将出现 3 条阴影。这 3 条阴影交叉处就是原先断层内 A 的影像。如果投影方向不断增加,则 XY 面上 A 处的阴影浓度加深,近似于原来的图形 A。

3. 滤波修正反投影法

利用褶积的方法,先对采样函数值进行修正,利用反投影法重建影像,也就是说,在反投影相加之前先用一个校正函数进行滤波,以修正影像,称为滤波修正反投影法。

CT 本质上是一种利用 X 线穿透人体后的衰减特性作为诊断依据的。在物理学原理方面,CT 与普通 X 线检查具有一致性,即都遵从 X 线指数衰减规律。数学表达式为

$$I = I_0 e^{-\mu d}$$

式中,I 表示通过物质衰减后的 X 线强度;I_0 表示入射 X 线强度;μ 为物质的吸收系数,与物质的原子系数及密度有关;d 表示物体厚度。

在 CT 成像中,可以用 μ 值的变化来表示物质的相对密度及结构。如果能求出每一个单位体积物质的 μ 值,再用不同的灰阶来表示这个值,那么,通过计算机处理,则可得到一幅有不同灰阶的图像,这就是 CT 成像。影响 μ 值的另一个重要因素是波长。

波长与 X 线能量关系:X 线在穿透物体的路径中,能量会逐步降低,特别是能量较低的软射线。这种现象即 X 线束的硬化效应。即使是 X 线穿过均匀物质,在单位体积内 μ 值也会不同,造成图像的不均匀性,见图 2-46。

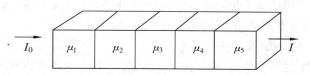

图 2-46 X 线穿过均匀物质中衰减情况

必须进行仔细校正,以消除 μ 值改变,保证 μ 值相同,使图像均匀显示。线束硬化校正曲线见图 2-47。

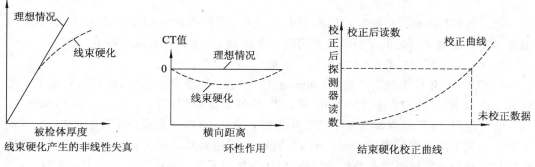

图 2-47 线束硬化校正曲线

CT 的图像重组过程实际上就是如何从投影数据中解出成像平面上各像素点的衰减系数。如果像素越小、探测器数目越多,计算机所测出的衰减系数就越多、分辨力越高,重组出的图像也就越清晰。CT 机的矩阵多为 512×512,其乘积即为每个矩阵所包含的像素数。探测器组件是由性质完全相同的探测器单元排列而成,每个探测器对应着一束窄的 X 线。如果有 n 个探测器单元,那么一次就可同时获得 n 个投影数据,所得到的数据也被称为原生数据。探测器是很复杂的器件。一个典型的探测器由闪烁体、光电倍增管、前置放大器 A/D 转换器等组成,X 线被探测器接收,产生一定的信号输出。X 射线探测器(detector)是一种将 X 线能量转换为可供记录的电信号的装置。它接收到 X 线照射,产生与辐射强度成正比的电信号。探测器所接收到的 X 线信号的强弱,取决于该部位的人体截面内组织的密度。密度高的组织,例如骨骼吸收 X 线较多,探测器接收到的信号较弱,形成影像在胶片上呈白色;密度较低的组织,例如脂肪等吸收 X 线较少,探测器获得的信号较强,形成影像在胶片上呈黑色。这种不同组织对 X 线吸收值不同的性质可以用组织的吸收系数 m 来表示,探测器所接收到的信号强弱所反应的是人体组织不同的 m 值,从而对组织性质作出判断。

2.5.4　CT 分代与扫描方式

1. 第一代 CT 扫描机(平移＋旋转扫描)

笔形束 CT 扫描机架上一个 X 线管产生单一 X 线束,在被检者另一侧机架上放置探测器,X 线经准直器扫描架环绕垂直于扫描平面中心轴线旋转 1° 直至 180°,完成全部数据组合原始数据。

2. 第二代 CT 扫描机(平移＋旋转扫描)

扇形束 CT 在一代基础上增加了 3～30 个探测器,在一次平移时间内由几个探测器同时记录,多平行射束在不同角度下同时记录。

3. 第三代 CT 扫描机(平移＋旋转扫描)

广角扇束 CT 探测器增加到 300～1 000 个,X 线管和探测器围绕患者作连续旋转扫描,X 线成广角扇束。

4. 第四代 CT 扫描机(旋转＋静止扫描)

反扇形束采集技术。探测器有 600～1 500 个,呈 360° 分布,扫描时 X 线管围绕被检者旋转一周而探测器不动。

5. 第五代(静止＋静止扫描)

超高速 CT 采用大型特制扫描电子束 X 线管,在扫描机一端安装电子枪,电子束经加速、聚焦、磁偏转后轰击 4 个半环状钨靶产生 X 线,经准直器后成扇形束。

6. 后 64 排 CT 扫描机(高速旋转＋特色)

20 世纪 70 年代出现滑环技术(sliping)加上高频 X 线发生装置,研制出螺旋 CT 之后有 2 排、4 排、8 排、16 排、32 排、64 排、320 排等多排螺旋 CT(multi-slice CT,MSCT)投入临床应用。CT 球管旋转一周就能获得更多的层面,即可完成一个脏器的扫描,实现了真正意义上的容积扫描(volume scan),旋转速度达到 0.5 秒一圈。后 64 排 CT 扫描机的特点是高速旋转再加一些特色显现,使医学影像 CT 设备已进入一个多元化时代,包括多排螺旋 CT、双源 CT、宝石 CT、容积 CT、4DCT 等。

2.5.5　螺旋 CT 技术要素

1. 滑环技术

常规 CT 机是由 CT 球管、高压电缆、高压发生器、机架、控制台等组成;步进方式扫描,即 CT 球管转一圈,扫描床进一步。螺旋 CT 扫描方式 CT 球管呈螺旋状态扫描,扫描床跟进。螺旋 CT 由常规 CT 机的高压电缆改成滑环,滑环分高压滑环和低压滑环。高压滑环易发生放电导致高压噪声,影响采集的数据进而降低图像质量,同时安全性差;低压滑环的高压发生器采用体积小、功率大的高频结构,与 CT 球管同装于扫描架内,同时旋转,稳定性好,危险性小。

2. 螺旋 CT（helical CT）特征

螺旋 CT 的核心技术是滑环技术,CT 球管在连续旋转、曝光的同时,扫描床以一定的速度沿 Z 轴方向运动,探测器采集到的数据不再是常规 CT 的单层数据信息,而是人体某段体积的信息,扫描完成后可根据需要作不同层厚和层间距的图像重组。螺旋 CT 扫描又称容积扫描。根据 CT 球管和探测器的运动方式,螺旋 CT 仍属于"旋转＋旋转"类,即第三代 CT 机,但扫描性能大大提高、扫描时间大大缩短。

2.5.6　螺旋 CT（SCT）扫描参数

螺旋 CT kV、mA、层厚与非螺旋 CT 相似,只是增加了进床速度、重组图像间隔的选择。床移动速度和层厚比值称为螺旋因子（pitch factor）,一般多选为 1,即进床速度等于层厚。在扫描层厚一定的情况下,螺距越小进床速度越慢,层厚越薄,则图像质量愈好,当扫描范围确定时,若进床速度慢,则扫描时间变长,螺距越大,床面移动越快,层厚越厚,扫描时间越短,图像质量下降。螺旋扫描采集的是容积数据,数据重建的方法关系到图像质量好坏,螺旋扫描时,扫描床的连续匀速移动导致每一周扫描的起点和终点不在同一平面上,在图像重建之前为了消除运动伪影和防止层面的错位,需要在所采集的原始数据的相邻点内以线性内插法进行校正。非螺旋 CT 是步进扫描,轨迹是一圈,从起点出发到信号结束是一个完整的圈;而螺旋 CT 轨迹是一圈连着一圈像弹簧状,起点到终点结束不是一个完整圈,在 Z 轴方向上有层面的错位,必须用线性内插法进行校正。螺旋 CT 的优点是提高了多平面和 3D 图像重组的质量,一次屏气完成一个部位的扫描,不会遗漏病灶,可进行任意层面的回顾性重建,提高了扫描速度,使增强扫描的意义加强。

1. 螺旋 CT 的参数

（1）数据采集:每次螺旋扫描中整个体积的数据。

（2）周数:一次数据采集中 X 线管的旋转次数。

（3）螺旋因子:螺距与层厚的比值,常为 1,1.25,1.5,2。选择螺旋因子为 1 时,螺距等于层厚,螺旋因子和螺距在螺旋 CT 上概念相似,习惯上用螺距代替螺旋因子,螺距具有双重含义。

（4）螺旋内插法:为了得到合成平面数据,对螺旋数据 Z 轴作加权处理。

（5）螺旋内插器:具有加权功能部件,分为校准型、清晰型、超清晰型。

（6）螺距（pitch）:扫描过程中 CT 球管旋转一圈扫描床移动的距离与层厚的比值。

$$螺距＝扫描一圈床移距离/层厚$$

（7）层厚（slice thickness）:是指扫描的厚度,主要指准直器通道限定的 X 线束宽度决定,也可理解为检测器的宽度,即有效照受宽度。当扫描层厚为 10 mm,床进 10 mm/

周,螺距为1,球管旋转一周扫描床进5 mm/周,则螺距为0.5,床进20 mm/周时,螺距为2,球管旋转一周扫描床移动的距离不一定和层厚一致时,螺距为1,检查床移动的距离大于层厚则螺距大于1,反之则小于1,螺距大于1则采集的数据必然减少,图像的质量也会差一些。用螺距1.5扫描时其覆盖面将会比螺距为1的长50%,螺距越小,扫描时被检体覆盖越完全,螺距小,层厚薄可提高纵向分辨力,对检出病灶有利。对于软组织厚的层厚能提供低噪声、高密度分辨力的图像。图2-48为3 mm与10 mm肝扫描图像对比。

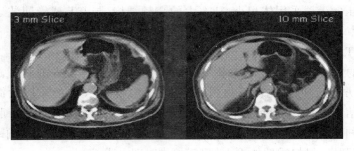

图2-48　3 mm与10 mm肝扫描图像对比

对于骨组织薄层能提供更好的空间分辨力。图2-49为1 mm与5 mm骨窗图像对比。

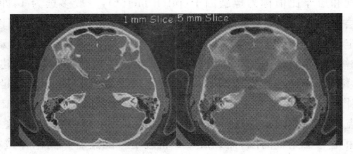

图2-49　1 mm与5 mm骨窗图像对比

层厚选择:选择适当层厚是空间分辨力和噪声的平衡,参数之间相互制约的结果。选择厚的层厚,会造成低噪声、更好的密度分辨力,但是,空间分辨力比较差,会产生部分容积效应。选择薄的层厚,会造成高噪声、密度分辨力比较差,有更好的空间分辨力,不会产生部分容积效应。

(8)间隔与成像范围:扫描后重建图像之间距离为间隔,第一图像与最后一张图像对应的两个断层中心点的距离为成像范围,当成像间隔等于层厚时为相邻图像,当成像间隔小于层厚时为重叠图像,当成像间隔大于层厚时为相邻图像有间隔,同样成像范围内,间隔越小,重建图像越多,层厚薄对小病灶有利。

(9)扫描时间:CT球管旋转一圈的时间。

(10)螺旋插值:步进式CT数据采集只在同一断层内,螺旋CT扫描数据采集点的空间位置起点与终点不在同一断层平面内。螺旋CT扫描数据采集点的空间位置,见图2-50。

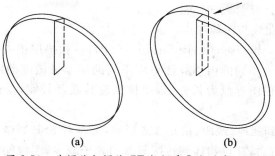

图 2-50　非螺旋与螺旋 CT 数据采集点的空间位置

　　为了得到同一扫描层的数据，根据不是取自同一扫描层的螺旋实测采样值，而是通过某种计算，即内插算法来获取重建所需要的属于同一扫描层内的采样数据。为了重组同一扫描层图像所需要的采样数据，并非像步进式 CT 那样是从真实的扫描过程所采集到的，而是通过计算机内插值算法求出来的。在重组图像所对应的同一扫描层内进行内插数据的方法称为螺旋插值。在靠近扫描层的邻近螺旋圈内进行螺旋内插值，是采样的投影数值，与层面邻近螺旋圈上采样点与扫描层上相应点的分布，用一定的函数，对采样值做分段加权运算，其结果补充重组扫描层上的采样值，这并非是实测的投影数值，而是一种建立投影数据的方法。螺旋内插分线性、非线性两种，线性分为 180°、360°两种，180°为校准型线性内插；非线性分为清晰、超清晰内插两种，常用是 180°内插。不同的内插方法见图 2-51。

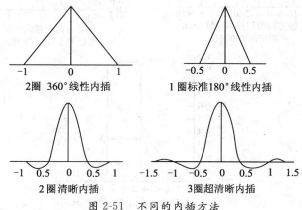

图 2-51　不同的内插方法

2．内插类型

（1）360°线性内插

CT 球管扫描两圈的螺旋数据，对重组扫描层作线性内插获取重组所需要的数据。

（2）180°线性内插

利用一圈的螺旋数据进行线性内插。

（3）清晰内插

单边凸函数，对重建层面外的数据进行负向加权，并从两圈的螺旋数据内加权后变成一圈的数据，利用更多的螺旋数据，改变数据的权重作用，内插可提高权重分辨力。

（4）超清晰内插

一个双边凸函数，对三圈内螺旋数据内加权，利用了最多的螺旋数据，形成重组数据,不降低分辨力,但计算量大、时间长。

(5) 层厚灵敏度曲线与图像噪声

层厚灵敏度曲线(slice sensitivity profile,SSP):在扫描层中人体长轴方向对扫描 X 线束敏感度发布曲线。不同的内插算法对应不同的层厚灵敏度曲线,SSP 是一个 2D 的解剖方块。步进式轴位图近似为长方形,单排螺旋其底部较宽,受内插算法影响长轴分辨力下降。

螺旋 CT 扫描受到层厚、螺距、重建方式影响,层厚对 SSP 影响最大,缩小层厚,可缩小 SSP,提高空间分辨力,穿过物体到达探测器的光子减少,图像噪声增加。螺距是决定 SSP 大小的另一因素,螺距增加,SSP 也增宽,但不影响图像噪声。内插算法同样影响 SSP 大小,180°内插法,SSP 缩小,空间分辨力提高,噪声相应增加。180°线性内插使有效层厚稍薄,长轴分辨力改善,噪声较大。360°线性内插,有效厚度宽,长轴分辨力下降,噪声小。图像质量可以由多种标准进行衡量。不同因素对 SSP 的影响见图 2-52。

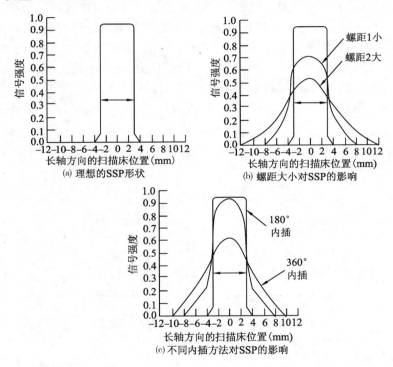

图 2-52 不同因素对 SSP 的影响

3. 螺旋 CT 机软件功能

螺旋 CT 机的软件功能包括血管造影,3D,4D 成像,仿真内窥镜,超级影像,多层螺旋插值,造影计划系统,全中心扫描方式,螺旋 CT 血管成像术等。

(1) 3D、4D 成像和 3D、4D 血管造影

3D 成像和 3D 血管造影(图 7-27)采用两种方法:最大密度投影(MIP)和表面阴影投影(SSD)。SSD 是扫描物体表面相对像素的数学模拟成像,首先规定成像的上下阈值,超过规定阈值以外的像素当作等密度处理;其成像立体感强,但并不表示实际 X 线衰减值,且分辨力受阈值选择的影响。4D 成像和 4D 血管造影又称光线合成(ray compositing)或

者容积扫描技术(volumetric rendering),它在光线投影通过的路程上对每一个点附加一个可以任意调整的权值,4D 方式利用了立体影像的全部数据,通过调整得到各种效果。如全骨骼系统可以通过调整使骨骼系统全部消失,令软组织和血管系统凸现;通过调整使钙化斑消失,令血管狭窄部分凸现出来。

(2)虚拟仿真内窥镜(CTE)

仿真(virtual reality)技术利用计算机的高速计算功能和各种多媒体技术,仿真出现实环境,给人以身临其境的感觉。虚拟内镜就是仿真技术在医学影像领域中的应用。CTE 利用各种计算机技术,观察管腔内部结构并进行彩色编码,对计算机要求高,储存量大。其做法是先做螺旋扫描,重建出轴位、冠状位、矢状位及内窥镜图,后者采用光线算法,设置管壁阈值,再用经管腔导航技术间隔一定距离产生内镜影像并连接而成。在气管和增强的血管方面,CTE 技术将螺旋扫描资料进行重建后,使临床以"飞越"方式洞察支气管、血管的内部结构。若将 CTE 和 4D 成像技术相结合,可以使管腔结构变成透明状态,从而可以看到管腔壁后面的解剖结构。

(3)超级影像

CT 影像质量的一个难以解决的问题就是 X 线束的硬化效应,其物理机制是因为 X 线频谱不纯,使衰减系数非线形。因此在骨骼和软组织的边界常出现带状伪影,尤其是尖锐骨骼。超级影像技术,采用硬件和软件相结合,在采集影像数据的同时,对每一条 X 线进行实时修正,显著地减少了波束硬化导致的伪影,使骨骼和软组织边界更为清晰,提高了骨骼和软组织边界的小病灶检出率。

(4)多层螺旋插值

后颅凹部位的成像是 CT 的最大困难之一。由于尖锐骨骼造成的部分容积效应使影像出现放射状的伪影,往往掩盖了较小病变。薄层扫描部分容积效应较小,但薄层扫描 X 线剂量低,软组织分辨力很差,一般适用于骨骼系统。一度曾采用平滑技术来消除后颅凹伪影,可是平滑技术不能增加信息量,采用多层螺旋插值技术的优点在于它消除了后颅凹的伪影,既不降低软组织的分辨力,也不丢失影像细节,最终提供出高质量的颅脑影像。

(5)造影计划系统(SVIP)

造影计划系统就是一个计算机控制的自动循环时间测定和造影剂计划系统,它可以自动测量每一个被检者的峰值增强时间,自动设定扫描延迟时间,使增强效果达到最佳。例如,在肝脏增强扫描时,可以一次测定动脉相和门静脉相的延迟时间,得到动脉相扫描窗和门静脉相扫描窗,再利用螺旋扫描的双相扫描方式,就可以一次得到肝脏的动脉相增强影像和门静脉相的增强影像。

(6)全中心扫描方式

在扫描腰椎等部位时,由于重建放大的影响,影像颗粒变粗,因为放大影像的同时,没有增加数据量,只是几何尺寸等比放大。全中心扫描方式时,在二条入射光线之间又插入一条光线,使数据量达到 107 个,令影像质量提高。

(7)螺旋 CT 血管成像术

螺旋 CT 连续扫描和计算机容积采样,使 CT 血管成像术成为可能,重建血管影像十分接近常规血管造影影像,速度快、价格低,几乎无创伤,可以多次在不同平面、不同角度任意重建影像。通过影像后处理可以消除不必要的重叠组织,具有优良的软组织分辨力。利用血管腔内显示技术,能描绘血管壁上的病变,显示管腔大小、相关的钙化和周围软组织、病变。

4. 五代 CT 的主要特点(表 2-2)

表 2-2　五代 CT 的主要特点

	第一代	第二代	第三代	第四代	第五代
探测器数	2～3	3～30	300～800	600～1 500	864(固定在两个环内)
X线束	单笔形束	5～20°小扇束	30～45°广角扇束	广角扇束	电子束
扫描方式	旋转＋平移	旋转＋平移	旋转＋旋转	旋转＋静止	静止
扫描时间	35 min	20～90 s	2～9 s	1～5 s	30～100 ms

2.5.7　多排螺旋 CT

多排螺旋 CT(multi slice helical CT,MSCT)扫描速度比螺旋 CT 提高了一倍,1998 年底的 RSNA 年会上,Siemens,GE,Marconi(Picker),Toshiba 同时推出了旋转一周可获得 4 层连续层面图像的多层螺旋 CT,或称多排探测器 CT(Multi Detector Row CT,MDCT),见图 2-53。

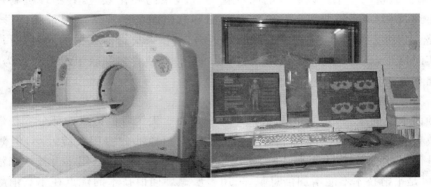

图 2-53　多排螺旋 CT

1. 多排螺旋 CT 与单排螺旋 CT 的不同

(1) 探测器的排列不同

单层螺旋 CT 的 z 轴方向上只有一排探测器,MSCT 采用 4 组通道的多排探测器。

(2) X 线束不同

单层螺旋通过准直器后的 X 线束为薄扇束(fan-beam),X 线束的宽度等于层厚。MSCT 采用可调节宽度的锥形线束(cone-beam),线束宽度等于多个层厚之和,提高了 X 线的利用率。

(3) 数据采集通道不同

单层螺旋在 z 轴方向上只有一组通道采集数据,MSCT 把多排探测器组成 4 组,形成数据采集的 4 组输出通道。

(4) 同一扫描层获得的层数不同

一层与多层。

(5) 决定层厚的方法不同

单层螺旋的层厚仅通过改变 X 线束的宽度来完成,线束的宽度等于层厚,多排螺旋的层厚不仅取决于 X 线束的宽度,还与探测器阵列的不同组合有关。如同样 10 mm 宽的 X 线束,可由每 4 排 1.25 mm 探测器组成一个 5 mm 探测器通道,获得 2 层 5 mm 层厚的图;也可以由每 2 个 1.25 mm 探测器组成一个 2.5 mm 探测器通道,获得 4 层 2.5 mm层厚的图像。

(6) 图像重组的方法不同

新算法,以减少伪影、噪声,提高图像质量,减少曝光量。

2. 多排螺旋 CT 的技术改进

CT 球管的改进:应用飞焦点技术。高压发生器的改进:改为固态高频高压发生器。智能扫描:实现自动变化扫描条件。驱动的改进:以前为皮带驱动,MSCT 大多采用电磁驱动、磁悬浮技术,提高了旋转速度,降低了机械噪声。探测器的改进:采用稀土陶瓷探测器,吸收率在 99% 以上,稳定性好,增加了 z 轴方向上探测器的排数。

3. 多排螺旋 CT 的优势

空间分辨力和时间分辨力提高;一次扫描可获得多层图像;扫描速度大大提高,全身扫描在 30 s 内可完成;可进行回顾性重组;X 线的利用率提高;3D 成像、模拟内窥镜效果更佳;增强扫描的效果明显提高;心脏 CT 扫描成为可能;可进行 CT 透视。

4. CT 机的工作环境与维护

工作环境要求:温度为 18~22℃,相对湿度应为 40%~65%,要注意防尘。CT 机的日常维护:严格按照操作规程使用机器,在不熟悉机器的情况下,严禁任何动作,温度、湿度、防尘要达到要求,无关人员严禁进入控制室。启动机器、关闭机器要按照要求进行,关机后又要重新启动机器时,注意要间隔一定的时间,不能马上开机。每天早上开始扫描前或当机器在 2 个小时内未扫描时,机器会提示进行 CT 球管预热,即训练 CT 球管,使 CT 球管的温度达到工作状态,如果忽略了此操作将影响 CT 球管的寿命。定期进行空气校准。每天做好交接班记录及机器使用记录。

5. 多排螺旋 CT 机的术语与性能

① 视野(field of view,FOV):影像能看见的范围。② 扫描视野(SFOV):扫描影像能看见的范围,18~50 cm 之间的几个组合。机架孔径是扫描机架孔的尺寸。③ 重组视野(DFOV):缩小重组视野或增大矩阵可以获得较小的像素值,提高图像的质量。④ 管电流:增加管电流,可增加探测器吸收的光子数,提高信噪比,相对降低噪声,提高密度分辨力。⑤ 扫描时间:扫描时间是指扫描一层的曝光时间或 CT 球管旋转一周的曝光时间,目前最短的扫描时间已达到 0.37 s(西门子 64 层)。重组时间:目前最快已达到毫秒级。⑦ 滤波函数:标准算法、软组织算法和骨细节算法。软组织算法:适用于软组织图像的显示。⑧ 骨细节算法:适用于观察组织密度差异较大的部位及骨结构,它强调空间的对比分辨,图像边缘锐利,如乳突中耳。

6. 多排螺旋 CT 的优点及局限性

优点:密度分辨力高,能分辨人体组织细小的吸收差异,提高了病变的检出率;可获得真正的断面图像,可以进行定量分析。

局限性:空间分辨力低于 X 线平片,提高空间分辨力是今后 CT 机需要解决的问题。CT 的检查范围并不是对人体的所有部位、器官都有效,对心脏、胃肠道的检查还比不上心脏彩超、电子胃镜等。CT 的定性、定位诊断只是相对而言,它的定性终究比不上病理结果。不能反映脏器的功能和生化信息,CT 图像基本上反映了解剖学的情况,脏器功能和生化信息还很薄弱。

2.5.8　CT 图像的质量控制

1. 空间分辨力(spatial resolution)

空间分辨力是指在高对比情况下(高对比分辨力,high contrast resolution),对物体空间大小(几何尺寸)的鉴别能力,有两种表示方法,即线对/厘米(LP/cm)和线径/毫米(mm/mm)。

影响空间分辨力的主要因素有:

① 探测器的种类、效率、数目(或排数):小的探测器孔径可提高空间分辨力,高档多层螺旋 CT 大多采用稀土陶瓷探测器,Z 轴方向上有多排,空间分辨力也明显提高。

② 原始数据量的多少:采样率越高,原始数据量越多,空间分辨力越高。

③ 重组算法:重组算法不同空间分辨力不一样,图像质量就不同。

④ 像素、矩阵的大小:扫描/重建矩阵越大、像素越小,空间分辨力越高。

⑤ 设备空间分辨力:中档 CT 机的空间分辨力约为 15 LP/cm,高档约为30 LP/cm,而 X 线平片由于采用的是屏/片组合,其空间分辨力可达 10 LP/mm,因此,CT 图像的空间分辨力不及 X 线平片。

2. 密度分辨力(对比度分辨力)(contrast resolution)

密度分辨力是指在低对比情况下(低对比分辨力,low contrast resolution),对密度差异的分辨能力,以百分数表示。如密度分辨力为 0.5%,表示两种物质的密度差大于0.5%时,CT 可将它们分辨出来。

影响密度分辨力的主要因素有:

① 噪声和信噪比:噪声和信噪比是由探测器的效率和 X 线剂量决定的,效率越高、剂量越大,则信噪比越高,相对降低噪声,密度分辨力将提高。

② 物体的几何尺寸:较大时,则密度分辨力也会相对高一些。

3. 时间分辨力

时间分辨力是指系统在足够短的时间间隔内快速重复扫描的能力,主要受 CT 球管性能的影响。

4. 噪声

噪声是指扫描均匀物质时,其 CT 值的标准偏差,它使图像呈颗粒性,直接影响密度分辨力,尤其表现在低密度组织的可见度上。噪声分为扫描噪声和组织噪声两种。

扫描噪声是当 X 线剂量不足时,穿透人体被探测器接收的光子数受限,矩阵内各像素上的分布不均造成的。解决的方法是增加 X 线剂量。组织噪声是由人体的组织结构造成的,使得同一组织的 CT 值存在偏差。

影响噪声的因素包括 X 线剂量、探测器的性能、重组算法、层厚、物体的线性衰减系数。

5. 伪影(artifact)

伪影是指被扫描物体中不存在而图像中却显示出来的各种不同类型的、非真实的假象。

产生伪影的原因:

① 被检者因素：一种是被检者自主或不自主的运动所致，另一种是被检部位有高密度结构或异物所致。

② 设备因素：一类是设备性能所致，另一类是设备出现故障或参数偏差造成的。

③ 扫描条件不当：曝光条件过低或扫描部位较小却选择了过大的扫描视野、显示视野时，在图像的周边可能出现高密度的伪影。

6. 部分容积效应（partial volume effect）

图像上各像素的数值代表相应体素各组织 CT 值的平均数，有时它不能如实反映出真实的 CT 值，如在高密度组织中的低密度小病灶，其 CT 值偏高，而在低密度组织中的高密度小病灶，其 CT 值偏低，这种现象称为部分容积效应。为了减少部分容积效应的发生，对较小的病灶尽量采用薄层扫描。

7. 周围间隙现象（peripheral space phenomenon）

两种相邻但密度不同的组织，由于相互重叠造成的 CT 值不准确，这种现象称为周围间隙现象。高密度者其边缘 CT 值偏低，低密度者其边缘 CT 值偏高。

2.6　MR 成像系统

磁共振现象（NMR）的基本原理是：当处于静磁场中的物质受到电磁波的激励时，射频电磁波的频率与静磁场强度的关系满足拉莫尔方程，组成物质的一些原子核会发生共振，即磁共振。原子核吸收射频电磁波的能量，当射频电磁波撤掉后，吸收了能量的原子核又会把这部分能量释放出来，即发射磁共振信号。通过测量和分析这种共振信号，可以得到物质结构中的许多化学和物理信息。

1972 年，美国医生 R·Damadian 提出了利用 NMR 原理测定活体组织的纵向弛豫时间（T_1）和横向弛豫时间（T_2）值的差别，来鉴别正常组织和异常组织，并且取得了专利。1973 年美国纽约州立大学石溪分校的教授 P. C. Lauterbur 提出了磁共振成像（MRI）的方法，即把磁共振原理同空间编码技术结合起来，用一定方法使空间各点磁场强度有规律地变化，磁共振信号中的不同频率分量即可同一定的空间位置对应，通过一定的数学变换即可实现磁共振成像。随后研制成功磁共振成像的实验样机。P. C. Lauterbur 和 Mansfied 获得 2003 年诺贝尔医学生理学奖，20 世纪 80 年代 MR 样机试制成功，1984 年美国仪器与药物管理局（FDA）批准 MR 在临床试用。磁共振机见图 2-54。

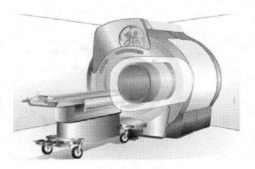

图 2-54　磁共振机

2.6.1　磁共振成像的物理基础

1. 原子与原子核

物质都是由分子组成，分子由原子组成，原子由原子核与核外电子组成，原子核由质子和中子组成。一种化学元素，原子核中的质子数是一定的，但中子数有不同。同一化学元素中子数不同的原子属于不同的核素，不同的核素其物理性质是不同的。氢元素有

3种核素:1H,2H,3H,它们的原子核的组成分别是1质子、1质子和1中子、1质子和2中子,共同点是其原子核内都有一个质子核外有一个电子,都属于氢元素。1H与2H氢元素分别为99.895%与0.015%,3H是一种不稳定的核素,只有在特定的条件下才能生成,并且很快便会衰变。原子核中的质子除带有电荷以外,还有一部分核具有磁性,磁共振就是研究这部分具有磁性的原子核。

氢原子核中只有一个质子,质子有沿自身轴旋转的固有本性,质子距原子核中心有一定距离。质子自旋,在其周围会形成一个小磁场,此即核磁。不仅质子自旋可产生磁场,中子的自旋也可产生磁场,由于中子内有几个正、负电荷相互补偿,原子核含有的质子和中子数均为偶数,其自旋所产生的磁场相互抵消,为非磁性。原子核含有奇数的质子或中子,自旋可产生磁场,凡是质子数或中子数或者二者都为奇数的原子核都有磁性。MR中研究和使用得最多的为1H,1H为磁化最高的原子核,它占活体组织原子数量的2/3,形成MRI的1H原子大部分位于生物组织的水和脂肪中。1H只有一个质子,1H的MRI影像也称为质子像,质子数或中子数为奇数的原子核带有磁性。

奇数质子或中子的原子核以1H为代表,自旋在其周围产生磁场,如同一个小磁体有南北极。磁场用磁矩(M)来表示,磁矩有其大小、方位和方向。无外加磁场时,质子群中的各个质子任意方向自旋,其磁矩相互抵消,单位体积内被检者的宏观磁矩$M=0$,将生物组织置于一个大的外加磁场中称主磁场,用矢量B_0表示,则质子磁矩方向发生变化,结果是较多的质子磁矩指向与主磁场B_0相同的方向,而较少的质子磁矩与B_0方向相反,与B_0方向相反的质子具有较高的位能。

2. 磁共振信号产生

(1)质子

在正常情况下质子处于杂乱无章的排列状态,见图2-55。当把它们放入强外磁场中就会发生改变,它们在平行或反平行于外磁场的两个方向上排列,见图2-56。

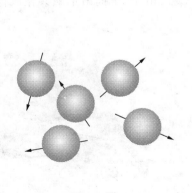 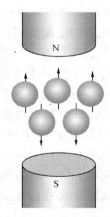

图2-55 质子正常情况排列状态　图2-56 强外磁场中质子的排列

(2)进动

质子在静磁场中以进动方式运动,这种运动近似于陀螺的运动,见图2-57。

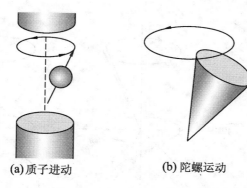

(a)质子进动　　　　(b)陀螺运动

图 2-57　质子在静磁场中运动

常温下,顺主磁场排列的质子数目较逆主磁场排列的质子稍多,出现与主磁场 $\boldsymbol{B}_0$ 方向一致的宏观磁矩(或称为宏观磁化矢量)$\boldsymbol{M}$。氢原子核在绕着自身轴旋转的同时,又沿主磁场方向 $\boldsymbol{B}_0$ 做圆周运动,将质子磁矩的这种运动称之为进动。在主磁场中,宏观磁矩像单个质子磁矩那样作旋进运动,磁矩进动的频率符合拉莫尔(Larmor)方程

$$f = r\boldsymbol{B}_0/2\pi$$

式中,f 为进动的频率;$\boldsymbol{B}_0$ 为主磁场强度;r 为旋磁比(常数)。

在主磁场 $\boldsymbol{B}_0$ 一定的情况下,其原子核的旋进频率是一定的,氢原子核在不同磁场中的共振频率是不同的,如主磁场为 1.0 T 时,氢原子核的旋进频率为 42.6 MHz。沿主磁场旋进着的质子就好像在重力作用下旋进着的陀螺。

质子在静磁场中的宏观磁化:由于平行于静磁场方向的质子多于反平行静磁场方向的质子,所以产生沿 z 轴正方向的磁化 $\boldsymbol{B}$ 称为纵向磁化,平行或者反平行于静磁场方向的质子多会在 x,y 轴平面上产生投影向量值,称为横向磁化。由于质子在进动时的初始相位不同,表现的杂乱无章,所以,质子横向磁化值等于零,见图 2-58。

对静磁场中质子施加一射频脉冲后会发生什么现象呢? 见图 2-59。

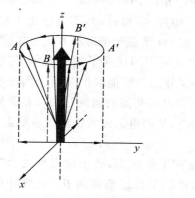

图 2-58　质子横向磁化

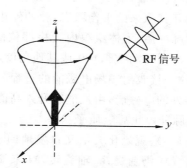

图 2-59　静磁场中质子施加一射频脉冲

如果施加与进动频率相等的射频频率,质子会吸收射频脉冲的能量。质子向高能量跃迁,纵向磁化变小,质子进动初始相位角度同步,产生横向磁化,见图 2-60。

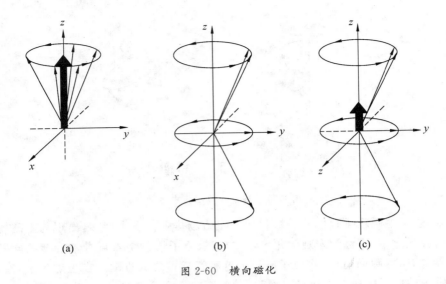

(a)　　　　　　　　(b)　　　　　　　　(c)

图 2-60　横向磁化

如果此时去掉射频脉冲,质子会恢复到原来状态,而这有一个时间过程,这个时间就称为弛豫时间。

3. 磁共振信号形成过程与分析

(1) 施加射频脉冲后氢质子状态

当被检者置于一个大的静磁场中后,其内的氢质子顺主磁场方向者处于低能态,而逆主磁场方向者为高能态。低能态与高能态根据静磁场场强大小与当时的温度,势必要达到动态平衡,称为热平衡状态。热平衡状态中的氢质子,被施以频率与质子群的旋进频率一致的射频脉冲时,将破坏原来的热平衡状态,诱发两种能态间的质子产生能态跃迁,被激励的质子从低能态跃迁到高能态,出现磁共振。受到射频脉冲激励的质子群偏离原来的平衡状态而发生变化,其变化程度取决于所施加射频脉冲的强度和时间。施加的射频脉冲越强,持续时间越长,在射频脉冲停止时,M 离开其平衡状态 B_0 越远。在MR 技术中使用较多的是 90°,180°射频脉冲。施加 90°脉冲时,宏观磁化矢量 M 以螺旋运动的形式离开其原来的平衡状态,脉冲停止时,M 垂直于主磁场 B_0,施加 90°,180°或其他角度的射频脉冲后,人体组织内受检部位的氢质子因接受了额外能量,其磁化矢量偏离了静磁场方向而转动 90°,180°或其他角度,部分处于低能级的氢质子因吸收能量而跃迁到高能态,这一接收射频场电磁能的过程就称为磁共振的激励过程。在激励过程中氢质子吸收了额外的电磁能,由低能态升入高能态,从而进入磁共振的预备状态。

(2) 射频脉冲停止后氢质子状态

脉冲停止后,宏观磁化矢量又自发地回复到平衡状态,这个过程称之为"弛豫"。当90°脉冲停止后,M 仍围绕 B_0 轴旋转,M 末端螺旋上升逐渐靠向 B_0,在脉冲结束的一瞬间,M 在 XY 平面上分量 M_{xy} 达最大值,在 Z 轴上分量 M_z 为零。当恢复到平衡时,纵向分量 M_z 重新出现,而横向分量 M_{xy} 消失。由于在弛豫过程中磁化矢量 M 强度并不恒定,纵、横向部分必须分开讨论。弛豫过程用二个时间值描述,纵向弛豫时间(T_1)和横向弛豫时间(T_2)。

① 纵向弛豫时间（T_1）

90°脉冲停止后，纵向磁化矢量要逐渐恢复到平衡状态，测量时间距射频脉冲终止的时间越长，所测得磁化矢量信号幅度就越大。弛豫过程表现为一种指数曲线，T_1 值规定为 M_z 达到最终平衡状态 63％的时间。由于质子从射频波吸收能量，处于高能态的质子数目增加，T_1 弛豫是质子群通过释放已吸收的能量，以恢复原来高低能态平衡的过程，T_1 弛豫也称为自旋-晶格弛豫，见图 2-61。

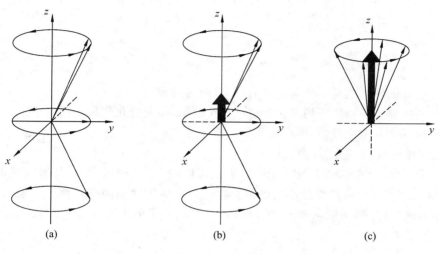

(a)　　　　　　　　(b)　　　　　　　　(c)

图 2-61　T_1 弛豫

a：射频脉冲结束瞬间纵向磁化为零，横向磁化为最大。

b：反平行的质子释放能量跃迁回平衡状态，纵向磁化逐渐增大。

c：最后回归原始状态，纵向磁化恢复到最大。

纵向弛豫时间（T_1）分析（图 2-62）：

T_1 与静磁场的大小有关，一般静磁场强度越大 T_1 越长。T_1 的长短取决于组织进行能量传递的有效性。一般大分子（生物蛋白）和小分子（水）由于共振频率与拉莫尔频率差别比较大，对能量的传递有效性差，所以，T_1 比较长。中等分子（脂肪）的共振频率接近于拉莫尔频率，能量的传递越有效。因此，T_1 就比较短。

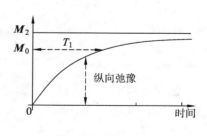

图 2-62　T_1 分析

② 横向弛豫时间（T_2）

90°脉冲的一个作用是激励质子群使之在同一方位，相位一致的同步旋进，这时横向磁化矢量 M_{xy} 值最大，但射频脉冲停止后，质子同步旋进很快变为异步，旋转方位也由同而异，相位由聚合一致变为丧失聚合而各异，磁化矢量相互抵消，M_{xy} 很快由大变小，最后趋向于零，称之为去相位。横向磁化矢量衰减也表现为一种指数曲线，T_2 值规定为横向磁化矢量衰减到其原来值 37％所用的时间。横向磁化矢量由大变小直至消失的原因是：组织中水分子的热运动持续产生磁场的小波动，周围磁环境的任何波动可造成质子共振频率的改变，质子振动稍快或稍慢，质子群由相位一致变为互异，即质子热运动的作用使质子间的旋进方位和频率互异,但无能量交换纵向弛豫。这种弛豫也称为自旋—自旋弛豫,见图 2-63。

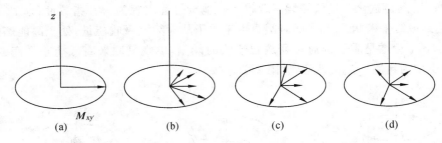

图 2-63　T_2 弛豫

图 a:射频脉冲结束瞬间横向磁化为最大,与进动相位一致。

图 b,c:内部小磁场的不均匀性使进动相位分散,横向磁化矢量逐渐变小。

图 d:最终相位完全分散,横向磁化矢量成为零。

横向弛豫时间(T_2)分析(图 2-64):

不同成分、结构的组织 T_2 长短不同,水比固体的 T_2 值要长。T_2 与磁场强度无关,T_2 的长短取决于组织内部局部小磁场的均匀性对小磁场散相的有效性。一般组织分子的大小均匀性越好,散相效果越差,T_2 就越长,组织分子的大小越不均匀性,散相越快,T_2 就越短,见表 2-3。

表 2-3　几种常见组织在不同场强下的 T_1,T_2 及质子密度值

组织	T_1			T_2	质子密度(%)
	0.2 T	1.0 T	1.5 T		
脂肪	240	—	—	60	9.6
白质	390	620	718	76	10.6
灰质	490	810	998	91	10.6
脑脊液	1 400	2 500	3 000	140	10.8
肌肉	370	730	860	50	9.3

弛豫过程中的综合过程:磁化矢量的进动,纵向磁化逐渐增大,横向磁化逐渐减小的过程,见图 2-65。

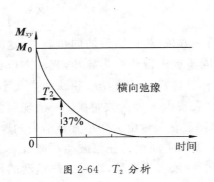

图 2-64　T_2 分析

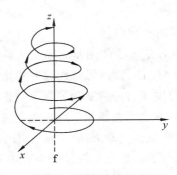

图 2-65　弛豫的综合过程

2.6.2 磁共振信号的获取与傅里叶变化

如果在垂直于 xy 的平面上加一个接收线圈,会接收到什么样的信号呢? 见图 2-66。

在弛豫过程中通过测定横向磁化矢量 M_{xy} 可得知生物组织的磁共振信号。横向磁化矢量 M_{xy} 垂直并围绕主磁场 B_0 以 Larmor 频率旋进,磁矢量 M_{xy} 的变化使环绕在被检者周围的接收线圈产生感应电动势,这个放大的感应电流即 MR 信号。90°脉冲后,由于受 T_1,T_2 的影响,磁共振信号以指数曲线形式衰减,频率不变,称为自由感应衰减(free induction decay,FID),见图 2-67。

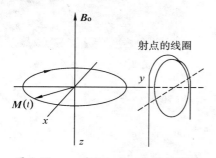

图 2-66 xy 平面加上一个接收线圈

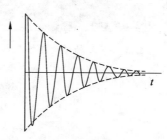

图 2-67 自由感应衰减

复杂的时间域信号,通过傅里叶交换的变化,变成简单的频率域信号,见图 2-68。

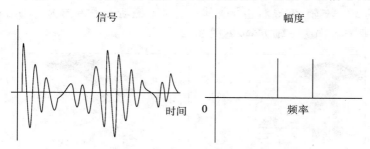

图 2-68 傅立叶变化频率域信号

磁共振信号的测量只能在垂直于主磁场的 xy 平面进行。由于脉冲发射和接收生物组织原子核的共振信号不在同一时间,而射频脉冲和生物组织发生共振信号的频率又是一致的,可用一个线圈兼作发射和接收。由于 M_{xy} 指向或背向接收线圈,MR 信号即或正或负,横向磁化矢量转动,在接收线圈中出现周期性电流振荡,这些振荡为正弦波并逐渐阻尼;阻尼指信号幅度随时间减弱,幅度的变化可用信号演变来表示。由于质子和质子的相互作用(spin-spin),自由感应衰减的时间为 T_2;质子和质子间的相互作用以及磁场不均匀性的影响,自由感应衰减的时间为 $T_2{}'$,$T_2{}'$ 显著短于 T_2。在一个磁环境中,所有质子并非确切地有同样的共振频率。在一个窄频率带,自由感应衰减信号代表叠加到一起的正弦振荡,用傅里叶变换可把这一振幅随时间而变化的函数变成振幅按频率分布而变化的函数,后者即 MR 波谱。

2.6.3 磁共振信号的空间定位

构成数字化图像的基本单元是像素,像素包括像素的位置信息和像素的灰度信息,像素的位置信息是图像中该像素对应人体内的体素位置,不同的成像方法进行位置对应的方法也不同。像素的灰度信息表示对应体素的检测信号强度,不同成像方法的检测信息也不同。对于磁共振来说,实现像素与体素对应的手段是施加 3 个梯度磁场。

在 x 轴方向叠加的强度随着 x 轴变化的磁场称为 x 轴梯度磁场,见图 2-69。

在 y 轴方向叠加的强度随着 y 轴变化的磁场称为 y 轴梯度磁场,见图 2-70。

在 z 轴方向叠加的强度随着 z 轴变化的磁场称为 z 轴梯度磁场,见图 2-71。

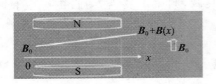 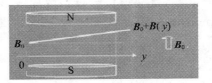

图 2-69　X 轴梯度磁场　　　　　　　　图 2-70　Y 轴梯度磁场

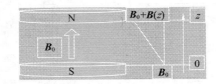

图 2-71　Z 轴梯度磁场

3D 空间的 x,y,z 轴:常导和超导磁体产生水平磁场水平方向为 z 轴方向,永久磁体产生垂直磁场垂直方向为 z 轴方向,见图 2-72。

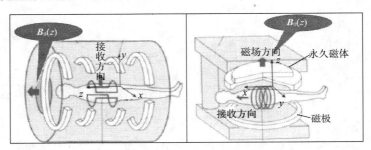

图 2-72　3D 空间的 x,y,z 轴

2.6.4　梯度场作用

处在均匀恒定磁场 $\boldsymbol{B}_0$ 中的样品,在射频脉冲的作用下产生磁共振,接收到的信号来自整个样品,并没有把它们按空间分布区分开来,无法用来成像。为了实现磁共振成像,必须把收集到的信号进行空间定位。常用的定位方法主要有两种:投影重建法、2D 傅里叶变换法(2DFT)和 3D 傅里叶变换法(3DFT)。

MR 扫描用的主磁体均匀度越高,影像质量则越好。在均匀的强磁场中,生物体内质子群旋进频率由场强决定且是一致的,在主磁场中再附加一个线性梯度磁场,被检者各部位质子群的旋进频率可因磁感应强度的不同而有所区别,这样就可对被检者某一部位行 MR 成像。MR 空间定位靠的是梯度磁场,MR 的梯度磁场有 3 种:选层梯度场 G_z、频率编码梯度场 G_x、相位编码梯度场 G_y。梯度场的产生是通过 3 对 (x,y,z) 梯度线圈通以电流产生的,通过分别控制它的通断实现成像所需要的梯度场。

1. 频率编码梯度场 G_x（图 2-73）

在横轴位断层启动 G_x 选出被激励的横轴层面后，在采集信号的同时启动 G_x 梯度磁场，人体 x 轴的各质子群相对位置不同，其对应的磁场 G_x 也不同，磁感应强度较大处的体素共振频率比磁感应强度较小处的体素要高一些，达到了按部位在 x 轴上进行频率编码的目的。被激励平面发出的为一混合信号，用傅里叶变换区分出这一混合信号在频率编码梯度上不同的频率位置，则可在 x 轴上分出不同频率质子群的位置。即在 z 轴方向叠加一线性梯度场，可使沿 x 轴质子所处磁场线性发生变化，引起共振频率发生变化，将采集信号经傅里叶变换后可以得到频率与 x 轴位置的线性成对应的关系。

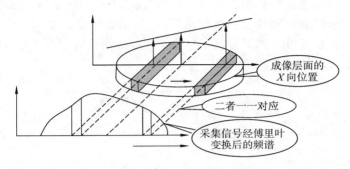

图 2-73 频率编码梯度场 G_x

2. 相位编码梯度场 G_y（图 2-74）

在施加 90°脉冲 G_z 梯度磁场后，人体相应的 xy 平面上质子群发生共振。在采集信号以前启动 G_y 梯度，到采集信号时停止。由于 G_y 梯度的作用，磁感应强度较大处的体素与磁感应强度较小处的体素相比，前者磁化矢量转动得快，后者转动得慢，从而使磁化矢量失去相位的一致性，其相位的改变取决于体素在垂直方向上的位置。当 G_y 停止时，所有体素又以相同的速率转动，通过 G_x 和 G_y 两路梯度的编码，一幅 2DMR 图像由不同的频率和相位组成的每个体素在矩阵中有其独特的位置，通过计算机计算每个体素的灰度值就可形成一幅图像。MR 用的射频脉冲其频率并非越宽 MR 越一致，有一个频率范围称射频带宽。扫描层面的厚度与带宽成正比，而增加梯度场的磁感应强度可减薄断层的厚度，MR 的层厚是有一定限制的，一般为 3～20 mm。即沿 y 轴方向施加一线性梯

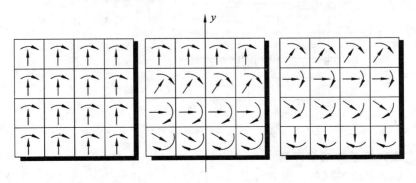

图 2-74 相位编码梯度场 G_y

度场,沿 y 轴方向质子在进动相位上呈线性变化关系,采集信号经傅里叶变换后可以得到频率与 y 轴位置的线性成对应的关系。相位编码梯度场 G_y 施加之前,质子沿 y 轴方向进动频率相位相同。施加相位编码梯度场 G_y 后,质子沿 y 轴方向磁场线性、进动频率、相位线性不同。施加相位编码梯度场 G_y 结束后,y 轴方向磁场均匀,质子进动频率一致,但是,线性相位保留下来,与 y 轴位置成对应关系。

3. 选层梯度场 G_z(图 2-75)

在横轴位(z)断层,主磁场 $\boldsymbol{B}_0$ 上再附加一个梯度磁场 G_z,磁感应强度为 $\boldsymbol{B}_z$,则总的磁感应强度为 $\boldsymbol{B}_0+\boldsymbol{B}_z$,即沿 Z 轴方向自左到右磁感应强度不同,被检者质子群在纵轴平面上垂直于 z 轴,被分割成一个个横向断面,且质子群有相同的旋进频率,频率 90° 脉冲激励,可在被检者纵轴上选出横轴层面。z 向梯度线圈两线圈中通过方向相反的电流,产生不同方向的磁场,同向的磁场起加强作用,反向磁场起削弱的作用。即在 z 轴方向叠加梯度场,可以选择层面,RF 的频带宽度与梯度强度共同决定层厚。层厚与梯度强度成反相关,层厚与射频频宽成正相关。

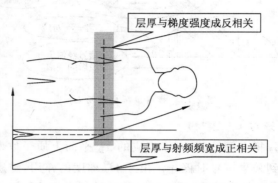

图 2-75　选层梯度场 G_z

3 个梯度实施时序见图 2-76。

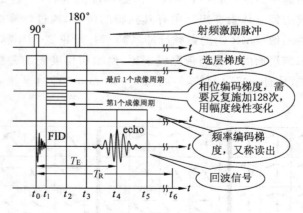

图 2-76　三梯度实施时序

2.6.5　磁共振基本成像序列

磁共振基本成像序列可获得 3 种磁共振信号:① 自由感应衰减信号(FID)不参与图像重组信号,② 自旋回波信号(SE)常用进行磁共振图像重组信号需要多加实施一次

180°RF 脉冲,回波时间比较长。③ 梯度回波信号(GRE)可以缩短磁共振扫描时间,用于图像重组信号。以下以自旋回波信号(SE)为例进行说明。

1. 自旋回波产生的过程(图 2-77)

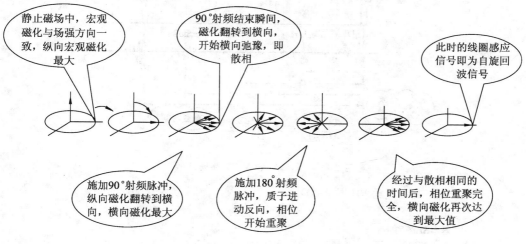

图 2-77　自旋回波产生的过程

2. 自旋回波的序列结构(图 2-78)

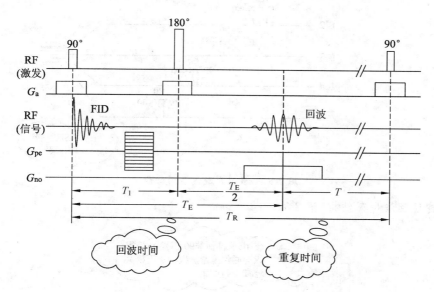

图 2-78　自旋回波的序列结构

3. MR 中图像重建时间的估计

MR 图像重建时间中,沿相位编码方向排列体素个数决定了在一个成像周期内相位编码的重复次数,这是 MR 成像速度比较慢的原因。在 SE 成像序列中完成一个层面的成像时间(T_d):$T_d = T_R$(脉冲重复时间)×矩阵大小×n(重复测量次数)。例如,矩阵大小为 256,n 为 2,T_R 为 1 000 ms,一个层面成像时间则为 8.5 min。

4. 多次回波(MSE)序列结构(图 2-79)

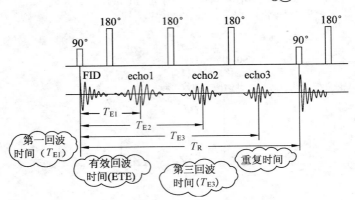

图 2-79　多次回波(MSE)序列结构

5. 多层自旋波序列结构(图 2-80)

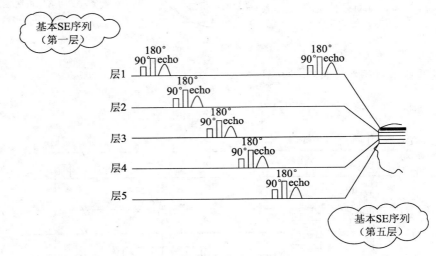

图 2-80　多层自旋波序列结构

6. 梯度回波序列结构(图 2-81)

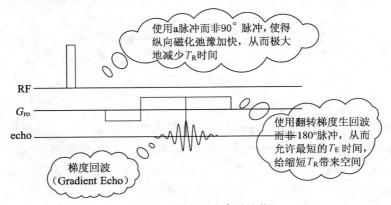

图 2-81　梯度回波序列结构

7. 梯度回波序列产生过程(图 2-82)

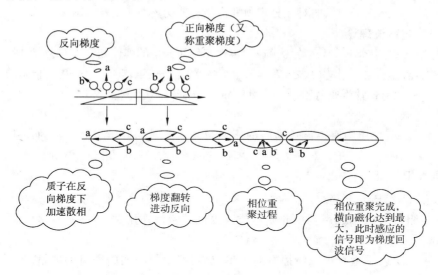

图 2-82 梯度回波序列产生过程

2.6.6 序列参数对图像权重的影响

T_R 对 T_1 权重的影响:T_R 越长,T_1 权重越小;T_R 越短,T_1 权重越大。T_E 对 T_2 权重的影响:T_E 越长,T_2 权重越大;T_E 越短,T_2 权重越小。长 T_R,长 T_E,T_2 加权像,见图 2-83。nT 序列:FSE4 000/13 010 mmT,FOV:250 mm,T_R:4 000 ms,T_E:130 ms,层面:横断面,NSA:2,采集矩阵:256×192,计算矩阵:256×256。

短 T_R,短 T_E,T_1 加权像,见图 2-84。序列:SE350/1610 mmT,FOV:250 mm,T_R:350 ms,T_E:16 ms,层面:横断面,NSA:2,采集矩阵:256×192,计算矩阵:256×256。

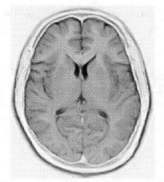

图 2-83 长 T_R,长 T_E,T_2 加权像

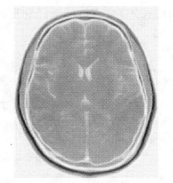

图 2-84 短 T_R,短 T_E,T_1 加权像

2.7 超声成像系统

超声成像是利用超声的物理特性和人体器官组织声学性质上的差异,以波形、曲线或图像的形式显示和记录,借以进行疾病诊断的检查方法。超声成像的设备不像 CT 或 MR 设备那样昂贵,可获得器官的任意断面图像,还可观察运动器官的活动情况,成像快,诊断及

时,无痛苦与危险,属于非损伤性检查,因此在临床上应用已普及,是医学影像学中的重要组成部分。不足之处在于图像的对比分辨力和空间分辨力不如 CT 和 MR 高。

2.7.1　超声波理论

超声在介质中传播的速度,称为声速。声速与传播介质的弹性和密度有关,一般在固体中声速值最大,液体次之,气体又次之,人体软组织的平均声速为 1 540 m/s,其中脂肪的声速低,约 1 450 m/s;骨与软骨声速高,约为 4 500 m/s;含气脏器声速最低,仅 350 m/s。

1. 超声波的物理量

(1) 声压 P:介质中有声波传播时的压强与无声波时的静压强之差称为声压。

$$P=P'-P_0=\rho cA\omega\cos[\omega(t-x/c)-\pi/2]$$

声压幅 P_m　　$P_m=\rho cA\omega$

有效值 P_e　　$Pe=P_m/\sqrt{2}$

(2) 声阻抗 Z 表示超声场中介质对质点振动的阻碍作用。

$$Z=P_m/V_m=\rho c$$

(3) 声强 I 表示垂直声波传播方向上单位面积、单位时间内通过的能量。

$$I=1/2\rho cA2\omega2$$

(4) 声强级 L 是声波强度的另一种量度单位。

$$L=\lg I/I_0$$
$$=10\lg I/I_0$$
$$I_0:1\,000\ Hz,10\sim12\ W/m^2$$

2. 超声波的传播特性

超声波具有透射(transmission)、反射(reflection)、折射(refraction)、衍射(diffraction)、散射(scattering)、衰减(attenuation)、吸收(absorption)等特性。

3. 超声波的指向性

频率高,波长短,呈直线传播。它形成的界面(interface)为两种不同声阻抗介质的接触面,见图 2-85。

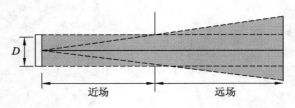

图 2-85　超声波的指向性

4. 超声波的反射和折射(图 2-86)

反射　声阻抗(Z)=介质密度(ρ)×声速(c)

$\Delta Z>0.1\%$ 即可产生反射,声阻抗差大,反射强。

折射:两种介质内声速不同可产生折射现象,结果会导致入射声束的偏转。

任何一种反射波或折射波所对应角度的正弦与声速之比恒等于一个定值。

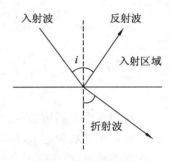

图 2-86　超声波的反射和折射

5. 超声波的散射与绕射

超声波的散射：遇界面远小于波长的微小粒子，超声波将产生散射，人体内的散射源为红细胞和脏器内的细微结构。

超声波的绕射：目标大小约为 $1\sim 2\lambda$ 或稍小，超声波将绕过该靶目标继续前进，很少发生反射。

6. 超声波的吸收与衰减

声衰减定义：是指声能随着传播距离而减弱的现象。

$$衰减量＝频率×深度$$

频率高，衰减重，原因为吸收损耗、声束扩散、反射和折射。

7. 超声波的分辨力与穿透力

频率高，分辨好，穿透差；频率低，分辨低，穿透强。

对应的临床应用：检测浅表器官，采用高频探头；检测深部脏器，采用低频探头。

2.7.2 超声波的基本性质

1. 声波的分类

振动的传播称为波动（简称波），分为机械波和电磁波。声波是一种机械波，以频率划分声波可分为 3 大类。

次声　　　　　　　　　　10^{-4} Hz$<f<$16 Hz(20 Hz)

声（可听声）　　　　　　16 Hz$<f<2×10^4$ Hz

超声　　　　　　　　　　$2×10^4$ Hz$<f<10^9$ Hz

超声诊断使用的频率范围：2～20 MHz。超声波具有波长(λ)、频率(f)和传播速度(c)。

$$c＝\lambda \cdot f$$

2. 超声波的特性

（1）方向性好。超声波频率很高，方向性相对较强，当超声波发生时压电晶体的直径尺寸远大于超声波波长时，晶体所产生的超声波就类似于光的特性。

（2）能量高。动能与速度的平方成正比，频率与速度成正比，因此能量与频率的平方成正比。

（3）传播特性。具有几何声学等特点，传播过程中能发生反射、折射、散射、绕射等现象。

（4）穿透能力。声波在各种媒质中传播时，媒质要吸收掉它的一部分能量，随着传播路程的增加，声波的强度会逐渐减弱，见图 2-87。

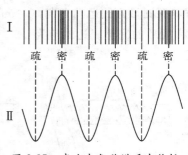

图 2-87　声波在各种媒质中传播

3. 超声波的发生与接收

（1）正压电效应（接收）：声波的压力变化使压电晶体两端的电极随声波的压缩（正压）与弛张（负压）发生负电位交替变化。

（2）逆压电效应（发生）：交变电场的作用导致厚度的交替改变从而产生声振动，即由电能转变为声能。

2.7.3 超声多普勒效应

由于波源和观察者之间有相对运动，使观察者感到频率变化的现象叫做多普勒效应。波源的频率等于单位时间内波源发出的完全波的个数。观察者接收到的频率等于观察者在单位时间内接收到完全波的个数。当波源和观察者相对靠近时,单位时间内接收到的完全波的个数大于波源产生的完全波个数,即观察者接收到的频率高于波源频率。当波源和观察者相对远离时,单位时间内接收到的完全波的个数小于波源产生的完全波个数,即观察者接收到的频率低于波源频率。

　　多普勒效应应用于超声诊断:超声多普勒应用于临床以来,其应用价值已愈加明显,尤其在以运动器官为主要研究对象的心血管科,超声多普勒诊断仪更成为不可或缺的有力诊断工具。原理应用:运动结构(如心脏瓣膜)或散射子集合(如血管中的红细胞群体)反射回来的超声波束,检测出其中的多普勒频移,得到探查目标的运动速度信息,然后被人耳监听、用仪器去分析、用图像去显示或者用影像去显现人体内部器官的运动状态。

　　例如,血流的运动状态检测:超声波向着流动中的红细胞集合体传播,遇到声障(红细胞)时,相对于流动中的红细胞,声波 f 已经产生了一次多普勒频移(f'),频移量 $\Delta f' = f' - f$;而声障反射回来的超声波(f')仍沿着原来的传播路径向反方向传送至探头,同时又叠加了一个相同方向的运动速度(v),因此探头处检测到的超声波又产生了一次新的频移(f''),最终频移量 $\Delta f'' = f'' - f' = 2\Delta f'$,即 $\Delta f'' = 2f \cdot v/c$。假定频率 f 为 3.5 MHz 的超声波,向着以 0.1 m/s 速度运动的血流发射,正常声速 $c = 1\,540$ m/s,则回声的频移量 Δf(由 $\Delta f = 2f \cdot v/c$ 可得)约为 ± 450 Hz。由此可见,多普勒频移量 Δf 与超声固有频率 f 及反射目标的运动速度 v 成正比;与声波在某种组织中的传播速度成反比。另外,常用超声频率在人体组织中产生的多普勒频移量 Δf 恰好在人耳的敏锐听觉辨别范围内(大约 $200\sim1\,200$ Hz),因此只要将此信号检测放大后,仅凭有经验的医生聆听,就可以获得有价值的临床诊断信息。

　　例如,血流的运动状态检测(图 2-88):在实际应用中,超声的发射与接收并不一定正对着探测目标的运动方向,多数情况下它们之间会存在一个夹角 θ,因此,上述多普勒频移量 Δf 的完整表达式应为

$$\Delta f = 2f\cos\theta \cdot v/c$$

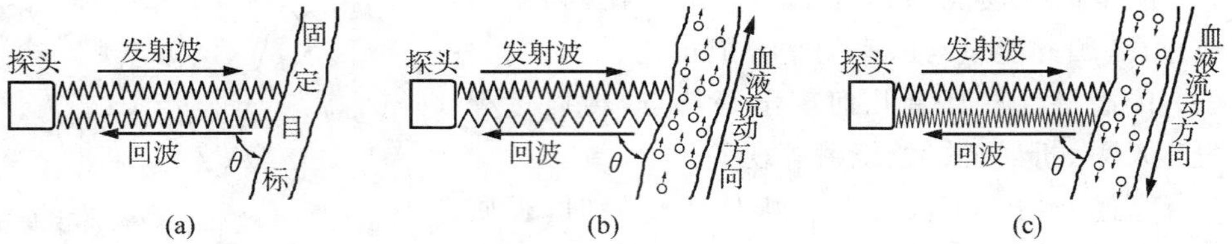

图 2-88　血流的运动状态检测

2.8　核医学成像系统

　　核医学成像系统主要的成像系统是发射型计算机断层成像(emission computed tomography,ECT)和正电子发射型计算机断层成像(PET)。它们是能显示放射性核素在人体内各层面的立体分布影像的显像技术,其断层图不受邻近层面核素干扰,定位准确,能获得 3D 影像图像,并能定量计算脏器或病变部位的大小、体积及局部血流量等。

SPECT 机的出现,使核医学从 2D 平面影像发展到 3D 立体影像阶段,实现了成像彩色化、数字化,处理微机化。PET 灵敏度高、空间分辨力好、成像时间短、可定量分析、可动态显像。它们开始了放射性核素体层显像时代,在分子、代谢、功能上显示了极大的优越性。

2.8.1 核医学成像分类

核医学成像分为两类:一类用于探测能够发射 γ 射线的放射性核素在人体内的分布,称为单光子发射型计算机断层,简称 SPECT(single photon emission computed tomography);另一类用于探测能够发射正电子的放射性核素的湮没辐射,称为正电子发射型计算机断层,简称 PECT 或 PET(positron emission computed tomography)。SPECT 机大都是 γ 照相机型的 SPECT 机。主机为 γ 照相机,加上了探头支架旋转结构和计算机影像重建及处理软件系统。SPECT 机多采用大视野的探头,探头支架旋转结构有圆环形、悬臂形、龙门形等。计算机系统采用微型机或单功能多处理器分别完成某种功能。γ 照相机型的 SPECT 机在采集数据时,所收集到的信息是以探头直径为长轴的一个圆柱体。这种采集方式一次旋转 360° 就可以得到多个断层面,最多可达 128 个断层面。PET 是核素显像的最新设备,PET 机和 SPECT 机的基本结构相似,都是由数据采集、数据处理、影像显示以及机械旋转架构等部分组成。发射正电子的放射性核素,PET 机所能探测到的并不是正电子,而是正电子被体内组织吸收时湮灭辐射所产生的能量各为 511 keV、方向相反的一对 γ 光子,PET 机有相对排列的多探头、多环探头 γ 探测器。PET 机和 SPECT 机的探头结构也不相同:PET 机对射线的限束采用的是电子准直,即利用湮没辐射和两个相对探头来确定闪烁点的位置;SPECT 机在探头前加铅准直器来限制 γ 射线的方向和范围。

2.8.2 SPECT 设备与 CT 设备比较

在探测技术和影像重建等方面基本类同,采用的射线源不同,ECT 借助于注入体内的放射性核素发射的 γ 光子构成断层影像。CT 是借助于 CT 球管发射的 X 线穿透人体而构成断层影像。以衰变系数作为重建影像的参数,以组织的物理密度变化和能量的变化来作为诊断依据。而 ECT 以放射性浓度变化作为重建影像的参数,以组织的代谢功能差异作为诊断依据。若病变组织密度变化不大,而功能变化很大时,ECT 明显优于 CT。影像构成成分不同,ECT 影像仅显示浓度聚集放射性的靶器官或组织的 3D 断层影像,而毗邻组织脏器则不显像。CT 影像则显示某一层面内所有组织器官的 2D 影像。ECT 诊断目的不同,即便是同一脏器,采用的放射性核素或其标记物也不同,所得 ECT 影像的临床意义也不一样。CT 则以被检部位脏器为单位获得断层影像。SPECT 机在取断层面的厚度上较 CT 机优越,CT 机采用几何准直的方法来限制束流的宽度。一般改变断层厚度需要设定准直器,而且准直器的选择必须在数据采集前进行,数据采集一旦结束,断层厚度也就随之而固定,而 SPECT 机选择断层的厚度是依据于 γ 相机探头的定位线路,在数据采集结束后根据需要选择。CT 机的分辨力优于 ECT 机,ECT 受光子通量的限制和衰减校正困难的制约,使 ECT 影像粗糙、空间分辨力差。体内发射的 γ 光子受注入人体的放射性活度的限制,只有极少数被用于构成影像,构成影像后体内还存留有一定的放射性活度。CT 机由 CT 球管产生 X 线,扫描结束时 CT 球管停止发射 X 线。

2.8.3 核医学成像系统临床应用特点

ECT 在诊断冠心病、脑缺血、肿瘤骨骼转移等许多疾病中显示了独特的优越性,在对组织器官或病变部位的局部血流量、功能、治疗前后的疗效进行定量检测等方面,成为其他影像诊断技术不可替代的诊断工具。

ECT 设备受到光子通量和衰减校正的限制。① 光子通量受到注入体内放射性药物剂量的限制。ECT 影像由体内发射出的 γ 光子构成,只有注入量的万分之几的光子被用来检测脏器成像,局部组织器官的放射性聚集量和衰减系数,对于放射性核素显像只有放射性浓度有意义,衰减因素必须加以清除或校正。② 衰减校正涉及组织的成分,成像物体和脏器的大小、形状以及放射性核素的能量等许多因素。衰减校正是极其困难的。

新型三探头 SPECT 机。该系统具有采集时间短、分辨力高、计算机系统先进等优点,三探头 SPECT 机整体效率提高。该机采用了高性能、高光子通量的光电倍增管,使用了特殊的准直器,扇形准直器、超高分辨力准直器等。三个探头沿患者的长轴旋转,增加了获得的信息量,改善了影像质量,节省了检测时间,提高了系统分辨力,而且灵敏度也大大提高。双探头 SPECT 机最新技术是在 180°相对排列的双探头 SPECT 机的探头中加入符合探测线路或使用超高能准直器,可以完成一些在 PET 机上的工作。被称为混合型 ECT 设备。ECT 机的发展方向,提高系统的灵敏度和分辨力,减少或清除伪影,向快速、多功能的方向发展。

正电子发射型计算机断层成像设备(PET/CT)是在分子水平高敏显示人体脏器及病灶的生理代谢功能和结构,应用 CT 技术进行定位与诊断,同步获得人体解剖结构和生理代谢功能情况信息,是一种无创性分子显示技术。正电子发射型计算机断层机影像质量、灵敏度、分辨力大幅提高,适用范围广,可做身体各部位的检查,可以获得全身各方位的扫描影像图像,对肿瘤的早期诊断明显。PET 机由探头、扫描床、计算机及其辅助部分组成。探头部分是设备的核心,主要功能是把注入人体内的正电子放射性核素发射的湮没光子转换成空间位置信号和能量信号,供后面的计算机进行处理,并重组成影像图像。探头由晶体、光电倍增管、射线屏蔽装置等组成,前面是晶体,后面是光电倍增管,光电倍增管起光电转换及信号放大的作用。单个晶体与光电倍增管构成分离的探测器,是 PET 中湮没光子符合探测的基本单位,决定了 PET 的分辨能力;许多分离探测器排列在 360°圆周上,形成环状结构。PET 机的分代、纵向视野及性能等多种因素取决于环的多少。第一代 PET 为单环,第二代为双环和多环,第三代为多环模块结构,第四代为多环、模块、3D 结构。分离探测元件占用的光电倍增管多、造价高、灵敏度低、机械稳定性差。块状结构探测器结构是在一块大晶体上刻许多槽,把晶体分成 4×8 或 8×8 的小矩阵,后面连接四个光电倍增管,大量节省了光电倍增管,改善了光的收集效率、灵敏度和空间分辨力提高。许多模块结构的探测器排列在 360°圆周上,可以构成不同直径、不同环数的 PET,机械稳定性也提高,由单一模块构成 PET 机为 8 环,将两个模块并排排列则可构成 16 环的 PET 机。目前有 32 环的 PET 机。PET 机的纵向视野及扫描层面的数目与环数成正比,扫描层面数=环数×2−1。单环有一个扫描层面,双环有 3 个扫描层面。24 环有 47 个断层面。在同一环内,探测器与对侧探测器的符合为直接符合(direct coincidence),探测器与相邻环内对侧探测器的符合为交叉符合(cross coincidence)。多环 3DPET 则为多层面的交叉符合。3DPET 的灵敏度有改善,散射线的影响较大。

三代 PET 技术特性:第一代 PET 技术以 2D 采集和 2D 重建为特征,主要应用在神经系统和心脏;第二代 PET 技术以 3D 采集和 3D 重组为特征,应用范围为全身肿瘤、心脏、脑,主要特点是解决全身肿瘤成像,采集、重组用 3D 模式,系统灵敏度提高,信息量增加,总体信噪比提升,图像质量大幅改善;第三代 PET 技术以飞行时间技术为特征,精确测量正电子湮灭后两个光子到达晶体的时间差,从而提高病灶的定位精度。计算机系统使用发布式并行处理计算机阵列,把巨量的运算分散到多个计算机上执行,从而保证迅速得到精确的重建结果。

2.8.4 放射性核素及其衰减规律

某些核素能自发地发生结构变化以及能量状态的改变,放出射线并转变成为另外一种核素的过程称为核衰变,见图 2-87。

核衰变规律公式

$$N = N_0 e^{-\lambda t}$$

式中,N 为 t 时刻衰变核的剩余数目;N_0 为 $t=0$ 时刻的衰变核数目;λ 为衰变常数。

半衰期 $T_{1/2}$:放射性原子核衰变到一半所需要的时间

半衰期 $T_{1/2}$ 的含义

$$N = \frac{N_0}{2} = N_0 e^{-\lambda T_{1/2}}$$

半衰期 $T_{1/2}$ 与 λ 的关系

$$T_{1/2} = \frac{\ln 2}{\lambda} = \frac{0.693}{\lambda}$$

2.8.5 正电子成像的物理基础

1. 正电子 β+

正电子发射性核素通常为富质子的核素,它们衰变时会发射正电子。原子核中的质子释放正电子和中微子并衰变为中子

$$P \rightarrow n + \beta + \upsilon$$

式中,P 为质子,n 为中子,β+ 为正电子,υ 为中微子。

正电子的质量与电子相等,电量与电子的电量相同,只是符号相反。通常正电子(β+)衰变都发生于人工放射性核素。

2. 正电子湮灭(图 2-89)

正电子在周围的物质中俘获一个电子,在短时间内形成电子偶素结构。之后,两个电子消耗质量,形成两个能量相等(511 keV)、方向相反的 γ 光子,这就是正电子湮灭。

① 正电子湮灭前在人体组织内进行 1~3 mm;

② 湮灭作用产生:能量(光子是 511 keV)和动量;

③ 同时产生互成 180°的 511 keV 的伽玛光子。

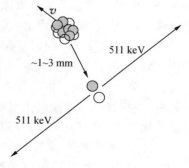

图 2-89　正电子湮灭

第 3 章　医学影像成像设备

利用某种能量作为信息载体、透过人体显示人体内部组织结构、形态、密度和功能，以人体实际结构在空间和时间分布上的对应关系用影像方式显示出来，可携带人体机能、生化成分等生物学信息，具有广泛信息意义，用以诊断与治疗疾病和为之服务一切平台的设备装置称为医学影像设备。医学影像成像设备包括普通 X 线设备、计算机 X 线摄影设备(CR)、数字 X 线摄影设备(DR)、数字减影血管造影(DSA)、计算机断层扫描设备(CT)、核磁共振设备(MR)、超声设备(US)、γ 照相机设备、发射计算机体层成像设备(ECT)、单光子发射计算机体层成像设备(SPECT)、正电子发射体层成像设备(PET/CT)以及附属外设设备、高压注射器、激光成像设备、图像存储与传输系统(PACS)等。

3.1　常规 X 线摄影设备

高条件、大容量、控制技术、大功率、旋转阳极 X 线管、影像增强器、快速换片机、高压注射器、自动洗片机、电视电影、录像连续摄影体层装置、人工对比剂的使用，使 X 线机功能各类技术等日趋成熟，普通 X 线机已经进入现代化时代。由单片机控制、计算机辅助的工频 X 线机，实现自动化的 X 线机称为程控 X 线机，该阶段称为单片机时代。目前，进入了变频 X 线机时代，变频 X 线机分中频机和高频机，它们具备提高 X 线质量、增加 X 线量输出、实时控制、体积减小、智能化、数字化、错误故障显示、低剂量曝光设计等特点。

3.1.1　工频 X 线机

X 线机 X 线穿透人体时，人体组织对 X 线的衰减程度不同，在显示器或胶片上呈现出对比度差异的影像信息成像。其适用范围广、信息量大、影像丰富细腻，在骨骼系统、胸肺、胃肠道等临床应用上，尤其是在实时形态观察、动态观察方面仍有一定的优势。医用 X 线机由 X 线管、控制装置、高压发生器、高压电缆、摄影床、诊断床等组成。X 线管、控制装置、高压发生器构成 X 线成像设备组成部分之一。X 线机分工频机和变频机两类。工频机是指高压发生器的工作频率为 50/60 Hz 的 X 线机。变频机分为中频机、高频机，中频机是指高压发生器的频率在 400 Hz 以上 25 kHz 以下的 X 线机，高频机是高压发生器工作频率在 25 Hz 以上的 X 线机。

1. X 线机的优、劣势

高对比的空间分辨力(国产 6 LP/mm 以上，高档微焦点 X 线机可达几十 LP/mm)，成像速度快(最短成像时间毫秒级，每秒可获得 400 幅或更多的图像)，操作简单，费用低廉。当前 X 线机存在的主要问题：产生 X 线效率过低；胶片对 X 线的敏感度不足，不能进入 PACS 系统。

2. X 线机组成（图 3-1）

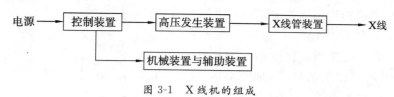

图 3-1 X 线机的组成

3. X 线管

X 线管是将电能转换为 X 线能的关键部件，X 线管和管套组成之间充满绝缘油。管套：管套是放置 X 线管的特殊容器，均为防电击、防散射、油浸式。X 线管内部是一个高真空器件，产生 X 线的实质是能量转换，根据产生 X 线的条件，高速电子所携带的能量，在遇到阻挡后，99％转变为热能，1％转变为 X 线。X 线管从结构上分为固定阳极和旋转阳极。灯丝变压器提供灯丝电压产生电子，在高压变压器通过整流后管电压加到 X 线管两端，使电子流以高速轰击靶面产生 X 线，见图 3-2。

4. 固定阳极 X 线管

固定阳极 X 线管（图 3-3）阳极固定不动，电子由阴极发射，具有 X 线量和质可以任意调节的特点。因其功率小、焦点较大，它是 X 线管发展的基础，但不能满足现代 X 线影像技术的要求。

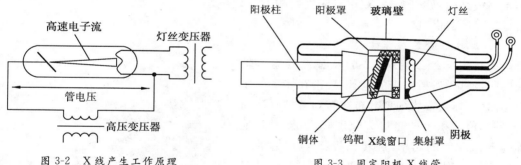

图 3-2 X 线产生工作原理　　　　图 3-3 固定阳极 X 线管

固定阳极 X 线管由阳极、阴极和玻璃壁 3 部分组成，阳极由靶面、铜体、阳极罩、阳极柱 4 部分组成。阳极的作用是产生 X 线，靶面受电子轰击，阴极由灯丝和集射罩组成，其作用是发射热电子和聚焦，使打在靶面上的电子束具有一定的形状和大小，形成 X 线管的焦点。灯丝由钨制成，绕成螺管状，作用是发射电子。灯丝通电后，温度逐渐上升，至一定值后开始发射电子，发射电子的能力与灯丝温度密切相关。灯丝点燃时间越长，工作温度越高，蒸发越快，灯丝寿命越短。在 X 线成像系统中，对 X 线成像质量影响最大的因素之一就是 X 线管的焦点。

（1）实际焦点：是指灯丝辐射的热电子经聚焦后在靶面上的瞬间轰击面积，呈细长方形。其大小（一般指宽度），主要取决于聚焦罩的形状、宽度和深度。聚焦罩多采用圆弧槽或阶梯直槽结构，其电位分布见图 3-4。

（2）有效焦点：是实际焦点在 X 线投照方向上的投影。实际焦点在垂直于 X 线管长轴方向的投影，称为标称焦点；X 线管特性参数表中标注的焦点为标称焦点，见图 3-4。

（3）有效焦点与实际焦点：X线管焦点发射的电子撞击在靶面上的面积称为实际焦点。实际焦点在X线投照方向上的投影称为有效焦点。靶面与X线投照方向的夹角为 θ，见图3-4。

（4）焦点大小的作用：实际焦点的大小直接影响X线管的散热和影像的清晰度；面积越大，散热越有利，但会影响影像清晰度；若缩小实际焦点面积，则单位面积上的电子密度增加，实际焦点的温度快速上升，使阳极不能承受较大的功率；因此，应折中考虑，选取阳极靶角（target angle）在 $15°\sim19°$ 较好。

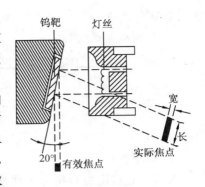

图3-4　有效焦点与实际焦点

（5）有效焦点与成像质量关系：有效焦点尺寸越小，影像清晰度越高。当有效焦点为点光源时，胶片上的影像界限分明，清晰度高；当有效焦点具有一定尺寸时，胶片上的影像边界产生了半影，边缘模糊，清晰度降低。有效焦点的大小与X线管的管电流和管电压有关。在管电流一定的条件下，管电压越高，电子间排斥力相对电场力的作用变小，所以有效焦点尺寸略有减小；在管电压一定的条件下，尤其在低压时，管电流增大，电子间的排斥力增大，有效焦点尺寸将明显增加，这种现象称为焦点增长。灯丝分大小焦点构成双焦点阴极结构，见图3-5。双焦点阴极结构的灯丝电压由灯丝变压器供应。

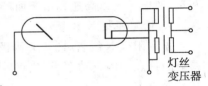

图3-5　双焦点阴极

5. 旋转阳极X线球管

旋转阳极X线管（图3-6）从偏离管中心轴线的阴极灯丝发射出来的电子，轰击在转动的阳极靶面上，热量被均匀地分布在转动着的圆环面上，使单位面积上的热量大幅度降低，能有效地提高X线球管的功率，旋转阳极X线球管的最大优点是功率大、焦点小。和固定阳极X线管相比，旋转阳极X线球管主要区别是阳极部分构造不同。阳极部分主要由靶面、转子、转轴、轴承和定子组成。低速管 $f=50$ Hz，实际转速约为 2 700 r/min，高速管 $f=150$ Hz，实际转速为 8 500 r/min 左右。转速越高，X线管的功率越大。

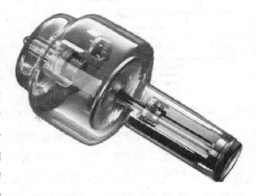

图3-6　旋转阳极X线管

在X线成像系统中，对X线成像质量影响最大的因素之一是X线管的焦点。当旋转阳极X线管灯丝投照方向与X线管轴相垂直时，这时的 θ 角称为靶角或阳极倾角。旋转阳极X线管靶面之所以设计成倾斜一定的角度，是为了增大实际焦点面，减小有效焦点，这样既能提高X线管的热容量，又能改善影像质量，使影像较为清晰。有效焦点＝实际焦点×Sin θ。

X线成像时，为减小几何模糊而获得清晰的影像，要求有效焦点越小越好。可通过减小靶角来减小有效焦点面积，但如果靶角太小，由于X线辐射强度分布的变化，投照方向的 X 线量将大大减少,所以靶角要合适;也可以通过减小实际焦点面积来减小有效焦点面积,但实际焦点面积减小后,受 200 W/mm² 的限制,X 线管的容量也将随之减小。

焦点的方向:性使用时应注意保持实际焦点中心、X 线输出窗中心与投影中心三点一线,即 X 线中心线应对准影像中心。旋转阳极 X 线管较好地解决了提高功率和缩小焦点之间的矛盾,它也由阳极、阴极和玻璃壳等 3 部分组成。

旋转阳极线管的阳极主要由靶面、转子、转轴和轴承等组成,见图 3-7。靶盘与靶面:靶盘直径为 70～150 mm 的单凸状圆盘,中心固定在转轴(钼杆)上。转子:由无氧铜制成,其表面黑化,以提高热辐射能力。轴承与轴承的润滑:轴承由耐热合金钢制成,可以承受较高的工作温度(约 400 ℃左右)。轴承的润滑剂都采用固体润滑材料,如二氧化钼、银、铅等。

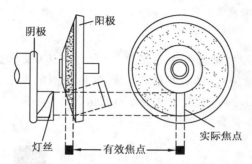

图 3-7　旋转阳极 X 线管靶面与焦点

旋转阳极 X 线管与固定阳极 X 线管的散热方式不同,靶面受高速运动的电子流轰动所产生的巨大热量主要依靠热辐射进行散热,散热效率低,连续负荷后阳极热量急剧增加,靶盘温度不断上升。为防止由此造成的 X 线管损坏,有些 X 线机的 X 线管装置内设有温度限制保护装置,对 X 线管给予相应的保护。

6. 焦点的方位特性(azimuth character)

投影方位越靠近阳极,有效焦点尺寸越小;越靠近阴极则越大(宽度不变),见图 3-8。

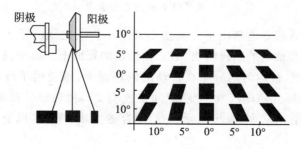

图 3-8　焦点的方位特性

7. 焦点与成像质量

X 线有效焦点尺寸越小,影像清晰度越高,图像锐利度越好,半影产生图像模糊度越小,见图 3-9。

缩小半影的方法:缩小有效焦点面积,缩短被摄影部位与胶片之间的距离,见图 3-10。

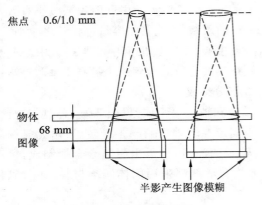

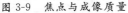

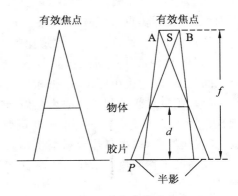

图 3-9　焦点与成像质量　　　　　　图 3-10　缩小半影的方法

8. X 线管的容量

大量高速电子撞击阳极靶将产生很多热量,允许产热(或承受热量)的最大负荷量,称为 X 线管的容量(负荷量)。影响容量的因素:实际焦点的大小、管电压的高低、管电流的大小、X 线管连续使用时间、焦点上电子分布的情况。

9. 旋转极 X 线管在管套内部状态(图 3-11)

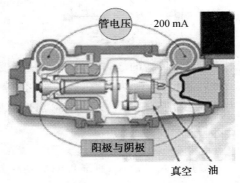

图 3-11　旋转极 X 线管在管套内部状态

旋转阳极 X 线管较好地解决了提高功率和缩小焦点之间的矛盾。高速运动的电子流由偏离 X 线管中心轴线的阴极射出,轰击到转动的靶面上。由于高速运动的电子流轰击靶面所产生的热量,被均匀地分布在转动的圆环面上,承受电子流轰击的面积因阳极旋转而大大增加(实际焦点的尺寸不变、空间位置不变),使热量分布面积大大增加,所以有效地提高了 X 线管的功率,减小实际焦点、配合适当减小靶角,以使有效焦点减小成为可能。

10. 软 X 射线管

用于软组织摄影;采用极薄的玻璃窗作出射窗;采用钼靶,因此称为钼靶机。

11. 金属 X 线管

能提高灯丝温度,可增加 X 线管的负荷;适用于短时间曝光,可承受高负载,主要用于 CT 及心血管造影机。

为了消除钨沉积层的影响,延长 X 线管的寿命,研制了一种金属陶瓷大功率旋转阳极 X 线管。金属陶瓷大功率旋转阳极 X 线管的灯丝和阳极靶盘与普通旋转阳极 X 线管相似,只是玻璃壳改为由金属和陶瓷组合而成。金属部分位于 X 线管中间部位并接地,以吸收二次电子,对准焦点处开有铍窗以使 X 线通过;金属靠近阴极一端嵌入陶瓷内,采用铌(Nb)过渡,用铜焊接;金属靠近阳极一端嵌入玻璃壳中,玻璃与陶瓷部分起绝缘作用。

金属陶瓷大功率 X 线管(图 3-12),消除了玻璃壳那种由于钨沉积所致 X 线管损坏的危险,所以可将灯丝加热到较高温度,以提高 X 线管的负荷。X 线管管壳上的电场和电位梯度也保持不变,还可在低管电压条件下使用较高的管电流进行摄影,解决了普通 X 线管由于管壁击穿而损坏的问题。

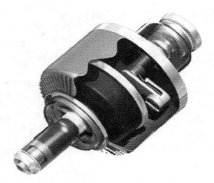

图 3-12 金属陶瓷大功率 X 线管

12. 栅极管

栅控管结构是三极 X 线管,是在普通 X 线管的阳极与阴极之间加了一个控制栅极,故又称为栅控 X 线管。它的控制原理是当栅极对阴极加了一个负电压(-2~-5 kV)或负脉冲电压时,可使阴极发射的热电子完全飞不到阳极上,形不成管电流,不会产生 X 线。当负电压或负脉冲电压消失时,阴极发射的热电子在强电场的作用下飞到阳极上,形成管电流,产生 X 线。

13. 陶瓷绝缘 X 线管

将陶瓷绝缘后放入金属外壳内,主要用于连续 X 线摄影、体层摄影和电影摄影等。

14. CT 球管

CT 球管(图 3-13)与普通 X 线机用的球管结构基本相同,具有较大的热容量,同时配有油循环系统以使产生的热量尽快扩散。

15. 特性与参数

(1) 阳极特性曲线

该曲线是在 X 线管灯丝加热电流(I_f)为某一定值时,管电压(U_a)与管电流(I_a)的关系曲线,见图 3-14。

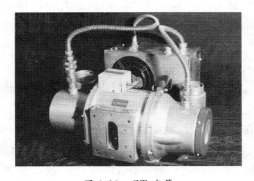

图 3-13 CT 球管

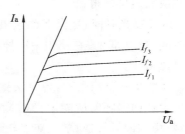

图 3-14 阳极特性曲线

X 线管阴极灯丝发射电子大致可分为 3 个区域。

第一个区域是灯丝前端,发射的电子在静电场的作用下飞往阳极,这部分电子的运动不受阻力。

第二个区域是灯丝侧面,发射的电子在空间交叉后飞向阳极,因此它们的运动要受一定的阻力。

第三个区域是灯丝后端,发出的电子由于相互排斥以及电场的作用力很弱,滞留在灯丝后面,形成所谓的"空间电荷"(又称电子云),它们受到的阻力很大,只能随着管电压的升高而逐渐飞向阳极。

(2)灯丝发射特性曲线

灯丝发射特性是指在不同管电压下,灯丝加热电流与管电流的关系,见图3-15。

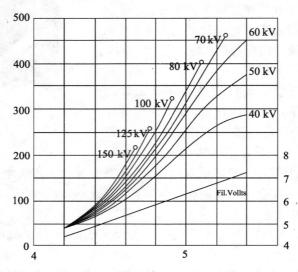

图3-15　灯丝发射特性曲线

16. 电参数

(1)最高管电压:是指可加于X线管两极间的最高电压峰值,单位是kV,其值是由X线管的长度、形状、绝缘介质的种类以及管套的形式决定的。如超过最高允许值会使管壁放电甚至击穿。

(2)最大管电流:是指X线管在某一管电压和某一曝光时间内所允许的最大管电流平均值,单位是mA。在调整X线机管电流时不得超过该值,否则将导致X线管焦点面过热损坏或缩短灯丝寿命。

(3)最长曝光时间:是指X线管在某一管电压和某一管电流的条件下,所允许的最长曝光时间,单位是s。在使用中同样不能超过该值,否则由于热量的积累,将使X线管焦点面过热损坏。

(4)容量及其影响因素:容量又称负荷量,是指X线管在安全使用条件下,一次或连续曝光中无任何损坏时所能承受的最大负荷量。增大容量的途径:增大焦点面积;减小靶面倾角;增加阳极转速;增大焦点轨道半径;减小管电压波形的纹波系数。曝光时间增加,容量下降。

X线管容量的计算公式

$$P=UI/1\ 000$$

式中，P 为 X 线管容量，单位 kW；U 为管电压有效值，单位为 kV；I 为管电流有效值，单位为 mA。

（5）X 线管的标称功率：一般将一定整流方式和一定照射时间条件下的最大负荷，称为 X 线管的标称功率。由于电源电压有波动，各测量仪表均存在误差以及 X 线机本身的因素，实际使用 X 线管时，允许的最大负荷只能按容量的 85%～90%设计。国家规定管电压允许误差为±7%，管电流允许误差为±10%，曝光时间允许误差为±15%（大于或等于 0.1 s，单相非零相位合闸）。在使用中要注意合理选定曝光参数，大、中型 X 线机一般均设有容量保护装置，当单次摄影选择的曝光条件过高，超过 X 线管的最大允许容量时，摄影不能进行，且过载指示灯持续亮或闪烁以提醒操作者降低曝光条件，以防 X 线管因过荷工作而损坏。连续负荷和瞬时负荷容量的表示方法：负荷时间为数毫秒到数秒的称为瞬时负荷；长时间的透视负荷称为连续负荷。

连续负荷时容量标注方法：限定连续使用时的最大功率；限定管电压、管电流和照射时间。

瞬时负荷时容量标注方法：短时间负荷常用负荷特性曲线表示，见图 3-16。它可以直接指明在一定的整流方式、管电压和曝光时间条件下，所允许的最大管电流。

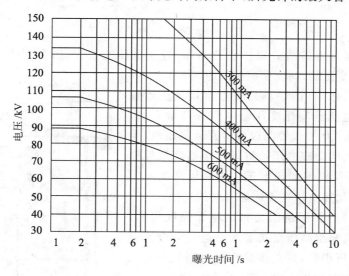

图 3-16　负荷特性曲线

（6）热容量：多次瞬时负荷或透视与摄影交替进行的负荷为混合负荷。单位时间内传导给介质的热量称为散热率。

X 线管处于最大冷却率时允许承受的最大热量称为热容量。其单位是焦耳 J

$$1 \text{ J} = 1 \text{ kV（有效值）} \times 1 \text{ mA（有效值）} \times 1 \text{ s}$$

热单位 HU

$$1 \text{ HU} = 1 \text{ kV（峰值）} \times 1 \text{ mA（平均值）} \times 1 \text{ s}$$

生热与冷却特性曲线（图 3-17）：生热特性曲线就是表示 X 线管在负荷条件下，热量增加的速率与时间的关系。冷却特性曲线就是 X 线管的冷却速率与时间的关系曲线。

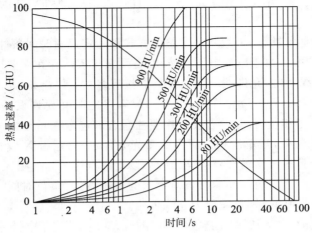

图 3-17　生热与冷却特性曲线

（7）构造参数：凡由 X 线管的结构所决定的非电性能的参数或数据都属于构造参数。

17. 高压发生器

高压发生器是为 X 线管提供直流高压、灯丝电压的装置，由高压变压器、高压整流器、X 线管灯丝变压器、高压交换闸等组成。

高压发生器作用（图 3-18）：将由自耦变压器输入的初级交流电压给高压变压器电压升高数百倍，再经整流后输出，为 X 线管两极提供直流高压；以及将初级电路输入的交流电压给灯丝变压器降压后输出，为 X 线管灯丝提供加热电压。用高压交换闸完成管电压、灯丝加热电压在不同球管间的切换。

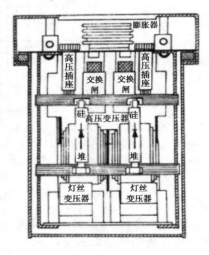

图 3-18　高压发生器

高压变压器的初级绕组通过的电流强度很大，电压不高。次级绕组高压变压器次级通过的电流强度较小，次级电压很高，其总匝数在数万到数十万之间，多绕成匝数相同的二个绕组，套在初级绕组上。初、次级之间有良好的绝缘。次级绕组的中心接地诊断 X 线机高压变压器都采用二个线圈、中心点接地的方式，见图 3-18，这样可使高压变压器的绝缘要求降低一半。高压次级中心点接地后就获得与地相同的零电位，次级输出端的任何一端对中心点的电压等于输出端间电压的一半。同时由于中心点是零电位，应把指示管电流的电流表接在中心点处，安装在控制台上使控制台免受高压袭击，保证工作人员安全。为了防止毫安表断路而使中心点电位升高，设有保护装置，其方法在二个中心点接线柱上并联一对放电针或一个纸质电容器、或一只放电管。这样中心点电位升高时，保护装置导通，接通对地回路，起到保护作用，见图 3-19。

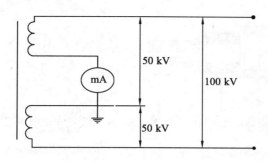

图 3-19　高压变压器中心点接地方式

18．灯丝变压器

X线管灯丝变压器的初级电压多为 220 V。灯丝电压为 5～20 V,灯丝电流强度一般为 4～8 A,故灯丝变压器是 100～150 W 的降压变压器。X线管灯丝变压器的初级输入电压可直接由自耦变压器或经过磁饱和稳压器稳压后提供。特点是其次级绕组与高压变压器次级的一端相连,工作时带有高电位,初、次级线圈间应具有良好的绝缘。

19．高压整流器

高压整流器是一种将高压变压器次级输出的交流电整流成脉动直流电的元件。使 X线管始终保持在阳极为正、阴极为负的脉动直流高压状态下工作,可充分发挥 X线管的效率。高压硅整流器称高压硅堆,具有体积小、机械强度高、绝缘性高、寿命长、性能稳定、压降小等优点,它由许多单晶硅做成的二极管用银丝串联而成,外壳用环氧树脂密封。每个硅堆用硅胶加以密封,充填环氧树脂,这样可提高耐压程度。

20．高压交换闸

大功率的诊断用 X线机一机多用,有 2 个 X线管共用一个高压发生器,X线管不能同时工作,高压变压器产生的高压必须经过切换装置送到不同用途的 X线管上,这种切换装置称高压交换闸。高压交换闸结构包括铁芯、吸合线圈、衔铁和带有触点的高压绝缘臂,它把高压输出到各个 X线管,还将灯丝变压器的加热电压同时输送到相对应的 X线管,工作原理与普通接触器相同。高压交换闸接通高压和接通灯丝电压,动作十分频繁。

21．高压电缆

（1）高压电缆作用

高压电缆是连接高压发生器与 X线管的多芯绝缘导线。高压发生器和 X线管是分离部件,两者之间通过特制的导线连接在一起,这种输送高压、灯丝电压的导线称为高压电缆,其传输 X线管灯丝电压和 X线管两端直流高压。按芯线分布位置可分成同轴和非同轴,见图 3-20。

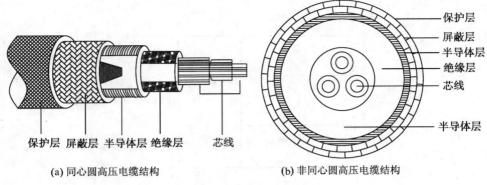

(a) 同心圆高压电缆结构　　　　　　　(b) 非同心圆高压电缆结构

图 3-20　高压电缆结构

（2）高压电缆结构

① 导电芯线：位于高压电缆的最内层，每根芯线由多股细铜丝组成，通过导电芯线传输灯丝电压和直流高压。

② 高压绝缘层：位于芯线外，由天然橡胶和化学原料配制而成，使芯线的高电压与地之间绝缘。

③ 半导体层：是用半导体橡皮紧包在绝缘层上，呈灰黑色，作用是消除绝缘层外表面与金属屏蔽层之间的静电场。

④ 金属屏蔽层：由镀锡铜丝编织而成，包在半导体层上，在电缆的两端与插头焊接，作用是防止高压电缆击穿时使操作者和被检者受到伤害。

⑤ 保护层：是电缆的最外层，一般用黑色的棉纱和维尼纶线织成，作用是加强电缆的机械强度。

22. 控制装置

控制装置是对机器开、关、指示、切换、电源电压，对 X 线的 kV，mA，s 调节，容量保护等进行控制的装置。

23. 机械装置及辅助设备

机械装置及辅助设备是指 X 线发生装置配套的设施。主要有：支持 X 线管的机械装置，如天轨、地轨、立柱、吊架等，以及摄影床、诊断床、影像增强器、X 线电视系统、遮线器、滤线器、信号记录、影像转换、显示、记录、储存、复制、数字处理和用于心血管检查的各种配套设施等。辅助装置主要作用是与主机配合协调工作。

X 线摄影过程以及 X 线机电路工作过程见图 3-21。

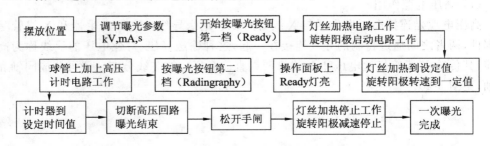

图 3-21　X 线摄影 X 线机电路工作过程

24. 辅助装置

(1) 滤线器:在 X 线摄影过程中,可以减少散射线的装置,见图 3-22。

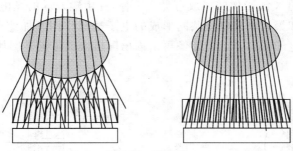

图 3-22 滤线器

栅比值(N):铅条高度与铅条间距之比值一般为 4~16。

栅密度(R):一般为 40 LP/cm。即每厘米有 40 条铅条。

材料:薄铅条与可透 X 线的物质(树脂等)相互间隔黏合而成。

分类:线型栅和格型栅,平行栅和聚焦栅,静止栅和活动栅。

(2) 束光器:限制 X 线照射范围,减少其他部位照射剂量,分手动和电动。

3.1.2 变频 X 线机

变频 X 线机是将交流电源整流滤波后变成脉动直流电压,作为高压逆变电源和灯丝逆变电源,经高压逆变和灯丝逆变后转换成变频交流电,经整流滤波后供给 X 线机管所需要的高压和灯丝加热电压,从工频到变频转换是由整流器和逆变器实现的。经过 X 线管的 kV,mA,取样电路对逆变器输出的电压频率和脉冲宽度进行调制,完成对 kV,mA 的闭环控制,从而使管电压和管电流达到稳定输出。变频 X 线机为专用 X 线机,较为常见。

变频 X 线机的特点:被检者的皮肤剂量低、成像质量高、输出剂量大、实时控制、体积小、重量轻、曝光时间可以更短、便于智能化、对电源要求更低。

3.1.3 医用 X 线电视系统

医用 X 线电视系统由影像增强器、光学镜头组件、摄像系统、中控电路、自动亮度控制系统、监视器组成。

影像增强器由增强管、管套和电源 3 部分组成。影像增强管是一个高真空玻璃器件,是增强管的核心部分,由输入屏、聚焦电极、加速电极、输出屏和外壳组成,见图 3-23。

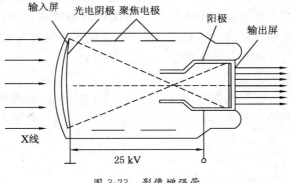

图 3-23 影像增强管

管套用以保护管壳安全,固定增强器,防止外界磁场对管内电场的影响。

1. 影像增强器的工作原理(图 3-24)

输入屏把接收的 X 线影像转换成可见光影像,并由输入屏的光电阴极转换成电子影像。光电子在阳极和聚焦电极电位共同形成的电子透镜作用下加速聚焦,在输出屏前形成缩小并增强了的电子影像。电子影像再由输出屏转换成可见光影像。

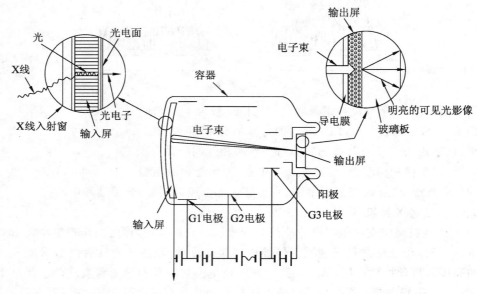

图 3-24　影像增强器的工作原理

2. 影像增强管的规格性能

规格参数:是指几何参数和电参数。

(1)输入屏尺寸:即接受 X 线照射,最终确定成像范围的输入屏有效直径,单位用毫米或英寸,是增强管有代表性的规格参数。

(2)各电极电压要求:所有电极都要求加直流电压,阴极一般取零电位,聚焦级多在 0～1 kV,辅助阳极约为 10 kV,阳极多为 25～30 kV。

(3)暗电流:是指各电极都有正常电位,但在输入屏没有 X 线照射时增强管的阳极电流变换系数。增强器的输入屏接受一定剂量率的 X 线照射,在输出屏上可观察到一定亮度的荧光,这个亮度和剂量率的比值用来衡量增强管的增强效率,称为增强管的转换系数。亮度增益:影像增强管输出屏上的荧光亮度比输入屏受到 X 线照射时发出的荧光高得多,两者之比称为增强管的亮度增益,或称增强因数。

3. 分辨力的测试方法

利用分辨力测试卡,用 X 线管以 50 kV 进行工作,观察输出影像用眼睛能分辨的那一组宽度条纹对应的每厘米能包含的对数 LP/cm,见图 3-25。X 线管焦点在0.3 mm 以下。

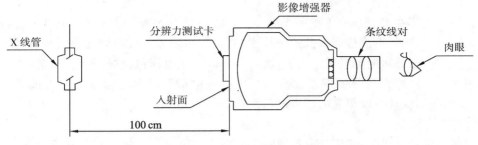

图 3-25 分辨力的测试方法

4. CCD 摄像机

电荷耦合器件(charge coupled device,CCD)固定摄像器,由光电转换、电荷存储、电荷转换、信号输出组成,见图 3-26。CCD 是半导体器件利用它的光敏特性,由光信号变成电信号,再经 A/D 转换器转换形成数字化图像 CCD,TV 从取像素开始以数字信号方式进行数据传递与计算机直接连接,对数字图像处理十分有利。可同步采集、图像显示可减少 X 线剂量,其广泛应用于各种成像设备中,已经取代管式摄像机。CCD 分为光敏二极管和 MOS 电容两种。CCD 分辨力可超过 1 000 TV 线。其空间分辨力高,几何失真小,CCD 器件不采用电子扫描,集合失真只取决于光敏单元的位置排列精度。CCD 光敏单元制作在一个半导体硅片上,精度高,其结构特点决定了整个画面清晰度和各点灵敏度均匀一致。在光电灵敏度和动态范围上效果较佳。CCD 阵列为 43 cm×43 cm X 线摄影数字化影像,可获得空间分辨力达 3.5 LP/mm 高质量的影像。基本结构由若干行和若干列组成的矩阵光敏元件排成,为面阵 CCD;光敏单件排成有序的一行或一列为线阵 CCD,常用于 DSA,DR 等。元件数量多少决定了 CCD 的空间分辨力。

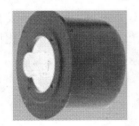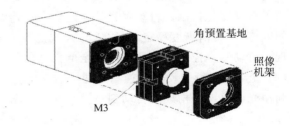

图 3-26 电荷耦合器件

（1）成像原理

光电转换和电荷存储器件为 MOS 电容和光敏二极管。当 X 线的光子投射到 MOS 电容上,进入衬底处的价电子将吸收光子的能量,变成自由电子,并产生电子跃迁,形成电子—空穴对,在外电场作用下向电极两端移动形成光生电荷,即信号电荷,在电极造成的"势阱"中形成电荷。一幅光图像就转成对应的电荷图像。光敏二极管和 MOS 电容产生的电荷通过 CCD 变换电极电位,使电荷发生从左到右移动,到 CCD 器件终端时,由输出场效应管电路将电流信号读出,通过 A/D 转换进入计算机系统进行图像重组。而利用 CCD 技术,DR 成像方式是,X 线穿过被检者后经过影像增强器或闪烁晶体变成可见光,经 CCD 摄像机将光信号转换为电信号,再经 A/D 转换进行计算机处理后形成间接转换数字图像成像装置。

（2）光敏二极管

光敏二极管在 P 型硅底上扩一个 N 区，形成一个 P-N 结，相当于一个二极管，加上反向偏置电压，中间形成势能很低的区域称"势阱"，当影像光线照到光敏二极管时，产生电子-空穴对，在反向偏置电压作用下，流到势阱区形成电荷包，称信号电荷，信号电荷量与照到光敏二极管光线强度成正比。每个电荷包电荷量与对应像素的亮度成正比，这样，一幅光学图像就变成相应的信号电荷图像。

（3）电荷转换

在驱动脉冲作用下，将信号电荷按一定方向从一个光敏二极管转移到近邻的一个光敏二极管处。

（4）视频信号输出

信号获取工作原理，信号输出由输出门、浮置电容、复位门、源极跟随器场效应管、输出极组成。

5. X 线自动曝光控制装置

X 线自动曝光控制装置由光电倍增管自动曝光控制、电离室自动曝光控制两种方式组成。

（1）自动曝光系统概述

自动曝光系统是在 X 线通过被照物体后，达到胶片上所需的感光剂量即胶片密度来决定曝光时间，胶片感光剂量满足后，自动终止曝光。自动曝光系统实际上是一种间接的限时装置，称为 mAs 限时器，目前常用的两种形式的自动曝光控制为，控制光电管的自动曝光控时系统和电离室自动曝光控时系统。采用某种对 X 线敏感的检测器件，把 X 线剂量转换成直流电流或电压，这个电流或电压正比于 X 线剂量率，将它对时间积分后的电压就正比于所接受的 X 线剂量，把这个积分电压与一个正比于胶片感光密度的设定电压进行比较，由一个门限检测器给出剂量到达设定值的曝光终止信号以切断高压，这就形成了自动曝光控制。自动曝光控制配合自动连续降落负载系统，能更充分地发挥 X 线管的效能，获得清晰度稳定、高质量的 X 线照片。随着 X 线机中的变频机、数字化设备都实现了自动曝光控制的闭环控制和全部自动化。

（2）光电倍增管自动剂量控制原理

利用光电倍增管构成的自动剂量控制原理见图 3-27。

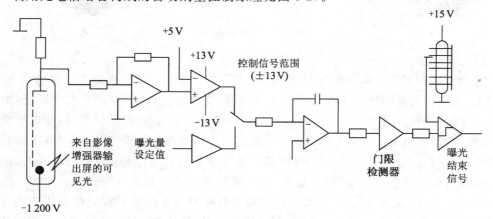

图 3-27　光电倍增管自动剂量控制原理

　　由影像增强器输出屏发出的可见光经分光采样送至光电倍增管,它的输出信号经放大后变为控制信号。这个控制信号正比于光电倍增管所接收的光强度,因而信号正比于影像增强器所接收到的 X 线剂量率。控制信号经过一个积分器按曝光时间积分,积分后的电压则正比于剂量率对曝光时间的积分即 X 线剂量。当它达到某一定值时,便由门限检测器给出曝光结束信号,切断高压,这样就形成了自动剂量控制。

　　(3) 光电管自动曝光控制装置线路分析

　　曝光时 K 按钮压合,电源继电器 RE_1 得电所有常开触点闭合,高压初级 HTP 得电,使高压次级得电,X 线发生曝光开始,同时 RE_1 常闭触点 3,4 触点打开,光电管 PH 接受 X 线辐射而产生光电流,电容器 C 被充电,同时,V 管的栅极逐步获得截止栅压,屏流随之下降,N 管的阳极电压逐步升高,达到 N 管电离电压时,N 管导通,RE_2 得电工作,其触点 1,2 打开,切断了高压初级电路 X 线曝光停止。X 线剂量大时,S 和 F 感光速度快,PH 光电流也大,电容器 C 充电速率大,N 管电离时间短,曝光时间短;反之,曝光时间长。K 未压合时,三极管栅极电压 RE_1 的 3,4 常闭触点短路通过 R_1 电阻与阴极相连,阳极与阴极之间电位产生阳流,冷阴极三极管 N 的启动阳极尚未达到 N 管电离的程度,启动阳极与阴极之间电压等于低感光电压 LDC 减去 R_2 上电压降,N 管控制继电器 RE_2 不工作 (图 3-28)。

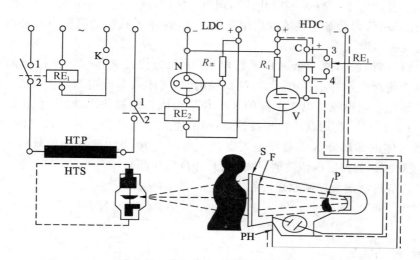

图 3-28　光电管自动曝光控制线路

　　(4) 光电管自动曝光控制装置控时电路

　　利用锑-铯光电阴极和二次发射的多级光电倍增管,X 线通过人体到达感光物质,由光电管倍增放大转换成光电流,并给电容器充电,再经放大器、积分、比较放大器、逻辑电路等驱动控时执行元件,光电管与感光物质同时接受 X 线的照射,光电流与电容器积累电荷量取决于 X 线的曝光强度,当感光量达到某个部位的要求时,X 线曝光结束完成自动曝光控制。用于肺部摄影的光电控时电路如图 3-29 所示。

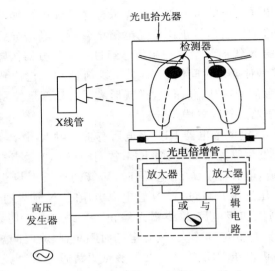

图 3-29 肺部摄影的光电控时电路

（5）电离室自动曝光控制装置原理

电离室自动曝光装置是利用 X 线对气体电离的物理效应，电离电流正比于 X 线强度，也正比于胶片密度。当 X 线胶片达到理想密度时，通过电离室电流的作用，自动切断曝光。它比光电管自动曝光系统的应用范围广泛，各种 X 线机的摄影中都采用。

① 电离室结构

电离室的结构包括两个金属板平行电极，中间为惰性气体。两极板间加上直流高压，空气作为绝缘介质并不导电，但当 X 线照射时，气体被 X 线电离的正负离子在强电场的作用下，形成电离电流。电离电流的大小和是否成为饱和状态，取决于 X 线辐射的量及 X 线量子的能量。利用这一物理特性，将电离室置于人体与胶片暗盒之间，在 X 线照射时，穿透人体的那部分 X 线将使电离室产生电离电流，此电流作为信号输入到控制系统，待 X 线胶片达到预定的浓度时，则控制元件自动切断高压。

② 电离室自动剂量控制原理（图 3-30）

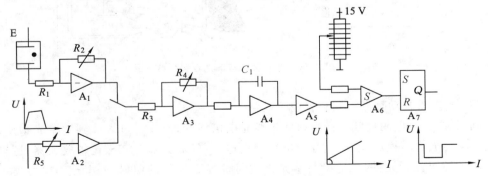

图 3-30 电离室自动剂量控制原理

电离室输出正比于其所接受的 X 线剂量率的电流，经过 A_1 和 A_3 两极放大，然后在 A_4 积分器对时间进行积分。积分后的电压就正比于电离室接受 X 线剂量率与时间的乘积，积分电压经 A_5 放大后送到 A_6 门限检测器。当积分电压到达预先设定的门限值时，意味着 X 线剂量已达设计值,A_6 输出信号触发 RS 触发器 A_7,送出曝光结束信号,立即切断高压。A_1,A_2 中的 R_2,R_4 可调电阻控制其增益,以适应选择不同的电离室或不同数目的电离室。与电离室并排可供选择的 A_2 是设定 mAs 值的工作方式。

(6) 电离室自动曝光控制装置线路分析(图 3-31)

V 管处于静态工作状态时,高压直流电源使电容器 C 经 S_2 常闭触点充电,充电电流方向使栅极端为负,故 V 管不通,S_3 继电器线圈不得电。开始曝光时,K 压合继电器 S_1 和 S_2 同时得电工作,S_1 控制常开触点闭合,高压发生 X 线曝光开始,S_2 控制的常闭触点打开,切断 C 充电电路,与此同时,X 线穿过人体后,电离室气体呈电离状态,电离电流使 C 放电,V 管栅压根据电离电流的强度而逐渐降低,等栅压降至一定值后,V 管产生电流,继电器 S_3 得电打开其常闭触点,S_1 和 S_2 同时断电,高压初级 HTP 断路,X 线曝光停止,电容器放电电流正比于 X 线辐射的量,调节电阻 R_1 改变 C 原始充电电压,电离室工作时,相应改变 C 的放电速率,决定了胶片感光浓度。X 线剂量大,电离室电流强度高,C 的放电速率大,V 管导通时间短,曝光时间则短,反之则大。

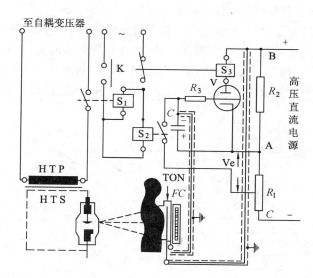

图 3-31　电离室自动曝光控制装置线路

(7) TV 自动亮度控制系统

透视过程中不同的人、不同部位的厚度和组织密度均不相等,为了达到透视的最佳效果,透视装置中设置使不同的人、不同部位的厚度和组织密度均能自动控制亮度,使组织达到最佳清晰程度的系统称 TV 自动亮度控制系统,也称 ABC 厚度、密度、影像装置。其作用是在 X—TV 透视中使被检部位厚度、密度的影像亮度保持最佳清晰程度。

工作原理:ABC 是闭环控制,影像亮度正比于视频信号电平,对视频信号电平进行取样以获实际影像亮度的取样值。

有 3 种方法:

① 取整个视窗的平均值(图 3-32)。

全视窗取样反映的是图像的平均亮度,电位器 W 用于调节取样亮度的基准电平,取样范围为整个视窗,视频信号经滤波后取出,把每场的视频信号电平与基准电平比较,然后输出送到控制调整装置,经闭环控制使图像亮度稳定在基准的亮度范围内。

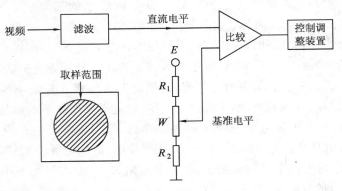

图 3-32　TV 自动亮度控制系统

② 取视窗中心一定范围的亮度平均值(图 3-33)。

取视窗中心取样只要把感兴趣的部分放在荧光屏中心,使中心部分图像平均亮度就是感兴趣区的平均亮度,设置一个矩形作为取样范围。矩形范围可调,水平门调水平脉冲宽度,垂直门调垂直脉冲宽度。由门脉冲形成电路,控制取样门电路取样,取样信号经滤波后形成直流电平,与基准电平比较后控制调整装置,通过闭环控制使图像稳定在基准的亮度范围。

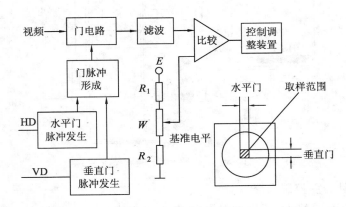

图 3-33　取视窗中心取样

③ 自动 kV 控制法:取整个视窗的平均值(图 3-34)。

自动 kV 控制法是用 ABC 取样信号控制 X 线机的 kV,X 线机的 kV 取决于高压变压器初级电压,有效控制高压变压器初级电压,就获得不同 kV 值使黑白亮度变化。取样信号和基准信号的比较决定比较电路的输出,比较电路的输出控制伺服电机的驱动电路,以控制伺服电机自动调整自耦变压器的输出,进而调整高压变压器的初级,最终获得不同的 kV。

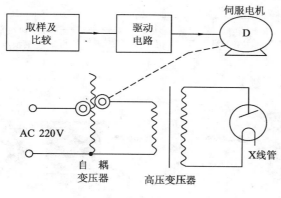

图 3-34　自动 kV 控制法

6. 医用显示器

医用显示器从使用上可分为普通彩色显示器与医用黑白显示器,从结构上可分为阴极射线管(cathode ray tube,CRT)显示器和液晶显示器(liquid crystal display,LCD),液晶显示器多采用于现代医学的设备上,正逐步取代阴极射线管显示器。

(1) 液晶显示器

液晶是介于固体与液体之间,具有规则分子排列的有机化合物,一般液晶形成丝状(nematic),液晶分子形状为细长棒形,长宽约 1~10 nm,在不同电流电场作用下液晶分子会规则旋转 90°产生透光度的差别,在电流断开或接通时产生明暗区别,液晶显示器按照这个原理控制每个像素而获得所需要图像。

在前后两片玻璃基板上装配向膜,液晶会沿着沟槽配向,由于玻璃基板配向膜沟槽偏离 90°,液晶分子成扭曲型,因此玻璃基板没有电场时,光线透过后偏离器跟着液晶分子进行 90°扭转,通过前偏光器液晶面板显示白色。当加入电场时,液晶分子产生配列变化,光线通过液晶分子空隙维持原方向,由于被前偏光遮蔽光线吸收无法透出,液晶面板显示黑色。现在,已经生产了 LED 液晶显示器。

(2) 彩色显示器

结构和工作原理与黑白显示器相似,不同之处是彩色显示器 CRT 有 3 个阴极分别受红(R)绿(G)蓝(B)色彩信号调制。如 3 色均衡则显示黑白像,若三色不均衡则显示彩色影像,常用于彩超等。

(3) 高清晰度电视

随着医学影像设备发展,更高分辨力、高清晰度电视被要求出现,其工作原理与普通TV 大致相同,但扫描制式不同。高清晰度电视技术要达到以下要求:扫描制式或专用的1 249 行,频率 50 Hz,高清晰度摄像管与显像管,视频放大器传输视频带宽更宽,像素比普通更小,行扫描频率更高,对行偏转线圈有新要求。

3.2　计算机 X 线摄影设备

计算机 X 线摄影设备属于数字化 X 线成像系统,其为常规的 X 射线摄影技术与计算机技术结合的产物,它的实现路径见图 3-35。

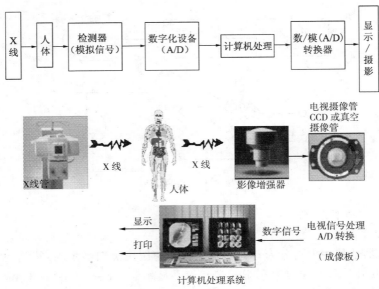

计算机处理系统

图 3-35 计算机 X 线摄影设备路径

3.2.1 CR 设备结构

（1）CR 系统

计算机 X 线摄影设备是使用可记录并由激光读出 X 线影像信息的 IP 作为载体，经 X 线曝光及信息读出处理形成数字化影像，CR 使常规 X 线摄影的模拟信息转为数字信息，能提高图像分辨力、显示能力，可实施各种图像后处理功能，增加显示信息的层次可对接 PACS 系统。

CR 设备以 IP 为探测器，利用现有 X 线机进行 X 线信息采集获取图像，主要由 X 线机、成像板、影像阅读器、影像工作站、影像存储系统、打印机组成，见图 3-36。X 线机由 CR 设备的种类决定，一般分为有暗盒型和无暗盒型两种，有暗盒型与常规 X 线机兼容，不需单独配置；而无暗盒型和影像阅读器组合为一体，连同影像向工作站传输自动完成，需单独配置 X 线机。

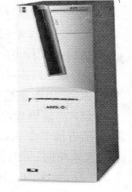

（2）IP 结构

成像板也称 IP，是 CR 成像技术关键，也是采集记录影像信息的载体，可重复使用，无影像显示功能。IP 由表面保护层、PSL 物质层、基板表面保护层、背面保护层组成。表面保护层是防止 PSL 物质层受到损伤起保护作用。PSL 物质层即荧光物质层能把第一次照射的光信号记录下来，再次受到光刺激时发出与第一次照射光能量呈正比的荧光信号。基板是保护 PSL 物质防止受外力损伤。背面保护层的作用是防止 IP 摩擦损伤。

图 3-36 CR 设备影像阅读器

3.2.2 CR 成像原理

射入到 IP 的 X 线量子被 PSL 物质层的荧光颗粒吸收，释放电子，其内电子获得能量跃迁到高能量其中一部分电子散布在成像层内呈半稳定状态，形成潜影。完成 X 线信息的采集，受到照射后的 IP 经激光束逐行扫描潜影时，受激励电子以荧光的形成释放出来,半稳定的电子转换成荧光,发生 PSL 现象。产生的荧光强度与第一次激发 X 线的能量精确地成正比,荧光的光量子随即由光电倍增管检测到,并被转化为电信号,再经过 A/D 转换为数字信号,再经计算机图像处理后形成 CR 数字影像。

1. 影像阅读器

影像阅读器的工作原理是阅读成像板产生数字影像,然后将曝光后 IP 从暗盒中取出,等待激光扫描仪扫描,数字化影像被送到灰度和空间频率处理的内部影像处理器中,然后送到激光打印机或影像处理工作站。影像读取完成后,成像板的潜影被强光消除,重新装入暗盒,见图 3-37。

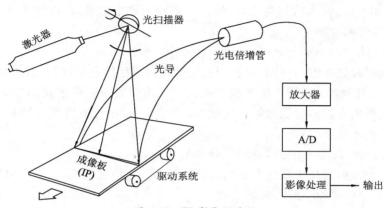

图 3-37　IP 影像阅读器

2. 图像处理工作站

图像处理工作站有图像处理软件并能进行图像数据的存储和传输,可进行图像的查询,显示处理放大、局放、窗宽窗位、黑白反转、旋转、边缘增强、加注、测量、统计等。CR 的信息处理可分为谐调处理、空间频率处理和减影处理。

(1)谐调处理

谐调处理涉及的是图像对比。CR 系统中 X 线剂量曝光量宽容度的允许范围则较大,在适当设置的范围内曝光都可以读出图像信息。CR 系统可分别控制每一幅图像显示特征,可依据成像的目的来设置谐调处理技术。在肺部摄影中,图像信息覆盖的范围很宽,在肺野和纵隔部位的密度差别大,可分别应用不同类型的谐调处理技术,能达到很好地显示肺野内的结构的目的,又可防止在输出影像中纵隔的密度与骨的密度过于接近而分辨不清,从而提高纵隔内不同软组织的分辨层次。

(2)空间频率处理

空间频率处理是指对频率响应调节,影响影像的锐度。CR 设备中可通过空间频率处理调节频率响应,可提高图像中高频成分的频率响应,增加此部分的对比。边缘增强技术是空间频率处理较常用的技术。通过增加对选择的空间频率的响应,使感兴趣区结构的边缘部分得到增强,突出该结构的轮廓。改变显示矩阵的大小也是空间频率处理的另一种技术,它可决定不同结构的对比,使用较大的矩阵可使处于低空间频率的软组织结构得到增强;使用较小的矩阵则可使细微的结构得到增强。谐调处理影响对比度和空间频率处理影响锐度是结合使用的。低对比处理和较强的空间频率处理结合使用,可提供较大的层次范围和实现边缘增强。

（3）减影处理

CR 设备也可完成数字减影血管造影与其他减影的功能。在时间减影血管造影方式中，CR 设备同样可以摄取蒙片和血管造影片，并经计算机软件功能实施减影。

3. 存储装置

该部分用于存储经图像阅读处理器处理过的数据，常用的有光盘、移动硬盘、PACS 系统等。

4. 工作流程

（1）信息采集（acquisition of information）

CR 设备用 IP 接收 X 线照射后，由模拟信息转为数字信息，再由计算机重组后可见影像，实现了影像的数字化。

（2）信息转换（transformation of information）

信息转换指存储在 IP 上的 X 线模拟信息转化为数字信息的过程，由激光阅读仪、光电倍增管、A/D 转换器组成，IP 在 X 线下受到第一次激发时贮存连续的模拟信息，在激光阅读仪中进行激光扫描时受到第二次激发，产生荧光，由光电倍增管转换为相应电信号，经 A/D 转换成数字信号。

（3）信息处理（processing of information）

用不同的相关信息技术根据诊断的需要对影像实施信息处理，达到影像质量的最优化，如谐调处理、空间频率处理、减影处理。

（4）信息存储与输出（archiving and output of information）

IP 被扫描后获得的信息可以同时存储和打印，存储光盘 2G 约存 5 000 幅图像，一方面指向其他网络输送影像资料，另一方面传输影像信息到照相机上进行打印输出，进行打印的图像可来自激光阅读器、影像处理工作站、光盘存储系统或者 PACS 系统。

3.3　数字化 X 线摄影设备

数字化成像转换模式是由薄膜晶体管阵列（thin film transistor array）块组成，分 4 种形式，见图 3-38。

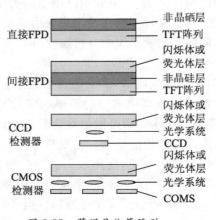

图 3-38　薄膜晶体管阵列

3.3.1 DR 设备构造

DR 设备由 X 线球管准直器装置、胸片支架、检查床、工作站、高压控制装置、位置标记、立柱、数据、图像显示器、释放/阻止管臂、探测器、带立柱移动开关把、遥控器等组成，见图 3-39。

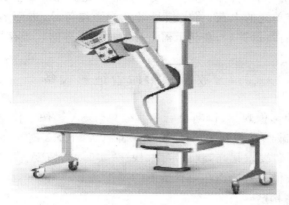

图 3-39 DR 设备组成

3.3.2 DR 成像原理

数字化 X 线摄影系统根据成像方法可分为间接数字化 X 线成像转换(非晶硅)，CCD X 线成像，多丝正比电离室(multi—wire proportional chamber, MWPC)直接数字化 X 线成像转换(非晶硒)成像等。DR 是由 X 线管发出 X 线穿过被检者由探测器接收，经过 A/D 转换形成数字图像。

1. 间接数字化 DR 工作原理

间接数字化 X 线成像摄影设备的平板探测器，是利用非晶硅光电二极管阵列为核心的 X 线影像探测器，在 X 线照射下探测器的闪烁体层将 X 线光子转换为可见光，然后由具有光电二极管作用的非晶硅阵列变为电信号，经 A/D 转换成数字化图像。

位于探测器上层的 Csl 闪烁体，将照射 X 线转换成可见光图像，位于 Csl 下层的 a-Si 光电二极管阵列将可见光图像转换为电荷图像，每一个像素的电荷量变化与入射 X 线的强度成正比。该阵列将空间上连续的 X 线光图像转换为一定数量的行和列构成点阵式图像，点阵密度决定图像空间分辨力。在时序控制器控制下行方向的行驱动电路与列方向的读取电路将电荷整行取出转换为串行脉冲序列，并转换为数字信号获得数字信号，经通信接口电路传至图像处理器，形成数字图像。上述过程经历了 X 线→可见光→电信号的转换，称之为间接转换 DR。

DR 系统的重要部件是平板探测器，直接数字化 X 线成像利用了非晶硒的光电导性，将 X 线直接转换成电信号实现数字化成像。在专用计算机控制下，DR 系统直接读取感应介质记录到的 X 线影像信息，并以数字化影像方式再现或记录影像的技术方式。它是由通过电缆串接在一起的探测器、扫描控制器、系统控制及影像显示器等构成。其使用方法简单，将探测器置于与 X 线管相对应的被检者身后，接收到的 X 线信息被直接变化为数字信号，经由电缆传输至系统控制部分处理成影像。

2. 直接数字化基本原理

DR 系统直接将 X 线通过探测器转换为数字影像的基本原理是：透过人体后的 X 线

有不同程度的衰减,作用于探测器内的硒层上。硒层光导体按吸收 X 线能量的大小产生与 X 线的强弱成正比例的正负电荷对,顶层电极与集电矩阵间高电压在硒层内产生电场,使 X 线产生的正负电荷分离,正电荷移向集电矩阵直至存储于薄膜晶体管内的电容器中,矩阵电容器中所存的电荷因此与 X 线影像成正比。随后扫描控制器控制扫描电路读取每一个矩阵电容单元的电荷,将电信号转换为影像信号,进而形成数字化影像。数字化影像数据经过处理、运算后,在显示器上显示或进入存储装置存档。

3.4　数字减影血管造影设备

对于血管减影的影像观察,诊断血管病变效果,DSA 影像不仅同减影原影像时刻的 X 线条件有关,还同减影基像获取时刻 X 线条件有关。DSA 对数字影像信号获取整个成像链中各个环节质量要求很高,就稳定性、快速、实时、高精度、高对比度构成了整体要求。数字减影血管成像通常运用在血管造影的过程。

3.4.1　DSA 设备构造

DSA 设备由 X 线发生系统、显像系统、图像数据采集和存储系统、机械系统、计算机系统组成,见图 3-40。

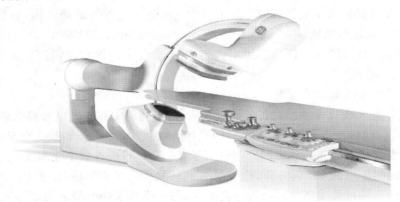

图 3-40　DSA 设备

X 线发生系统由 X 线管、高压控制装置、影像增强器组成。显像系统由电视摄像机、光学系统、监视器组成。图像数据采集和存储系统由 A/D 转换器、输入查找表、帧存储器、高速运算器输出查找表、D/A 转换器、实时帧存储器容量为 128 MB 的硬盘组成。机械系统:机架和导管床,包括体位记忆技术,自动跟踪回放技术;计算机系统包括硬件、软件、控制机器转作和图像后处理,以及模块、采样模块、回放模块、管理模块、处理模块、其他模块。

3.4.2　DSA 设备整体条件

从原始造影影像到血管减影影像的过程,实际上是一个降低影像信噪比、放大影像噪声的过程。并且这种减影影像的获取打破了常规每一幅 X 线影像仅仅同该影像形成时刻的 X 线条件有关的单独时间条件,DSA 减影影像不仅同减影原像时刻的 X 线条件有关,而且还同减影掩模像获取时刻的 X 线条件有关,DSA 系统决定了它对 X 线机比以往常规 X 线机有更多更高的质量要求。对数字化 X 线影像信号获取的整个成像链中各个环节都有质量要求,对造影序列影像的获得有时间轴上的 X 线稳定性要求,对数字化影像处理系统有快速、实时、高精度、高对比度的要求,构成了 DSA 系统的整体水平要求。

1. 影像空间分辨力

影像空间分辨力就是影像的灰阶数量。对同一制式的视频影像,采样所得的点阵数目越大,影像细节的分辨力就越高,用一个指标来表示,就是影像的采样频率。

2. 一次采样帧数

一次采样帧数主要取决于影像帧存储器容量,影像帧存储器越大,一次采样能存储下来的帧数就越多。

3. 运算处理速度

运算处理速度决定了能否进行实时减影、影像作后处理时等待时间长短、影像的存储和调出时间长短。

4. 影像显示能力

影像显示能力包括增强、放大、翻转等。

5. 计算机及外设的控制接口

以信号互联的方式,把系统的各个部分有机地结合在一起,使系统在实施血管减影的时候,能确保各个部分都处于正确的状态,并能准确地按规定要求实现时序控制下的各项动作。

6. 影像显示、存储、拷贝

由于影像信息量大,逐步发展到大容量的外部存储设备,如光盘、硬盘等,或者通过直接联机的激光成像机。

7. 软件

软件设计必须能够实现 DSA 功能的各种减影操作方式,处理和显示好血管减影影像,做好所采集的 X 线造影影像的管理,控制好计算机数字影像处理硬件同所连接的各种设备的关系。主要包括的功能模块有:

(1) 采样模块,各种实时采样方式和减影方式、透视监视和引导监视等。

(2) 回放模块,不同显示方式下的自动回放和手动回放、原像回放和减影像回放等。

(3) 管理模块,被检者信息记录登记、修改、影像存取等。

(4) 处理模块,各种处理方法,主要作用是把减影结果影像和原始影像处理得视觉效果更好。

(5) 其他模块,机器系统状态调整、数据开放接口、工具软件等。

3.4.3　X 线影像模/数变换

在 X 线电视系统的基础上,利用计算机数字化处理,使模拟视频信号经过采样模数转换(A/D)后直接进入计算机中进行处理和存储。这种数字荧光成像(digital fluorescence,DF)系统实际上是 X 线电视系统与计算机数字影像系统的结合,称为数字 X 线系统。在数字 X 线系统的基础上,利用数字减影技术进行血管造影的研究,使血管造影临床诊断能够快速、方便地进行,促进了血管造影和介入治疗技术的应用。如今 DSA 成了数字 X 线系统的标志,专门用于临床的数字减影血管造影设备称为 DSA 设备。

数字影像处理是用计算机对影像进行加工处理以达到某些预期的效果,或从影像中提取出各种有用信息。

计算机中的影像是一个实数矩阵,其中每一个元素称为像素。一幅灰度连续变化的模拟影像通过计算机采样电路被转换成数字影像。对 2D 视频影像来说,这种采样是根据时间进程将空间连续的影像转变成空间离散的影像。一幅空间离散的数字影像,为了尽可能真实并充分地表现出原先模拟影像的各个部分,要求离散的空间像素点越多越好;组成一幅影像的空间像素点越多,反映的影像细节就越清晰。

影像采样的空间像素点阵并不是随意确定的,必须保证满足采样定理,即使得采样后的数字影像能不失真地反映原始影像信息,这是确定数字影像空间像素点阵数目下限的依据。为了追求影像更多的细节和更高的分辨力,希望使用更密的空间像素点阵,且每提高一步都将受到数据量成倍增加以及数字影像系统成本提高的限制,这种空间采样点阵的增加也还受制于影像数字化前模拟影像视频制式。

在影像的数字化处理过程中,采样所得的像素灰度值必须进行量化,即分成有限个灰度级,才能进行编码送入计算机。影像灰度的量化是数字影像的基本概念。计算机是一种二进制的运算器件,每一个电子逻辑单元具有"0"和"1"两种状态,对影像的量化和存储是以这种逻辑单元为基础的,称为位(bit)。系统的实际量化等级数则由量化过程中实际选用的量化位数所决定。如果采样量化位数为 n,则影像量化级别数 m,表示为 $m = 2^n$。例如,当 n 等于 8 时,m 等于 256 个灰阶。

3.4.4　DSA 工作原理

DSA 的成像基本原理:将受检部位没有注入对比剂和注入对比剂后的血管造影 X 线荧光图像,分别经影像增强器增益后,再用高分辨力的电视摄像管扫描,将图像分割成许多的小方格,做成矩阵化,形成由小方格中的像素所组成的视频图像,经对数增幅和 A/D 转换为不同数值的数字,形成数字图像并分别存储起来,然后输入电子计算机处理并将两幅图像的数字信息相减,获得不同数值的差值信号,其后经对比度增强和 D/A 转换成普通的模拟信号,获得去除骨骼、肌肉和其他软组织,只留下单纯血管影像的减影图像,通过显示器显示出来。

3.4.5　DSA 处理功能

1. 移动蒙片(mask select)

检查者在造影中因为一些自主或不自主的运动,在减影图像中产生移动伪影而导致图像模糊。重新选择确定蒙片并进行再次减影处理,是常用的校正图像配准不良和消除移动伪影的有效方法。具体方法是从获得的一系列原始减影图像中任选一帧,选用对比剂到达之前或充盈早期的原始图像作为新的蒙片,用试凑法与其他原始图像进行再减影,获得新的减影图像。对于胸部或心脏大血管进行 DSA 检查时,应多采集些蒙片,以便于选择。

2. 时间间隔差成像方式(TID mode)

时间间隔差成像方式是时间减影的一种方式,可作为图像后处理的一种方式,实际上,也是再优选蒙片进行再减影处理的方式,主要用于消除移动伪影。其方法为:先从所获得的一系列原始减影图像观察中寻找出现移动伪影的帧数或时间,然后确定其间隔时间;以时间间隔差成像方式再次减影,获得更清晰的新减影图像。

3. 像素移位(pixel shift)

像素移位又称再配准补偿处理,主要用于消除由于检查者的自主或不自主运动所引起的减影图像中的较小的移动伪影,如在脑血管造影中,检查者头颅的轻微移动而造成的减影图像中的骨骼残留阴影。此时,可以从原始减影图像序列中选一幅,对其相应的造影像进行垂直和水平方向的像素移位和重新配准,从而消除伪影。实际操作中,按下校准键一次,就可移动一个像素。

4. 图像合成或积分(integrated mask/image)

图像合成或积分又称合成蒙片或合成影像,是一种空间滤过处理技术,即将一系列图像的所有像素值积累加成一新的像素值,其方法是将全部或部分不含对比剂的图像蒙片及含对比剂的图像各自累加以积分形式进行,形成两组新的合成图像,再将前一组合成图像作为后一组的蒙片进行减影。合成或积分帧数越多,图像噪音越低。这种合成在脉冲成像方法中,需获得全部帧幅后回顾性施行。相累加的蒙片与造影数目不必相等,但所有权数的总和必须是零,以保证消除静止的背景结构。通过这种后处理技术,可降低图像噪声,提高碘对比信号,同时消除移动伪影,改善图像质量。

5. 图像的感兴趣区后处理

对病变部位或病变部位感兴趣区的后处理技术有很多种,作用是为更仔细地显示病变部位或作出定性、甚至定量诊断。常用的后处理技术有:① 图像放大(zoom):对获得的减影像中感兴趣区进行放大,以便观察细微结构。② 消隐技术处理(shutter):可分为矩形消隐处理和圆形消隐处理,用于消除或改善由于使用小光栅成像而引起的图像有效面积边界的杂乱阴影。③ 密度测定和时间-密度曲线的建立:对获得的减影像中某一部位或不同部位的碘密度进行测量或建立时间-密度曲线,供定量、定时性分析。④ 点距测量:对获得的减影图像中某两点距离(如血管腔径)或肿块之各径值进行测量。⑤ 血管狭窄分析(stenotic analysis):此功能通常用于心脏冠状动脉或外周血管管径狭窄的定量分析,通过给出已知校准物(钢球、导管或标尺)的具体尺寸,计算出单位面积所拥有的像素值,通过计算机分析处理,显示血管狭窄程度和断面面积。⑥ 心室分析(ventricular analysis):心脏病专家可以在右前斜 30°的投射上,利用该功能,通过自动或手工描绘心脏舒张期及收缩期作新的轮廓,进行射血分析,并由计算机计算出心室体积及心输出量等方面的数值。

6. 图像对比度增强处理

窗口技术(window technique):该技术是最常用的技术,通过窗宽(window width)和窗位(window level)的调节来完成。窗宽是指显示图像时所选用的灰阶度范围,其数值的大小直接影响图像的对比度和清晰度,窗宽小的时候显示的灰阶度范围小,图像对比度强,适用于显示密度较接近的组织结构,如细小动脉和毛细血管;窗宽较大时,显示的灰阶度范围大,图像对比度差,但图像轮廓光滑,密度均匀,适用于显示密度差别大的组织结构和病灶,如大血管疾病等。窗位是指窗宽的上限和下限的平均值,是显示组织器官灰度范围的中心,窗宽则以窗位为中心,选恰当的范围调节图像的灰度。DSA 术后,必须恰当地运用窗口技术才能达到图像的清晰显示和病变的诊断分析,而且往往同一窗口技术不能使两种病变同时显示满意,必须随时调整。

空间滤过(filter):是指利用滤过波或限制视频信号的高低,达到平滑图像的效果或使得图像边缘亮度增加变锐利,适于观察细小血管。

3.4.6　DSA 临床应用

（1）静脉法 DSA（IVDSA）

通过静脉注入对比剂的方法行 DSA 检查来显示动脉,分为外周法和中心法两种。

① 外周法

通过浅静脉途径注入对比剂后,进行全身各部位血管 DSA 检查的方法。

② 中心法

将导管先端置于腔静脉或右心房注入剂,进行全身各部位血管 DSA 检查的方法。

（2）动脉法 DSA（IADSA）

采用 Seldinger 法经股动脉或肱动脉穿刺后,逆行性置入造影导管至主动脉,将导管先端置放于靶动脉的开口近端 2 cm 处,并注射对比剂作顺行性造影,称为 IADSA。IVDSA 与 IADSA 相比较:IVDSA 操作技术简单,损伤小,术后无需压迫,适用于经动脉穿刺有困难或有危险的患者;而 IADSA 在临床应用中,能明显减少对比剂的浓度和用量,提高图像对比分辨力和空间分辨力。

3.4.7　DSA 新技术与设备进展

1. 数字电影减影（digital cine mode）

数字电影减影是以数字式的快速短脉冲进行的一种图像采集方式,注射对比剂前先采集数帧蒙片与注药时采集的图像相减,得到仅含有血管心脏的减影像,因为这种方式采集速度较快,每秒钟可采集 25～50 帧图像,而且实时成像,常常用于心脏冠状动脉等运动的部位,也用于不易配合检查者的腹部、肺部、头颅的血管成像。心脏冠状动脉采用该方式时,常辅以心电图触发方式,以保证脉冲曝光采集与心脏跳动同步,使减影完全而不出现运动伪影。

2. 对比剂步进跟踪摄影（bolus chase）

在血管造影中需要观察人体较长一段血管的形态,例如从主动脉弓到腹主动脉或下肢血管,以往的血管造影系统观察这样长的一段血管是很困难的,只能借助于快速换片器和步进装置摄影摄取 X 线照片,不能得到实时图像,操作较复杂。对比剂步进跟踪摄影提供了一个观察较长血管的崭新方法:被检者只需仰卧造影床中央,所要造影检查部位保持静止不动,分别设定起始位置和结束位置,高压注射器一次性注射少量的对比剂,造影床自动从起始位置运行到结束位置,在造影床移动的同时开始曝光,得到一序列图像,再减除先前单纯移动摄片的蒙片,只需一次性注射少量对比剂便可获得整个血管的造影减影图像,再通过计算机拼接处理,可将系列图像拼接成一幅完整的血管减影图像,就经济角度而言,减少了胶片和对比剂的消耗,更重要的是能实时观察到肢体整个血管的形态和血流流动情况,大大降低了患者的辐射剂量。

3. 旋转血管造影（rotational angiography）

旋转血管造影是新型 C 型臂 DSA 所具有的一种崭新的 3D 图像采集方法,它以一种动态的方式呈现出立体的、直观的、血管减影图像,可以从不同的解剖方位清楚地显示复杂的、相互重叠的血管解剖结构,常常用于脑血管、心脏和冠状动脉造影术中。通过旋转和重组,能迅速鉴别血管回路和动脉瘤,提高动脉瘤影像的清晰度,增加对血管变异和血管畸形的敏感性,对血管介入治疗起到很有价值的指导作用。完成旋转 DSA 血管造影需要两个采像序列,在第一个序列得到蒙片(DMASK)之后,C 形臂自动回到它的开始位置,再做第二个序列及造影序列(DYE)的采像,高压注射器自动在此序列注射,通过两个旋转序列的相减得到完整的旋转血管减影图像,通过 3D 工作站将所采集的旋转图像序列进行重组,得到血管的 3D 立体像、血管透明化和模拟内镜像。

4. 自动最佳角度定位系统(compas)

人体内血管分布错综复杂,尤其是心脏冠状动脉和脑血管基本成球形分布,在血管造影图像中,某段血管可能与图像平面垂直或成一定的角度,这就使该段血管在该段长度上造成一定程度的失真,使其与实际血管尺寸、形态不一致,容易造成误诊或漏诊,尤其在做介入治疗时,给确定血管位置和选择血管支架的类型和型号增加了困难。而自动最佳角度定位系统可以帮助操作者很容易获得兴趣血管结构最佳的血管造影视图或显示角度。操作者只要简单地任意投照该血管显示的两个视图,然后标出想要仔细观察血管的最佳视图,C 臂机架可以自动运行到该角度,使得兴趣血管与 X 线束垂直,而血管弯曲部分与影像增强器平面平行,保证血管图像无任何失真,利于准确地定量分析,节约时间的同时,又降低了操作者和被检者的辐射剂量。

5. 路标方式(roadmap mode)

路标技术的使用为介入放射学的插管安全迅速创造了有利条件。具体方法是采用透视影像作为"辅助蒙片",在透视下用注射对比剂的充盈像取代辅助蒙片而作实际蒙片,与后来不含对比剂的透视图像相减,仅得到显示血管的减影图像,作为一条轨迹重叠在透视影像上,再透视就可以清楚地显示血管的走向和尖端的具体位置,使操作者顺利地将导管插入目的区域。利用路标技术,可以最大限度地减少透视次数,减少辐射剂量,同时有了插管的导向,利于医生的顺利操作。

6. 半减影技术(landscape)

介入手术中常常遇到这样一种情况,当完成一次造影曝光后,会产生一幅纯血管的减影图像,没有软组织影像和骨性标志。如果需要骨性标志用来定位,就必须将减影图像转换为非减影图像,往往需要重复几次这样的操作,既浪费了手术时间,又不能准确定位病灶部位。DSA 半减影技术是一种较为先进的后处理功能,它能将非减影图像和减影图像之间划分为 10 个层次,通过层次的递进可以将一幅非减影图像转换为完全减影图像,甚至可将整个造影序列以半减影的形式回放,操作简单且图像清晰。

7. 心电触发脉冲方式采集(EGK mode)

心电图触发 X 线脉冲与固定频率工作方式不同,它与心脏大血管的波动节律相匹配,在心脏搏动的同一时期采集蒙片或注射对比剂,避免了因搏动产生的图像运动模糊,此方式主要用于心脏大血管的 DSA 检查。

8. 平板(flat panel,FP)DSA

新型的 FP 型 DSA,采用新型材料作为影像的检测器,例如在直接方式中,采用无定型硅加薄膜晶体管(TFT)作为检测元件;间接方式则采用碘化铯(Csl)或硫氧化钆(GdSO)(+无定型硅+TFT)。检测器晶体厚度较薄,转换速度快,空间分辨力明显高于影像增强管。

9. 消除腹部伪影技术(RSM—DSA)

RSM-DSA 成像方式,对于因活动产生减影影像伪影的部分,特别是腹部,在曝光中有意使蒙片模糊,再与血管显影片作减影,实际上是采用了一种不完全的减影方式克服了影像中的移动伪影。

10. 增扩透视系统

将 3D 重建的影像与普通的 2D 影像融合,在透视时就显示为 3D 的影像结构,可以给观察者实时的立体影像。数字减影血管技术是以数字化的形式采集信息、存储信息、传输和处理信息,具有便捷、安全、准确等特点,且所产生的图像清晰,诊断明确,尤其对于人体血管疾病的诊断有着"金标准"的美誉,随着计算机技术的不断强大,图像后处理功能不断完善,DSA 技术在全面数字化的未来医学领域中有着举足轻重的地位。

11. DSA 设备进展

(1) 平板全数字化血管造影大兼容机

臻于完美的机架结构:落地的真三轴机架,三轴不仅可以单独转动,更可以联动,且三轴是围绕一个空间的等中心点进行运动的,可以对人体任意部位进行投照。所有的机械运动包括床的运动都可以通过智能盒来完成。无论灵活性、稳定性、安全性还是操作的方便性都最大限度地满足了临床的要求。

(2) 超大面积数字化平板探测器

41 cm×41 cm 超大面积的 Revolution TM 数字化平板探测器,矩阵高达 2 048×2 048 像素,取代了传统影像链的所有组成部分,减少了每个部分所产生的噪音和畸变,使 X 光信号得到最大限度的应用,结果是在最大幅度降低 X 线剂量的同时得到优质的图像质量。

(3) 超大阳极热容量栅控球管

Performix TM 160A 球管,阳极热容量高达 3.7 mHU,将血管机的球管阳极热容量提高到一个新水平。从而使真正的不间断介入检查治疗成为可能,而且保证了整机的可靠性和稳定性。

(4) 全功能性兼容设计

超大面积的数字化平板探测器,可以提供 40/32/20/16 cm 四个视野,并且在 20 cm 的视野下仍能提供 1 000×1 000 的采集矩阵。采集速度更能达到 30 帧/秒,完全可以满足包括心脏介入在内的所有诊治需求。而大动态范围和高分辨力的图像,对超大体重的被检者仍能提供良好的诊治图像,更低的 X 线剂量,适用于儿童的介入诊断和治疗,是满足各类检查者,全身各部位要求的全面大兼容的血管造影机。

(5) 优质图像质量

球管的三焦点设计(0.3/0.6/1.0 mm),保证了全身不同大小血管的分辨力,其中 0.3 mm 的微焦点大大提高了微小血管的造影分辨力,满足了外周血管造影的要求。更由于数字化平板探测器取代了传统影像增强血管造影机的影像链系统,由传统的 A/D 转换到直接数字化,令 DQE 提高 20%,X 线信号无需经过传统影像链的 4 步转化,减少了信号的损失,避免了 X 线穿过每一个介质时产生的噪音,从而使在 X 线剂量明显降低的同时,图像质量得到极大提高。直接数字化给图像质量带来的最大改变在于其完全线性的动态曲线,使动态范围可以根据临床的需求进行调解,使图像的密度分辨力得到极大地提高,在任何背景下都可以获得高清晰的图像质量,无过黑过亮现象发生,进一步提高了临床需求的细节。

（6）低剂量 X 线剂量

数字化平板探测器的采用、整体全方位的剂量控制设计理念、智能透视和一系列的剂量控制技术，使操作者和被检者处于最佳的保护状态，X 线剂量前所未有的降低，比传统的血管造影机射线剂量降低约 60%。

（7）影像协调诊治

AW4.1 高级图像处理站的配备、多个影像设备的综合参考诊治，提高了诊治的准确率，将彻底改变现有神经介入、外周介入以及心血管介入的诊治方式。

（8）丰富软件支持

除了实时 DSA，路图，QCA，QVA 等常规介入软件外，更将支持 Fastspin 高速旋转 DSA，Bolus chashing 下肢血管连续跟踪造影等高级功能软件的 3D 血管重建。

3.5　计算机 X 线体层摄影设备

3.5.1　CT 系统与构成

CT 机由 X 线发生系统、数据采集系统、图像重建系统、图像显示与存储系统 CT 四大系统组成。X 线发生系统由高压发生控制装置、CT 球管、控制台等组成。数据采集系统由扫描架、扫描床、准直器、滤过器、探测器、数据处理装置组成。图像重建系统由计算机、A/D 和 D/A 转换器、图像重建单元组成。图像显示与存储系统包括显示器、光驱、光盘、硬盘、PACS 系统等。

1. 扫描床

扫描床具有垂直运动控制系统和床面水平纵向运动控制系统，能按程序的要求实现自动进出扫描架孔径，完成定位、自动检测对象的扫描位置。扫描床由床面和底座构成，床身可升降，床面可水平前后移动，由单相交流电伺服电机同步齿型皮带、光电编码器、控制电路来完成上述工作。

2. 扫描架

扫描架是 CT 机的重要组成部分，装有 CT 球管、滤线器、准直器、探测器、多种电路控制板等。扫描架内结构能做旋转，机架能前后倾斜运动，运动角度可达 $\pm 20° \sim \pm 30°$，马达驱动柜控制机架内 CT 球管驱动。旋转部分包括 CT 球管、冷却系统、过滤器、准直器、探测器、数据处理装置等。内部固定部分有旋转支架、控制电机、伺服系统、主控电路板。机架外面装有激光指示灯定位。

3. 高压发生控制装置

高压系统包括高压发生器和稳压装置，其为 CT 球管提供正常工作电压和球管灯丝工作电压。高压发生器、扫描架在旋转过程中所产生的位置脉冲经光电耦合电路传输到高压发生器单元，以脉冲的上升沿为起点，高压发生器送出一个定时信号到整流，该信号处于高电平时，整流产生高压脉冲，定时信号也同时被送到探测器电路。高压控制柜控制高压发生器 kV，mA 及信号反馈。高压发生器 X 线发生形式主要为连续 X 线发生和脉冲 X 线发生，因此对高压的稳定性要求很高，电压波动会影响 X 线能量，而 X 线能量强度会影响图像的质量。

4. 控制台

控制台(operator console,OC)的作用是控制整机电源通断、人机对话平台、输入操作指令、扫描参数设定、扫描过程的控制、被检者资料输入、图像显示、图像处理、光盘驱动、接收扫描数据、数据和图像存储;图像进行各种技术后处理;记录系统的完成。

5. CT球管

当灯丝点亮,高压加到CT球管正、负极时,X线发射。管电流强度取决于CT球管的类型、管电压和球管的灯丝温度。在扫描架内有CT球管的两个冷却系统,即CT球管冷却的水冷系统和风冷系统。

6. 滤过器

CT扫描的X线束必须是能量均匀的硬射线,从球管发出的X线必须进行过滤。过滤器(图3-41)的功能是吸收软X线,使射线束变为能量均匀的硬射线,减少信号强度差,其形状为楔形。X线首先通过滤过器,计算机根据扫描参数进行选择。X线通过滤过器后,接着通过线束整形器,其形状是中间薄、边缘厚,用以补偿一般扫描物体中间厚、边缘薄的现象。

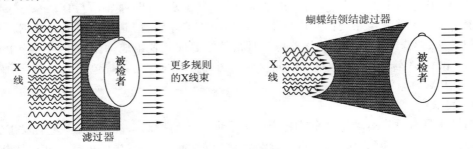

图 3-41　滤过器

7. 准直器

为了让X线穿过被检者照到与之相对应的探测器上,而其他部分X线则被屏蔽掉,抑制散射线,减少被检者辐射,提高图像质量,需要准直器屏蔽多余的X线,其一般由铅或合金制成,见图3-42。X线是由光栅进行准直的。光栅在计算机的控制下,控制开口宽度,给出所要求的扫描厚度。准直器分前准直器(靠近X线管侧)和后准直器(靠近探测器侧)。前准直器控制的线束在人体长轴方向上从而控制扫描厚度;后准直器狭缝分别对应各个探测器单元,使探测器只接收垂直入射探测器的射线,减少散射线,探测器孔径宽度略大于后准直器宽度。若CT线管焦点较小可省后准直器。

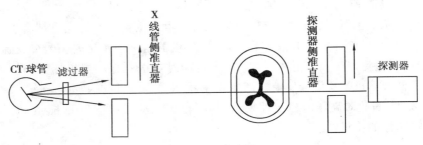

图 3-46　准直器

8. 探测器

X线被探测器接收,产生一定的信号输出。X射线探测器是一种将X线能量转换为可供记录的电信号的装置。它接收到X线照射,产生与辐射强度成正比的电信号。探测器所接收到的射线信号的强弱,取决于该部位的被检体截面内组织的密度。密度高的组织,例如骨骼吸收X线较多,探测器接收到的信号较弱,形成影像在胶片上呈白色;密度较低的组织,例如脂肪等吸收X线较少,探测器获得的信号较强,形成影像在胶片上呈黑色。

CT中常用的探测器有两种,一种是收集荧光的探测器,称闪烁探测器,也叫固体探测器,分为光电倍增管和光电二极管两种;另一种是气体电离电荷的探测器,称气体探测器。使在电离空中电离作用产生电子和离子,记录由它们的电荷所产生的电压信号。

(1)固体探测器

固体探测器是利用X线能使某些物质闪烁发光的特性来探测射线的装置。由于此种探测器的探测效率高,分辨时间短,既能探测带点粒子,又能探测中性粒子;既能探测粒子的强度,又能探测粒子的能量,鉴别它们的性质,因此在CT扫描机中得到了广泛的应用。固体探测器的原理见图3-43。

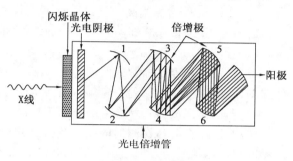

图 3-43 固体探测器

由图3-43可见,固体探测器前面加有反射层,反射层是涂有白色氧化镁粉末的铝盒,能使闪烁晶体产生的荧光光子能大部分反射到光电阴极上。在晶体与光电倍增管间放置有机玻璃制成的光导,并涂有硅油以保证良好的光耦合。使用最普遍的闪烁晶体是激活碘化钠(NaI)晶体。这种晶体的密度大,对γ射线和X线有较大的阻止特性。它的透明度和发光度都很高。NaI晶体极易潮解,一旦潮解,探测器效率和能量分辨力均急剧下降,直致不能使用。在应用中,碘化钠晶体被密封在一个铝制外壳内。光电倍增管是一种光电转换器件,通过它可把微弱的光按比例地转换为较大的电信号,这就是它的倍增作用。光电倍增管的工作是建立在光电效应、次级电子发射和电子光学的基础上,由光电阴极、次阴极和收集阳极等3部分组成。外界环境对光电倍增管的影响很大。为避免外界磁场和电场的干扰,应采取严密的屏蔽措施,通常是在光电倍增管的外面罩上一个与阴极同电位的合金罩。光电倍增管工作在强辐射场时还会产生各种辐射效应,应对整个环境加以辐射屏蔽。

CT扫描机上的探测器用$CdWO_4$,CsI,CaF_2等闪烁晶体,与光电倍增管组合起来,闪烁晶体的发光光谱和光电倍增管的感光度分布选择一致。常在前述的荧光晶体内常加入少量的铊,铊受X线照射时发出可见光,可提高转换效率。目前,CT设备大多采用高效的固体稀土陶瓷探测器,这类探测器所采用的陶瓷闪烁体是由向基体内有选择地固溶一定量的稀土和碱土离子而制成的,其转换效率极高而且余辉又极短,使X线的利用率从原来的50%提高到99%以上。

(2)气体探测器

气体探测器是利用化学性能稳定的惰性气体电离原理,入射的X线使气体产生电离,通过测量电流的大小来测得入射X线的强度。气体探测器由一系列单独的气体电离室构成。每个气体电离室的X线入射面由薄铝板构成,两侧用薄钨片作为隔板分割开,隔板相互连通，加上 500 V 直流电压，起收集电子的作用。气体电离室内充满氙气，各个中心收集电极引线接至相应的前置放大器，当入射 X 线进入各个气体电离室后，将气体电离，正离子由中心收集电极接收，负离子（电子）被隔板接收。正、负离子的定向运动形成电离电流，其与入射的 X 线强度即光子数成正比。电离电流很微弱，经前置放大器放大后，送入数据采集系统。气体探测器没有固体探测器优点多，因此现在已经不再应用。

由于 kV 存在波动，CT 球管辐射的 X 线强度不稳定，而 X 线强度变化对成像有很大的影响。在探测器的两端装有参考探测器通道，参考探测器用来测量入射人体前的原始 X 线强度以修正探测器的测量结果。在扫描和采集数据过程中保证系统的稳定性是非常重要的，为了防止探测器输出信号出现零位飘移，在扫描过程中需对探测器的变化进行校正，使得在每个 X 线脉冲到来之前所有探测器输出皆为零。此外，每天还应对系统飘移进行校正，准备在全部动态范围内的线性和稳定性。

固体探测器的特性：

温度特性，光电二极管式的固体探测器信号强度受温度影响，而光电倍增管式的固体探测器被密封在一个铝制外壳内，因而不受温度的影响。

噪声，固体探测器不易产生噪声和干扰源。

饱和现象，在固体探测器的线性范围内，即在固体探测器的特性曲线范围内，固体探测器的输出电信号与入射的固体探测器输入面的 X 线强度成正比。

散射线准直，固体探测器与一个散射线准直器组合在一起。专用的准直器散射线比较小。

剂量利用率，CT 中应用的闪烁晶体厚度为 5 mm，实际吸收射入的 X 线可达 100%，并将其转变为光信号。固体探测器中没有技术上必须的、吸收射线较多的盲层。

（3）性能分析

探测器最重要的特性是效率性、稳定性、响应性、准确性。

① 效率性：是指探测器从线束吸收能量的百分数。理想情况下，探测器效率应该为 100%，即可截获全部 X 线束能量，这将使曝光量减小，从而降低被检者的照射剂量。实际的探测器总检测效率在 50%～80% 之间。探测器的效率越高，在保证图像质量水平的前提下，被检者接受的剂量越小。影响探测器效率的因素有几何效率和吸收效率。

a. 几何效率（GDE）：几何效率＝探测器有效面积/探测器总面积。几何效率由每个探测器间隔大小决定。若射入间隔的辐射不能被探测器吸收，则无助于图像的形成。理想的情况是探测器所占得范围要比间隔大。

b. 吸收效率（DQE）：也称为量子探测效率，是指入射 X 线被探测器吸收的百分率，DQE 与探测器的厚度和衰减系数 m 有关，并在某种程度上与 X 线光子的能量有关。

② 稳定性：稳定性是指从某一瞬间到另一瞬间探测器的一致性和还原性，探测器需经常进行校准以保证其稳定性。

③ 响应性：探测器的响应性是探测器接收、记录和抛弃一个信号所需的时间。一个探测器应瞬时地响应一个信号，然后立即迅速地抛弃该信号并为响应下一个信号做好准备，如余辉现象严重则影响下一个信号的值。为了避免余辉造成的畸变和假象，需要仔细选择闪烁物质并进行一些软件的校正。

④ 准确性：由于人体软组织及病理变化所致衰减系数的变化是很小的，即穿过人体

的线束强度也只引起很小的变化,如果探测器对衰减系数的测量不够准确,测量中的小误差可能被误认为信号的变化。探测器的准确性要求探测器系统必须具有较好的低电子噪声、线性、各探测器的均匀一致及瞬时稳定性。

(4) 混叠伪影的避免

CT 数据采集的第一步是采样。X 线密度分布穿过被检者后是连续的。由探测器阵列对这一连续波形进行离散采样,产生一组信号,采样在时域中被进一步离散化,将投影分到各层次中,以避免可能产生的伪影。根据采样定理,原始数据的采样频率必须至少是信号最高空间频率的两倍。在 CT 信号中包括的最高频率受焦点尺寸、机器几何尺寸和探测器单元尺寸的限制。通过偏转 X 线焦点实现双倍采样。因为两组采样通常是在一个非常短的时间内进行,任何被检者的运动都可以被忽略。从图 3-44 中看,混叠伪影几乎完全被消除,方法是 1/4 探测器偏移,即探测器中心相对于旋转中心偏移 1/4 个探测器单元宽度。

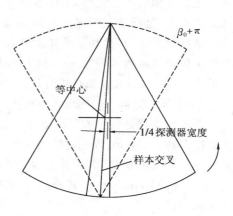

图 3-44 双倍采样

以扇形束扫描为例说明,位于旋转中心两侧的两个采样。机架旋转 180°后,在之前获得的采样中交错插入一个采样,即提供了所需的双倍采样,以避免混叠。结果显示,此方法在没有增加设备成本的情况下减少了伪影,显著提高了图像质量。但采用这种方法存在几个缺陷,一个缺点是双倍采样依赖于间隔 180°进行的两组采样,采样间隔中任何被检者的运动都会抵消混叠减小效果;另一个是除中心射线外,其他位置双倍采样只是近似得到;最后混叠伪影的减小效果依赖于相对于中心通道的位置。为了克服这些缺陷,通过抖动或偏转 X 线焦点的方式实现采样的加倍。首先获得一个标准投影,当机架旋转到一定角度,以致探测器单元位置跨在前一次观测的位置之间时,通过静电或是电磁方式偏转 X 线焦点,见图 3-45。

这就实现了一个双倍采样。两组采样通常是在几分之一毫秒内进行,任何被检者的运动都可以被忽略。混叠伪影几乎完全被消除。双倍采样只是近似满足 Shannon 采样定理,为进一步消除频率的混叠,1/4 偏移和焦点抖动的组合很容易满足这个要求。

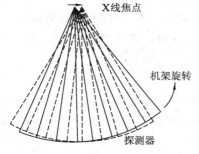

(a) 偏转 X 线焦点   以实现双倍采样   (b) 第一个投影位置(虚线)和旋转后的探测器位置

图 3-45 抖动或偏转焦点双倍采样

（5）探测器的新技术发展

① 延长 z 轴的覆盖宽度

CT 球管旋转一周就能获得更多的层面信息，即可完成一个脏器的扫描，实现容积扫描。延长 z 轴的覆盖宽度，不仅取决于增加探测器的排数，建立更多的数据采集通道同样非常重要，这样才能既保证 Z 轴的覆盖宽度不降低空间分辨力。数据处理芯片具备处理海量数据的能力，提高了采集速度，而且体积更小，将探测器和 DAS 模块集成为一体，突破了传统探测器的限制。64 层 CT，其采样的 64×0.625 mm 排列容积探测器覆盖范围可达 40 mm，迈入容积扫描时代。

② 平板探测器（flat panel detector）

平板探测器是新型 CT 探测器和与之相配合的新扫描技术。平板探测器 Z 轴的覆盖宽度可达 300 mm，远超过任何一种多排探测器。与传统的影像增强器相比，平板探测器具有相当多的优势，其采用非晶硅半导体技术将 X 线转化为电信号，由于没有中间光电、电光转换环节，X 线的转换效率大大提高。CT 球管旋转一周，可获得整个 Z 轴宽度的区域图像。

提高探测器的灵敏度，使 CT 图像的质量得到改善，分辨力得以提高，但它们是以提高 X 线能量为代价的。既要获得高质量的图像，又要使被检者接受 X 线辐射量减少，就要提高探测器的灵敏度，在不增加甚至减少辐射剂量的前提下，提高图像质量。采用高效的固态稀土陶瓷探测器，探测器所采用的陶瓷闪烁体是向主基体内选择地固注一定量的稀土和碱土离子而制成的，其转换效率极高而且余辉又极短，使 X 线的利用率从原来的 50% 提高到 90% 以上，适合螺旋扫描需要高效率、短时间反复采集信号的要求。探测器与晶体探测器和气体探测器相比具有更高的转换效率，可以用小剂量的 X 线获得比较好的 CT 图像，在低剂量肺部 CT 普查方面具有很大的优势；具有很好的稳定性，使图像很少产生环型伪影；余辉时间短，可以做快速连续的螺旋扫描。

③ 探测器系统

双源 CT 系统同时使用两个 X 线源和两台探测器，比任何一种现有的 CT 技术更快速，可进行能量扫描。

（6）数据处理装置

探测器输出的电信号经前置放大器、对数放大器、积分器、多路转换器、A/D 转换器通过接口电路将数字信号输入计算机。

① 前置放大器：进行放大和阻抗变换。前置放大器共有 576 个通道，接收来自探测器的微小电流。前置放大器的输出幅度可从几毫伏到 10 V。再经 A/D 转换后，变成二进制 16 位数字量。这就是原始数据，经光电耦合传输到计算机，并存储到硬盘中。

② 对数放大器：使输出信号正比于穿透 X 线强度的对数。

③ 积分器：多次采集信号进行积分运算。

④ 多路转换器：使各路积分器输出经多路转换器变成一路。

⑤ A/D 转换器：将模拟信号转为数字信号，常用的为双积分 A/D 和逐次逼近式A/D。

9. 计算机、图像重建单元

计算机功能是产生扫描运动、处理数据、重组影像及作为存储的控制中心。CT 图像是计算机求解吸收值而重组出来的。

① 控制整个 CT 设备运行,主要对扫描进行控制,控制扫描架、扫描床、数据处理装置等。

② 图像重组:经数百万次数学运算完成图像重组。图像重组分成 3 个阶段,第一阶段是把原始数据进行偏置校正,把 576 个 16 位字分别减去对应无 X 线时的测量数据,测量值以毫伏(mV)为单位。毫伏数高表示低吸收系数,毫伏数低表示高吸收系数。第二阶段是进行褶积滤波,确定校正函数。第三阶段就是进行反投影。每一条 X 线通过一定的扫描物体像素,反投影系统能准确地确定每个像素受到哪些 X 线的影响。反投影的输出称为影像数据,以单位 H 来表示。高 H 值表示高密度,低 H 值表示低密度。反投影过程实质上是分离出吸收系数值来,再现了扫描物体的吸收系数。

③ 图像处理:操纵、分析、修改图像像素数值,提供更有用的可见信息。

④ 故障诊断分析:可提供简单大体的故障自动诊断提示。

10. 图像重组单元

采用专业计算机阵列处理器(array processor,AP)来执行图像重建和处理工作,每一个处理器有自己的运算器、指令存储器、数据存储器并按照同样的工作原则完成图像重建的一部分工作,再经重组控制器将各部分总和在一起构成完整的重组结果,并将结果统一存入图像存储器,输出端由 D/A 转换器将数字信号变为显示器工作的模拟信号。

11. 软件

分为基本功能软件、专用软件两种:① 功能软件可完成扫描过程包括扫描、诊断、显示、记录、图像处理等功能;② 专用软件是完成特种扫描的软件。

12. 图像显示和存储部件

包括液晶图像显示器、激光打印机、硬盘、光驱、干式激光扫描机、光盘刻录存储和 PACS 系统存储图像。

3.5.2　CT 工作过程

X 线经滤过器再经准直器后形成很细的直线射束,穿透人体被检测层面的 X 线束穿过后准直器,到达探测器,探测器将含有一定图像信息的 X 线转变为相应的电信号,通过测量电路将电信号放大,再由 A/D 转换器变为数字信号,送到计算机处理、数据重组,重组后再由 D/A 转换器换成模拟信号,以不同的灰度等级显示在显示器上或通过打印机打印在胶片上。

3.5.3　单排螺旋 CT

1. 单排螺旋 CT 概况

单排螺旋 CT 是以 CT 球管围绕被检者作匀速旋转,检查床匀速前进为特征的扫描过程,扫描的轨迹是螺旋曲线状,螺旋扫描采集到的数据通常称为螺旋数据。螺旋扫描中扫描床匀速通过 X 线扫描时,X 线管连续曝光旋转,X 线管每旋转一周,床面移动的距离为螺距,不同于轴向扫描时产生的分离独立的数据组,螺旋扫描产生的是一组连续的数据。单排螺旋 CT 球管供电方式是通过滑动的碳刷和静止的钢制滑环平行接触导电。扫描方式是 CT 球管向一个方向围绕被检者连续旋转进行扫描,同时被检者与检查床也向一个方向连续匀速移动,形成螺旋状电子轨迹。

2. 滑环

非螺旋 CT 机架旋转和固定部分的电源和数据传输是通过电缆传输的,而螺旋 CT 旋转固定部分电源、数据传输是靠滑环传输的。滑环结构由电刷和滑环组成,电刷是一束细金属丝,具有良好的导电性能和弹性,滑环是薄片带状结构,嵌在机架旋转支架圆内,具有良好的导电性和耐磨性,电刷固定在支架的固定部分,选择电流和数据通过电刷传输给滑环,这种滑环结构旋转机架在旋转的任何时间都能可靠完成电流和数据传输。滑环分高压滑环和低压滑环。

(1) 高压滑环

高压滑环指球管高压直接传输方式,高压发生器放在扫描的外部,易产生高压打火,对于其安全性及寿命的考虑,目前此类装置已不再使用。高压滑环见图 3-46。

(2) 低压滑环

低压滑环指球管高压是在螺旋机架上直接产生的,机架外部仅送入低压大电流的交流电供给机架上的高压发生器,高压发生器必须采用高频变压器,高压发生器体积小重量轻,由高频高压发生器产生的高压再提供 CT 球管。由于滑环提供大电流,所以电刷粗大滑环宽大。低压滑环结构见图 3-47。

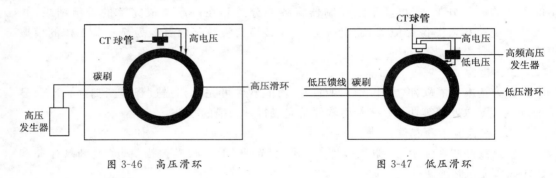

图 3-46　高压滑环　　　　　　　　图 3-47　低压滑环

3. 单排螺旋 CT 机结构

螺旋 CT 机结构主要组成部分是扫描架、扫描床和操作控制台等。扫描架是由固定机架和旋转机架两部分组成。固定机架的主要功能是机架倾斜角度控制,控制扫描架旋转、数据收集和扫描器接口。旋转机架的主要功能是 X 线的产生和控制,例如高压产生、热交换器控制、X 线光束成形控制等。扫描床的作用是对被检者定位,具备控制功能,控制扫描床上下运动、进出扫描孔。控制台包括计算机、系统控制、操作和通信、存储等。

3.6　多排螺旋 CT 设备

3.6.1　多排螺旋 CT 基本概念

多排螺旋 CT 旋转一周可获得 2 层以上连续层面图像的多排螺旋 CT,MSCT 的线束宽度在 z 轴方向从 1 cm 左右增加到十几厘米,属锥形束 CT,目前 MSCT 已有 4,8,16,32,64,320 层等。

1. 内部配置

（1）MSCT Z 轴方向上采用 4 通道以上的多排探测器。

（2）MSCT 采用可调节宽度的锥形束，线束宽度等于多个层厚之和，提高了 X 线的利用率。

（3）MSCT 多排探测器组成多组，形成数据采集的多组输出通道。

（4）同一扫描周期内获得的层数不同，可以是一层或多层。

MSCT 的层厚不仅取决于 X 线束宽度，还与探测器阵列的不同组合有关，如同样 10 mm 宽的 X 线束，可由复 4 排 1.25 mm 探测器组成一个 5 mm 探测器通道，获取 2 层 5 mm 层厚的图像，也可以由复 2 个 1.25 mm 探测器组成一个 2.5 mm 探测器通道，获取 4 层 2.5 mm 层厚的图像。

2. MSCT 特点

MSCT 的特点有优化采样扫描、滤过内插法和扇形束重组 3 个方面。

（1）优化采样扫描

单一层面成像通过调整数据采集轨迹来获得信息补偿，并通过调整螺旋因子来缩短采样间隔，在 Z 轴方向上增加采样密度，达到改善图像质量的目的。

（2）滤过内插法

指在 Z 轴方向设置一个确定的滤过宽度，优化采样扫描的数据通过改变滤过波形和宽度来调整层面敏感度曲线形，有效层厚及图像噪声，取代 SSCT 的线性内插法来实现 Z 轴方向的多层图像重建。

（3）扇形束重组

将锥形射线平行分割模拟成扇形束后再使用扇形束算法进行图像重组，称多层锥形束体层算法，在射线束螺距小于 1 或层厚螺距小于 1 时，会出现数据的重叠。MSCT 螺距等于进床速度与接收探测器有效宽度的比值。

3.6.2　多排螺旋 CT 结构与特点

1. 多排螺旋 CT 结构

（1）探测器的排列：分为对称型、非对称型及混合型。呈均匀宽度等宽排列探测器为对称型，呈不均等非等宽型排列的探测器为非对称型，二者均为混合型。采集数据时，多排探测器按照一定组合方式接收信号，探测器后边的电子开关控制探测器的不同组合方式，然后再将信号传输给多个通道的数据采集系统（DAS）。多排探测器组合方式见图 3-48。

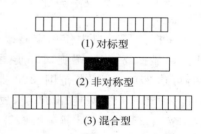

(1) 对标型

(2) 非对称型

(3) 混合型

图 3-48　多排探测器组合方式

特点：可采取不同的组合方式得到不同的扫描层厚。探测器沿 Z 轴的排列方式：等宽排列、非等宽排列、混合排列。等宽排列探测器组合成多种层厚灵活方便，但探测器数目多，间隙空也多，不能被 X 线完全利用，信息有丢失；非等宽排列探测器，间隙较少，X 线利用率高，信息丢失少，但组合成各种层厚时不灵活方便；混合排列探测器的特点前两者皆而有之。

（2）X 线束。单层螺旋 CT 为薄扇形束，线束宽接近于层厚，而 MSCT 为锥形 X 束。

（3）螺距与层厚。SMCT 与 SCT 不同，有两种螺距解释：束螺距（射线束螺距）＝扫描一圈床移动距离/扫描线束宽度。层螺距(层厚螺距)＝扫描一圈床移动距离/层厚宽度。层螺距＝层次×束螺距。国际电工委员会对螺距的定义为进床速度与接收探测器有效宽度的比值。

(4)探测器排列。探测器由34排组成时,在扫描中心水平覆盖32 cm区域,其中间为4排0.5 mm宽探测器,每侧为15排1 mm宽的探测器,在多排探测器与4通道数据采集系统(DAS)之间安装开关,可选择将要送入DAS数据的扫描采集层厚,探测器为896×34的2D矩阵式排列,共30 464个通道。

(5)重组方式。由过滤器插入和最佳数据采集模式组成,在轴向上(层厚方向)多呈插入过滤器处理方式,在传统螺距在轴上向要有所增加,多层扫描四层扫描轨迹同时进行,传统单层扫描螺距为1:1而这里相应为1:4,螺距为4。螺距为4扫描时,第一排探测器的对应数据(即与探测器成180°对影像所产生的数据,它与实际数据相同,在轨迹上的扫描没有意义),将与第三排探测器的采集轨道相重叠,这种重叠可以设置最佳螺距来消除。实行在轴向上的最佳数据采集,螺距为4.5产生的图像质量会高于螺距为4的图像。

2. 多排螺旋CT组成

多排螺旋CT的控制台、扫描床、机架、电源分配柜组成与单层螺旋CT相比,主要差别是探测器系统、数据采集系统和计算机系统。

从探测器工作原理可知,其初始速度越快,可见光转换速度越快,曝光速度越快,余辉效应越小,目前固体探测器采用新型的闪烁晶体材料耦合光二极管,即钨酸钙的转换效率和光子俘获能力达到99%,动态范围是100万:1,而氧化稀土陶瓷的吸收效率也是99%,闪烁晶体的发生率常是钨酸钙的3倍。

目前先进多排螺旋CT探测器多采用超高速稀土陶瓷材料制成,在探测器发展中,采集的最薄物理单元已达到了亚毫米,再进一步提高空间已经有限,而探测器的宽度有发展空间,更宽的探测器开发还需与临床应用价值及物理学与数字信号处理进行探讨。

在探测器材料中使用宝石改变了探测器材料的结构,加上无链切割技术,使图像质量明显提高。4D螺旋,128层配置通过数字精控摇篮床技术使扫描床往返连续运动,可达270 mm覆盖范围,320排探测器、320层扫描仅见于非螺旋轴扫,可达160 mm范围,而螺旋扫描只能用64层,故称320排64层螺旋CT。128排探测器通过飞焦点技术实现256层,128排×0.625 mm,可达80 mm范围,还将先进的纳米技术应用在探测器上。

用纳米材料与高速稀土陶瓷结合,组成更小的分子材料,便于探测器的固化和精确切割,可减小间隙,提高几何效率和射线利用率,为更宽探测器阵列设计和应用创造条件。

大容量CT球管:一种以"OM"代表高散热率的CT球管,散热率可达5 M/min,可长时间扫描但无需球管冷却,另一种,大功率高毫安输出CT球管,在散热方式上,采用航天散热涂料来增加阳极散热率,采用阳极接地加大散热,通过微孔循环,双轴支撑延长连续曝光时间,采用动态变化球管及瞬时变能高压发生器,应用电子束滤过技术,可滤过无效低能量电子束,减少无效电子对阳极靶面冲击,减少靶面的产热量,延长CT

球管寿命。

高功率高压发生器：多层螺旋 CT 扫描速度快，旋转离心力大，油浸工频高压发生器很容易发生漏油而损坏。采用固态变频高压发生器质量好、体积小、重量轻、耗材少、易安装，且可安装在机架内随同 X 线一起旋转，能瞬时变能。

驱动系统：机架驱动系统，由皮带机械传动，因旋转速度增加导致摩擦产热，由于物质的热胀冷缩物理特性，对图像质量产生一定影响，已不再使用。采用电磁驱动，磁悬浮技术提高了旋转速度，降低了机械噪声，而采用高科技气垫轴承技术，降低了机架旋转的摩擦阻力，最快旋转速度达 0.27 s/圈。

双能量探头技术：分为两种，一种是利用 CT 球管来进行能量分离，容易控制能量 kV，会增加辐射量；另一种是利用探测器进行能量分离，不会增加辐射剂量，但需要重新对探测器进行设计和研发。利用 CT 球管进行能量分离，可分为单源探测器和双源双探测器系统，主要对瞬时变能高压发生器为双能采集和能谱成像分析提供了空间，而利用探测器来进行能量分离技术，也可分成双层探测器系统和多能量探测器系统，这两个系统仍处于研发阶段。

可变焦点 CT 球管：有两个焦点可交替工作，在螺旋机架扫描中变换焦点的位置，减少锥形线束的半影区，去除大部分无效辐射称为飞焦点。

剂量调节自动跟踪调节：扫描过程中 X 线剂量的目的是，在不影响诊断的前提下，有效降低 X 线剂量。原理是：扫描时，剂量调节装置依据测得的被检组织不同方位的 X 线衰减程度对 CT 球管进行实时调节，使球管在扫描中按需输出 X 线剂量，即低衰减的组织使用低剂量扫描，高衰减的组织使用高剂量扫描。目前技术有 ECG 自动 mA 控制、心脏滤线器、3D 自动 mA 技术、短几何设计和电子收集器、4D 实时剂量调节技术。

模拟电子开关和数据采集通道：探测器的不同组合是通过电子开关实现的，位于探测器后面，根据输入指令调节探测器的组合，并将信息传递给数据采集系统，根据层厚选择的需要通过电子开关切换，将纵向不同的探测器输出信息进行组合，然后连接到相应积分放大电路上，多排探测器可通过不同的组合获得不同层厚的多层扫描图像。

大容量计算机能力：采用大容量、多台计算机并列处理、速度快、时间短。

模拟电子开关和数据采集通道见图 3-49。

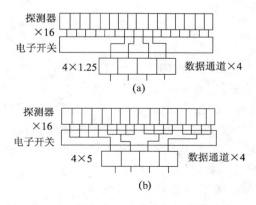

图 3-49　模拟电子开关和数据采集通道

3. 64 排探测器螺旋 CT 新技术与结构

VCT 具有智能平台、自适应智能调控技术,其能前瞻性地根据患者的生理状态和器官结构特性,在扫描过程中实时调节参数和扫描方案,具有功能的突破。机架内探测器、DAS 与以前不同,由 64 个单元组成,每个探测器有两块 A/D 板与之相连产生数字信号。CT 的轴位,x 轴垂直于探测器内部轨迹产生 X 线的方向,y 轴即 X 线穿过被检查与探测器闪烁物产生路径的方向,z 轴在探测器与准直器平行于被检者之间 X 线轨迹方向。x,y,z 轴见图 3-50。

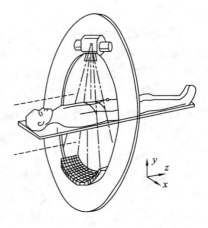

图 3-50　x,y,z 轴

(1) 硬件设置

CCS 人工智能系统为前置门控方式。中枢控制系统是人工智能核心,可控制 CT 的诸多部件,学习心电图波形、识别记忆波形改变、自动选择正确的波形扫描,快速判断和处理反馈信息,可改变传统的用电子束 VCT 的螺旋扫描模式。

拥有背光显示光电二极管技术,飞焦点的电子开关组合的数据采集系统,同步 58 368 个通道,143 000 000 次/秒探测器读出速率,2 205 视野/周超高速采集速度能力。

自适应高压发生器和大容量 CT 球管的实时调控。V8 大力神 CT 球管大功率高毫安输出,高散热率,高压发生器自适应地调控球管,在 0.12 s 内可快速切换球管的曝光和关闭,在快速扫描中与心率完全匹配,同步大 100 kW 和 800 mA 输出。

数控检查床:由高精度步控马达控制,具备双套控制系统,精确到千分位。

电子束低剂量心脏成像扫描模式,在精确控制扫描床的运动前提下,利用 3～4 个位置的 X 线快照并与心动周期的特定期相结合,完成一个心脏图像的采集过程。

(2) 设备特点

① 64 排 0.625 mm 单元探测器构成的 40 mm 宽体探测器。

② X 线发生器的高级控制系统。

③ 扫描床运动的精度控制。

④ 实时心电信号调节。

⑤ 高级重建算法。

(3) 主要技术

① 电子束 VCT 技术是上述技术的自然扩展,它应用了前触发的点射扫描,X 线曝光的扫描只发生于必要的心脏期相,其他心脏期相 X 线完全关闭。电子束心脏扫描模式的原理:将电子束 CT 的前瞻性门控和轴位扫描技术与容积 CT 的 40 mm 宽体探测器相融合,3～4 周期完成整个心脏采集精准的"点射"技术缩短了扫描时间,用前瞻性门控加之于扫描和进床分离,避免了螺旋扫描中重叠扫描而产生的对被检者的过多辐射剂量,同时提出利用相邻扫描的互补,采样的重建算法与以前的需要左右角度的互补,采样不同而是基于投影和图像能够处理不同程度的互补采样。

② 心脏综合低剂量管理系统

a. 电子束 CT 心脏扫描

电子束 CT 的前瞻性门控技术和扫描模式,利用 40 mm 容积、宽体探测器、精准"点射"技术,缩短扫描时间,可降低 70％曝光剂量,自控系统实时地调节球管曝光和检查床的运动,心电图编辑消除了异常心电波对检查成功率和图像质量的影响。

b. 心脏滤线器

前置滤线器根据不同的扫描部位提供了不同的扫描野,从而提供了 X 线剂量的最优化利用,提高了图像质量,心脏滤线器采用和体部滤线器完全不同的设计,扫描中心正对心脏扫描部位,滤线器的厚度变薄,而周边扫描野范围缩小,能针对心脏提高 X 线的穿透力,可降低 50％射线剂量。

c. ECG 心脏自动毫安调控技术

ECG 调控球管电流扫描模式中,其管电流设置时根据 ECG 波形信号进行调整,高电流用于心脏舒张期采集,低电压用于心脏收缩期采集,同时改进了一个过滤算法,提前处理过滤运算法则,是在对数运算前对扫描数据进行操作,为了给使用不同 X 线剂量的心脏期相提供相适宜的过滤,该算法会根据不同心脏期相采集时球管电流动态的改变变化滤波域值。

d. 容积芯片 DSA 系统

容积芯片采用"零噪声设计",体积较传统 DSA 缩小 8 倍以上,简化纷繁复杂的电子线路,微型化设计改变了探测器组合排列,扩大了覆盖范围,芯片用原来 1//3 剂量可获同样效果质量。

e. 神经系统专用成像过滤器

针对功能灌注扫描中的低 kV、低 mA、扫描参数抑制背景噪音,提高图像质量信噪比。

f. 3D 自动毫安技术

通过自动地精确识别被检者的形体曲线变化,3D 自动毫安功能在扫描同时实时调节扫描剂量,保证图像质量的一致性。

③ 儿童彩色编码系统

设立儿童专用扫描菜单,儿童彩色编码技术同扫描序列相配合用于儿童。

(4) 64 排螺旋 CT 主要革新

多排探测器采集系统:CT 的发展都来源于探测器技术的革命,其将扫描速度、图像质量、覆盖范围三者统一形成高分辨力覆盖速度(high-resolution coverage speed),多排螺旋 CT 高分辨力,覆盖速度＝高分辨力探测器覆盖范围×螺距/旋转速度。探测器长 40 mm,64 排×0.625 mm,高分力扫描速度为 175 mm/sec。

容积探测器:40 mm 全高分辨力采集高度集成化的探测器和 DSA 模块,其主要关键在于 1.64×0.625 mm 稀土陶瓷探测器排列。

光电二极管技术:传统光电二极管的引线发自二极管与闪烁体之间,从探测器两边引出,当探测器排数和数目增多时,引线也需要相应增多增密,二极管的有效受光面积相应下降,而 64 排将电信号引线从二极管背面直接引出,二极管正面不再受引线遮挡,有效受光面积达 100％。数字芯片具备处理海量数据量的能力,极大提高检查效率,高集成化数字芯片、体积比原来缩短了 8 倍,能同时进行(64×912)58 368 个通道采集,采样率超过 2 800 投影。

最小 z 轴分辨率可达 0.30 mm。

影响图像分辨力的主要因素有 3 个:探测器单元宽度、焦点大小、重建算法。64 排螺旋 CT 小的角度为 0.6×0.7 匹配薄探测器单元,0.625 是高分辨力图像的保障。

传统重建算法采用相邻探测器的 180°插值样本重建法,两样本距离太大,Z 轴分辨力降低,采用智能零域内插法(conjugate ray interpolation,CRI)距重建层面最近的 180°共轭样本采样数据最真实,并且基于样本可动态调整插值算法,提高了 Z 轴分辨力。

V8 大力神球管可提供 800 mA,提高峰值毫安输出,8 MHU 热容量,1 782 KHU 散热力。

心脏变速扫描技术随着心率变化可提供 0.35,0.375,0.4,0.425,0.45,0.475 s 心脏变速扫描。

自动相位补偿技术可整合多期相的数据采用,优化相期图像,消除相位位移伪影。

3D 自动毫安技术可进行 3D 剂量调节,xyz 轴实时剂量调节,只需一个定位像,降低 40%剂量,见图 3-51。

心脏剂量综合管理系统中的智能射线滤过器、ECG 自动毫安技术可降低 30%～50%的剂量。智能射线滤过器见图 3-52。

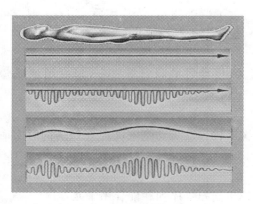

图 3-51　3D 自动毫安技术

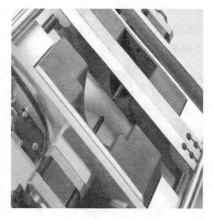

图 3-52　智能射线滤过器

2D 和 3D 直接浏览器使专业数据分流,从形态诊断转到功能学诊断,一次采集同时得到神经系统动态 CTA 和脑灌注图像以及 DSA 选择性血管造影,可实现快速 3D 心脏功能分析,定性定量诊断心脏彩色透视,第二代结肠普查("一键式切除小肠",360°结肠平铺),仰卧俯卧整合分析,自动去骨、自动识别、骨血分离、骨肉分离、定量分析、自动血管拉直。

3.6.3　电子束 CT 构造与成像原理

1. 电子束 CT 基本结构

电子束 CT(electron bean computed tomography,EBCT)扫描速度更快,可达到毫安级,时间分辨力提高,又称作超高速 CT(ultrafast computed tomography,UFCT),其能使心脏结构清晰。电子束 CT 成像并能获足够的时间分辨力,更适合心血管以及胸腹部血管、多期检查。对自主和不自主器官运动,可在短时间内获得多层清晰图像。电子束CT由电子枪、聚焦线圈、偏转线圈、扫描架、检查床、冷却系统等组成,见图3-53。

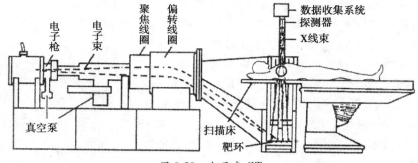

图 3-53　电子束 CT

(1) 电子枪:位于系统后面,高真空由阴极灯丝加热产生电子束。

(2) 聚焦线圈:使电子束聚焦成毫安级的小焦点。

(3) 偏转线圈:使电子束偏移旋转,将电子束达到扫描架靶面上。

(4) 扫描架:机架是固定不动的,不做前后倾斜运动,机架下方由4个并排的钨靶组成,靶环范围为216°,半径为90 cm,上方有两组钨酸镉晶体探测器,配有光纤信号传输系统,每秒采集数据可达14.4 MB。探测器装置由两个探测器环阵列组成,一排432个为一组,另一排864为二组,两个探测器环与4个靶环配合使用,每次扫描可同时获得8个不同层面图像,而不需要移动检查床,扫描时间为224 ms。另外,在第四靶环前方,还有一个附加靶环,用于调整电子束形状和扫描轨道,但不产生图像数据。

(5) 检查床:在机架前面可倾斜25°,左右旋转25°。

(6) 冷却系统:装在靶环装置上,靠4个靶环上的水冷却系统直接快速散热。

2. 电子束 CT 成像原理

电子束CT扫描时,电子枪发射电子束并使之加速,产生高能电子脉冲,在聚焦线圈和偏转线圈控制下通过真空偏移管、聚焦线圈使电子束聚焦,而偏转线圈的磁场变化使得聚焦电子束旋转,轰击扫描机架下方的4个靶环中的一个产生旋转的X线,实现CT扫描。准直器控制X线束的形状呈扇形,在直径47.4 cm的扫描区域内穿过被检者。扫描机架上方平行排列两组固定探测器以接收扫描体衰减后的X线信号,经光电转换,由数据采集系统进行预处理,并经光纤送至扫描存储器,再传到快速重建系统(FRS)进行图像重建。扫描速度为50 ms或17~34 幅/s。

3.7　后 64 排螺旋 CT 设备

3.7.1　宝石 CT (HDCT) 构造特点

1. 宝石 CT 概况

宝石CT的正式推出是CT发展史上一个质的飞跃,它突破了CT不断增加探测器宽度的常规发展模式,更全面地满足了临床需求,使获得的影像图像更清、更广、更多。宝石CT通过引入能谱栅成像技术,把CT成像推向了五维空间(x,y,z,t,n)成像。它不仅能够分析人体组织的化学组成,而且能够通过能谱栅成像技术,观察和分析解剖以及病理的信息。

什么是能谱技术？我们做一个简单的实验:把 3 种不同的物质放在一个水模里,一种是碘,一种是碘和水,另一种是骨头,用水模扫二次,一次用低能量 80 kV,一次用高能量 140 kV,每次扫完测量一下不同物质的平均 CT 值。设 x 轴的扫描能量为 80 kV,y 轴为 140 kV,水的坐标为 0,碘坐标为(1 000,800),碘水混合物根据不同浓度落在碘和水的连线上,可反映碘与水不同的百分比。对骨头来说,如果凑巧在 140 kV 能量下的 CT 值与碘水混合物一样,用一种能量来采集数据的话就不能分辨出二者的区别,测量骨头在 80 kV 能量下的 CT 值,就会发现与碘水混合物 CT 值不同,也就是说,如果发现一种物质的坐标不在碘水连线上的话,我们就知道它是一种不同于水和碘性质的物质,偏离多少和该物质的化学成分有关,所以可以通过两种能量的扫描来描述不同成分的物质。实验坐标见图 3-54。

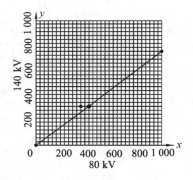

图 3-54　能谱技术实验坐标

这个结论有两个前提条件:两种能量之间差异要足够大、CT 值测量精度要求非常高。水和钢相比就物质的硬度来说,水是非常软的,钢是非常硬的,物体硬度可以用相对法来表示,加 20% 接近于水,80% 接近于钢,能谱栅 CT 用同样的方法,利用水和碘这一个组合,或用软组织和骨头这样组合来看其他物质跟这两组物质之间的关系。

能谱 CT 产生的 4 种方法:单源、动态变化高压变压器,高速能谱切换;静态高压变压器,双源双能谱双探测器;单源、静态高压变压器,双排探测器;单源、静态高压变压器有能量分辨功能的光子计数探测器。

2. 宝石 CT 构造特点

宝石 CT 探测器突破了探测器材料的所有物理特性,反应速度快、余辉效应短,能实现能谱栅功能,探测器材料以 99% 红宝石成分加入少于 1% 稀土元素制造,见图 3-55。红宝石具有特高效的光学特性,提高了 X 线的穿透速度,可达普通探测器材料的 100 倍,这种超快速穿透速度既可以超快速采集也可以进行超快速能量切换,高能和低能的能量切换时间只有 0.5 ms,从而实现能谱栅 CT 功能,这种材料还可以大大减少余辉效应,从而可以在超快速能量切换基础上进行能谱栅分析。

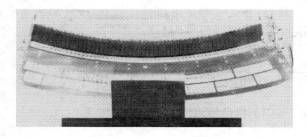

图 3-55　宝石 CT 探测器

为了与宝石探测器相匹配,CT 核心技术巨大变革,产生了动态变焦 CT 球管(图 3-56)、瞬时变能高压发生器、高频低噪数据采集系统。

宝石 CT 产生四大技术突破:作为 CT 探测器材料学突破的宝石探测器;作为 CT 诊

断学突破的能谱成像和冠脉减影；作为 CT 覆盖范围突破的无锥形伪影的动态 500 排；作为 CT 成像学突破的高清晰低剂量图像。

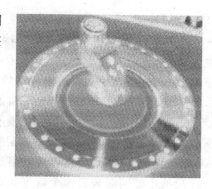

图 3-56 动态变焦 CT 球管

3. 能量 CT 与双源 CT 差别

就采集过程而言，双源是在同样的时间、不同的位置进行采集，数据也可以通过两圈完成，一圈低能量，一圈高能量。不同能量的采集角度是一致的，但是时间不一致，能谱在第一个采集点位置上用高能扫描 0.5 ms 后，角度变化了零点几度，再用低能量扫描，几乎在同时、同角度得到的两个能量采样，在做能谱分析和物质鉴定的时候可以用原始数据来分析。这在功能上要求 CT 球管短时间内在 80 kV 和 140 kV 之间反复切换。高压发生器要相应快速切换，探测器余辉效应要小，初始速度和转换速度快速。

4. 飞焦点与动态变焦技术

飞焦点是指探测器在第一个位置采集一组数据，然后旋转很小的一段距离（不超过探测器单元宽度 X 线的宽度），焦距也会移动，这时候把焦距恢复到原来的位置，进行第二次数据采集，即在每个探测器源的范围内可以采集到两个样本数据。

动态变焦技术是指在任何采集频率的条件下，对任何位置焦点大小实行动态的变焦技术。高级统计重建技术：宝石 CT 是迭代算法（IR），就是把整个系统的每个环节做模型计算，用 ASIR 只在统计误差和物质大小两个步骤做模型的运算，加速处理速度，因此，宝石 CT 探测器提高了 X 线的使用效率，用动态变焦技术和新的算法降低噪音及提高空间分辨力，使用能谱 CT 技术提高了物质分辨力。

3.7.2 能谱 CT 的原理

能谱 CT 能克服 CT 存在的一些物理缺陷，根除硬化伪影，提供物质成分鉴别能力，以不同的能谱测量同一投影。这样，物质对 X 线的吸收特性能更有效地反映在测量值中，这是因为人体组织对 X 线的吸收系数随光子能量变化曲线上的任何两点都能决定整个曲线；吸收曲线只有两个自由度，这就是双能谱物理基础。

3.7.3 双源 CT (DSCT) 构造与成像原理

1. 双源 CT（dual source CT）概况

单源 CT 存在不足：高心率不规则情况下无法实现有效心脏成像，原因是扫描速度难以达到要求。一圈扫描难以完成整个器官的扫描，原因是单圈扫描最大覆盖范围仅为 20～40 mm。难以最大容积覆盖速度和足够的功率完成高清晰的成像，原因是扫描功率有限。对组织结构区分能力不够，原因是密度分辨力只是其分辨组织的唯一依据。

双源 CT 具有两个 X 线源即两个球管，具有相对应的两个探测器，其结构见图 3-57。两个 X 线源以不同的能量设置来工作，用最低曝光剂量达到最

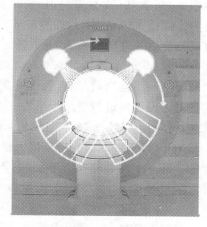

图 3-57 双源 CT 结构外形

佳图像质量细节,拥有 ECG 适应性剂量调控技术,其扫描与采集速度比每次心跳还快。两个 CT 球管和探测器组合,只需转动 90°,就可以采集理想舒张期心脏图像,而单源 CT 则需转动 180°,时间不到 0.33 s,转速受心脏跳动影响。辐射剂量减半,可显示完整的心脏细节。采用 ECG 实时心电图应性剂量调控技术,对心率的任何变化都会作出相应的调节,最大限度降低了心脏快速运动阶段的放射剂量,剂量下降 50%,图像采集速度提高了一倍。一般扫描用一个球管,特殊扫描用双管。其具有 78 cm 大孔径成像视野、200 cm 扫描范围、160 kW 总功率,不受被检者体型的限制。

双能量成像收集密度以外的信息,即能量成像。采用两个不同电压值的 CT 球管在一次扫描中能同时采集两个数据集,包括同一解剖结构不同能量数据信息,可分离解剖结构和描述病变特征标志,区分并鉴别成像组织或物体,从而获得更多信息,起到除对比剂之外的另一个对比剂能量作用。根据能量成像原理也可直接 CT 进行血管减影。

2. 双源 CT 组成

双源 CT 结构由控制台、电源分配框,扫描机架、检查床、成像控制系统、图像重建系统、图像后处理系统等组成。双源 CT 具有两个 X 线源,即两个直接冷却的零兆金属球管,具有相对应的两套 64 排超快陶瓷探测器系统、两套 DSA 采集系统。球管在 x-y 平面上间距 90°,即机架旋转 90° 可获得 180° 区域的数据,单扇区采集时间分辨力达到 83 ms。双源 CT 采用双能量扫描,两个管电压分别为 80 kV 和 140 kV,两个球管能同时同管进行扫描,获得低能和高能数据。双源 CT 是用电磁直接驱动,应用了静音技术、ECD 适应性剂量调控技术,以及特殊散射线校正重建技术。

双源 CT 核心技术及原理:STRATON 零兆金属 CT 球管恰似紧缩的 EBCT(电子束 CT),体积和重量是常规玻璃球管的 1/4,通过电磁偏转线圈控制电子束管电流,达到实时控制的目的。在机架内同一个滑环上放置两套 64 排 X 光源探测器源,两套采集系统成 90° 位置。机架内空间紧凑,一套探测器系统用于覆盖整个扫描视野 50 cm FOV,另一套探测器系统主要用于扫描中心视野 26 cm FOV,两套探测器均为 40 排,中间部分为 32×0.6 mm,周边为 8×1.2 mm,得到 $2 \times 64 \times 0.3$ mm 图像信息。两套 X 线系统由 STRATON 球管与一体化高压变压器组成,可分别调节相应的 kV 和 mAs。例如,一套系统可用 80 kV,另一套系统可以用 140 kV,内置两套 64 层 CT 的 X 线系统和两套探测器系统,在常规 CT 检查时,该系统可以只运行一套 X 线系统。双源 CT 采用 z 轴超高分辨力采样技术(Z-VHR),探测器单元前方安装了可移动的钼金属梳状准直器(网络状准直器),能遮盖外侧探测器,开放沿 z 轴方向中间的 6 个探测单元,其宽度从 0.6 mm 减至等中心 0.35 mm,因为每 0.6 mm 的采集单元就会有 0.25 mm 的"死区",导致在 z 轴方向采集层面不连续,容积内数据不完整,Z-VHR 技术能确保对"死区"数据的采集,该技术是对 z 轴方向进行连续等中心 0.3 mm 移动采集数据,相邻的 6 层采集数据相互交叉重叠,可得到 12 次 z 轴方向采样,采样宽度为 0.3 mm。探测器 z 轴方向采集宽度为 0.35 mm,若 z 轴方向数据采集完整,效果可同等于 0.3 mm 探测器,梳状准直器遮挡位于中心的 6 个相邻的探测单元,用 Z-VHR 技术,若准直器宽度为 0.3 mm,螺旋扫描模式可清晰重建 0.4 mm 层厚的图像,x 轴和 z 轴方向均可达各方向同性的 0.24 mm 像素。

3. 双源 CT 原理

双源 CT 在 x-y 平面上间隔 90° 对称的分别装有两只球管,对称为 40 排,两个探测器在 60°弧度上为 50 cm 扫描直径主探测器,32°弧度上为 26 cm 扫描直径的辅探测器,两边各有 4 排宽度为 1.2 mm 的准直探测器,中间为 0.6 mm、32 排宽度探测器,这样可避免探测器在 z 轴方向上非平行化加重,使 X 线被准直器阻挡而产生探测器误差。超薄层扫描时只用中间的 32 排探测器,其纵向覆盖的等中心宽度为 19.2 mm(32×0.6 mm),即每周期扫描可以获得 32 幅 0.6 mm 层厚的 CT 图像,扫描层厚≥1.2 mm 时组合为 1.2×24 mm,两边准直器宽为 1.2 mm 的两组 4 排探测器也被使用,纵向覆盖等中心宽度为 28.8 mm(1.2×24 mm)。双源 CT 扫描采用飞焦点技术,两个连续以 0.6 mm 准直器获取 32 层采集数据可组成等中心取样厚度为 0.3 mm 的 64 排投影,每周扫描每个探测器组可获得层厚为 0.6 mm 的重叠 64 层图像。

定位扫描只用一套主 DAS 系统,轴位像扫描两种模式,一种是扫描过程中只使用一套主 DAS,与单源 64 层基本一致,机芯旋转采用附加静音处理的磁悬浮技术,极限转速为 3 周/s,即 0.33 s/周;另一种是两组 DAS 同时使用,每个球管产生的 X 线分别由对侧探测器接收,一次产生 64 层图像,两个探测器在 z 轴方向同处一个平面,图像空间分辨力与单源相同。扫描时两个球管同时曝光,机芯只需旋转 90°,两个球管共转 180°,双源 CT 曝光时间短,与单源 64 层 CT 相比,被检者 X 线总吸收量至少降低 50%。双源 CT 功能不等同于两套 DAS 的简单叠加,两个球管的管电压、管电流可根据不同要求设成相同或不同,相同时可提高时间分辨力,提高图像信噪比;不同时,主要用于双能量减影技术。用不同能量的球管同时曝光,可获得两种反映同一组织在不同能量 X 线照射下所具有的不同的 X 线衰减特性,从而区别和鉴定机体组织结构成分,进行病变分类与鉴别以及组织功能探索与研究。

3.7.4　4D 螺旋 CT 简介

往复式螺旋扫描结合摇篮式的无极变速扫描床,磁悬浮机架驱动技术实现了 0.30 ms 快速扫描速度,直接电磁驱动零兆 CT 球管,为临床提供了全脏器的动态容积灌注信息,使 CT 进入动态 4D 全脏器灌注成像的时代。4D 螺旋 CT 可进行动态实时 3D 介入、全时相动态血管成像、超越扫描范围的全剂量调控。4D 螺旋 CT 组成与探测器见图 3-58。

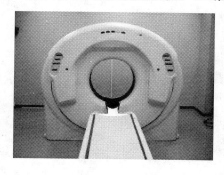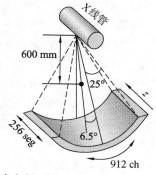

图 3-58　4D 螺旋 CT 组成与探测器

3.7.5　超宽探测器 320 排 CT 成像原理与发展趋势

1. 320 排 CT 成像原理

CT 设备的参数中图像分辨力是决定影像质量的关键因素,320 排 CT 主要提高了空间分辨力和密度分辨力。在空间分辨力上 320 排 CT 不同程度达到了各向同性采集,平衡球管曝光剂量、探测器转换效率、图像质量、被检者的检查空间等因素,提高成像速度成为关键。提高成像速度主要有两种方式:一是提高单圈扫描速度,二是增加探测器的覆盖范围,最有效缩短器官扫描的方式是增加探测器的覆盖范围,其中出现过 4 排、8 排、16 排、32 排、64 排、128 排直至 320 排,扫描速度由几十秒、十几秒、几秒缩短到 175 ms,成像速度的提高直接带来了扫描方式和临床应用范围的突破。

从成像原理来分析,实时再现一个器官的影像结构,需要时间分辨力和空间分辨力的配合,器官时间分辨力是反应再现全器官和组织形态结构的时间指标,即完成一个部位扫描所需时间。器官时间分辨力取决于 x,y 轴时间分辨力和 z 轴时间分辨力两个因素,x,y 轴时间分辨力又取决于 CT 单圈扫描速度,扫描速度越快,x,y 轴时间分辨力越高,z 轴时间分辨力取决于探测器宽度,探测器越宽,z 轴时间分辨力越高,全器官成像只受机架转速一个变量影响。目前,探测器最宽覆盖范围为 0.5 mm×320 排,时间分辨力达 175 ms。

步进式扫描器官时间分辨率=单圈成像时间×成像圈数

螺旋式扫描器官时间分辨率=单圈成像时间×成像圈数

容积扫描全器官时间分辨率=单圈成像时间

人体器官运动分自主运动和非自主运动,自主运动属于可控运动,对于自主运动的精细过程和非自主运动,螺旋式和步进式扫描均难以实现。对于器官运动的检查决定CT 的动态器官扫描分辨力,它能反应器官检查的能力,主要受单次器官检查时间(即器官分辨力)和设备扫描、再启动时间的影响,主要是探测器覆盖不足和床移动时间损耗。对于自主和非自主运动的功能评价要有足够的探测器覆盖。

动态器官时间分辨率=器官时间分辨率+设备再启动时间

=单圈成像时间×圈数+床移动时间+再启动扫描时间

全器官容积式扫描时间分辨力=0.75 s×1+0=0.175 s

提高 z 轴方向上的分辨力是 CT 设备力争要求做到的。在 X 线断层时代,z 轴方向分辨力是断层图像的叠加,螺旋 CT 时代,数据是连续采集,z 轴分辨力提高。影响 z 轴分辨力的因素包括 PITH、插值、层厚、毫安秒、飞焦点、动态变焦技术、通道偏转技术,也可以在扫描技术上实现 z 轴分辨力的提高。

例如,通过调整螺距等方法也可实现 z 轴分辨力的提高,但剂量会增加。随着探测器的增宽,一圈覆盖整个器官已成为可能,使不动床的 CT 扫描优势明显。由于不动床CT 扫描是非螺旋扫描,通常 z 轴的分辨力等于最薄层厚度,为了提高 z 轴分辨力、动态变焦、飞焦点、通道偏转技术得到应用,宽探测器带来的锥形束伪影制约了 z 轴观察能力,可采用全景式 z 轴修正模式(图 3-59),减少锥形束带来的影响。基于这种数字模式和通道偏置技术,DST 技术(倍增采样技术)使采集后数据经 DST 技术重建算法,即可通过单圈采集实现双倍成像的结果。

提高各向同性的体素比单纯提高 z 轴分辨力更为有用。这需要综合考虑图像在 x,y,z 轴 3 个方向上的

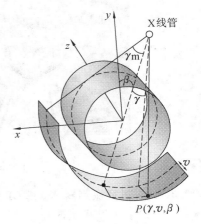

图 3-59　全景式 Z 轴修正模式

分辨力,增加在成像体素上的分辨力。目前,实现最小体素的各向同性单元是 0.5 mm 体素,经 DST 技术后每单层图像重建由该层的所有通道数据取加权合成。

2. 宽体探测器发展趋势

宽体探测器并非越宽越好,覆盖面积越大不一定就能很快得到大范围图像。覆盖面积提高了扫描速度,但锥形束伪影探测器越宽,X 线束与探测器成的角度越大,边缘采集的数据越少。用一个实验来说明问题:将很多的光盘压放在一起,每个光盘中间都有很小的空隙,在 CT 里扫描这样一个模型,并将得到的图像做冠状切面,发现 160 mm 宽体探测器中心的 40 mm 进行螺旋扫描可以得到清晰图像,而用 160 mm 宽体探测器使用轴扫描可以看到只有中间几排光盘才能看清晰,离中心越远图像越不清晰,边缘部分数据丢失,形成"屋顶效应"。其空间分辨力与密度分辨力受到很大的影响,导致 CT 失真,使用容积螺旋穿梭技术能扩大动态覆盖范围,即在螺旋扫描状态下进行来回穿梭采集可获得动态 500 排 CT 的采集,其以 312.5 mm 大范围容积覆盖,同时避免了宽体探测器带来的锥形伪影。

3.8 磁共振设备

3.8.1 产生磁共振具备的条件

能产生静磁场、射频场和梯度场的磁体和电磁系统;具有数据采集、处理和图像存储、显示系统;具有脉冲参数与成像方法选择组件。

1. 磁体与磁场

磁体包括静磁场、梯度场以及与静磁场正交的射频场。磁共振成像系统的磁体主要是由通电线圈产生的。在 MR 成像系统中,磁场强度的大小主要由获得 FID 信号的信噪比、射频对生物体的穿透能力和人体安全性来控制。

磁体分为永磁体、常导式磁体、超导式磁体、混合型 4 种。其主要用来产生静磁场,目前常用的是超导磁体系统。超导式磁体是由铌钛合金制成,产生强磁场。

超导式磁体的线圈:由表面镀有铌钛合金的铜线组成。铜芯的作用:提供足够的机械强度;防止冷却失效时的"失超"现象。使用前,向超导线圈送入大电流,然后将线圈闭合。超导线圈需置于液氦中冷却,用修正线圈来修正静磁场的非均匀度。方法是在磁场适当部位加入金属材料,或用补偿线圈。补偿线圈通电后,在磁体局部产生磁场,这个局部磁场将影响原磁场的分布,从而部分修正原静磁场的非均匀度。

梯度磁场:由通电的梯度线圈产生的空间线性变化磁场。其梯度值决定了共振频率。梯度线圈的形式一为螺线管线圈,产生到的梯度磁场方向与静磁场平行;另一为马鞍形线圈,梯度磁场方向与静磁场垂直。

2. 系统的组成

(1) 梯度磁场源

产生大电流梯形脉冲的电源装置,由梯形脉冲发生器及高保真功率放大器组成。

(2) 梯度线圈

紧贴在磁体上。射频场和射频控制系统在 MR 系统中,射频能量是由射频合成器产生的,并由射频线圈发射和接收。计算机系统控制着射频发射的时间、能量和脉冲形状。

（3）射频线圈

射频系统的组成：

① RF 发射器：产生 90°和 180°射频脉冲。

② MR 接收器：接收人体产生的磁共振信号，并加以放大后，经 A/D 转换送入计算机。

（4）线圈分类

体线圈：用于激励和接收大的样品组织的 MR 信号，有螺线管形和马鞍形两种结构形式。局部线圈（表面线圈）：用于激励和检测小组织的 MR 信号，具有较高的信噪比，有利于信号检测。

（5）射频脉冲分类

非选择性脉冲；选择性脉冲。

3.8.2 MR 构成与部件作用

磁体、梯度场线圈和射频线圈是 MR 成像设备的部件。主要技术性能参数有磁感应强度、磁场均匀度、磁场稳定性、边缘场的空间范围、梯度场的磁感应强度和线性度、射频线圈的灵敏度等。成像系统的主要功能是数据采集、影像显示和影像分析等。MR 构成见图 3-60。

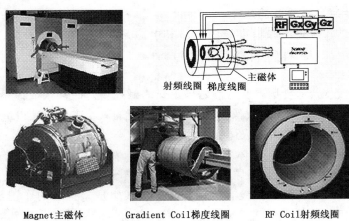

Magnet主磁体   Gradient Coil梯度线圈   RF Coil射频线圈

图 3-60 MR 成像设备组成

MR 设备由磁体系统、梯度磁场系统、射频系统、系统控制和数据处理计算机系统、图像处理系统、操作控制台、图像处理工作站、检查床等组成，MR 系统是通过信号产生探测、偏转、图像数据采集、图像重组和显示，完成 MR 的有机组合。MR 设备按磁体产生静磁场强度大小分为低场（0.1～0.5 T）、中场（0.6～1 T）、高场（1.5～2.0 T）和超高场（3～7T）MR 设备。

1. 磁体系统

磁体系统为 MR 设备提供满足特定要求的静磁场，是人体内氢质子磁化，产生静态磁化矢量，磁体系统除了磁体之外还包括匀场线圈、梯度线圈、射频发射和接受体线圈的内置体线圈等组件。

（1）永磁型磁体

永磁型磁体主要材料有铝镍钴、铁氧体、稀土钴 3 种类型，磁体由多块永磁材料拼接而成，构成一定成像空间，磁场均匀性提高，强度为 0.45 T。永磁型磁体对温度敏感、稳定性差,磁体开放、低价、低场发散少。

（2）常导型磁体

线圈中的恒定电流产生静磁场,磁场强度与导体中电流强度、导线形状、磁介质性质有关,常导型磁体为空芯电磁体,线圈用铜线绕成,有一定的电阻率称阻抗型磁体,特点是产热、功耗大,电源波动影响磁场稳定。

（3）超导型磁体

以超导体为线圈材料的磁体叫超导型磁体,当某一金属接近绝对零度（－273.2 ℃标为 0 K）的超低温时,电阻为零,处于超导状态具有超导性的物质称为超导体。它的特点是高场强度、稳定性高,磁场均匀性高。超导体:由超导线圈、高真空超低温杜瓦容器、附件构成。超导环境建立:抽真空,环形真空绝缘层是超导磁体重要保冷屏障,真空度决定保冷性能。磁体预冷用制冷剂将杜瓦容器磁体内的温度降至工作温度 4.2 K（－268.8 ℃）的过程。灌满液氦,磁体预冷到 4.2 K 后液氦气化减弱,液氦留在磁体内部,将磁体灌满 95% 左右,达到绝对零度（－273.5 ℃）。线圈在 8 K 温度下电阻为零,液氦沸点为 77 K。

（4）混合型磁体

混合型磁体利用上述两种或两种以上磁体技术构造而成,磁体常见有永磁和常导两种组合体,在永磁型磁体的两个磁极上绕铜线圈,便得到混合型磁体。磁体系统由磁体匀场线圈、梯度线圈以及相适的各自电源组成,其在控制单元作用下,保证整个系统的均匀性和稳定性,超导磁体系统还需低温容器、制冷剂超导开关、励磁和退磁电路,失控控制、安全保护电路。

2. 定义解释

（1）磁屏蔽

强大的磁场会明显影响周围环境,而周围环境也会干扰磁场均匀性,磁屏蔽可防止这种现象发生。磁屏蔽采用足够厚度的铁吸收磁力线,磁体采用自屏蔽方式标准为 5GS 0.5MTj 距离。

（2）匀场线圈

为了使磁场更加均匀,加一组均匀线圈补偿非均匀性缺陷,即在磁体中心、梯度线圈外再加一组匀场线圈,其由铌钛合金制成,励磁结束后称基础磁场。磁场匀场度较差,需匀场改变其均匀性,匀场分无源和有源两种,无源匀场在安装阶段在磁体孔洞内壁贴补专用小铁片;有源匀场在 MR 设备运行中由主控系统调控完成。匀场线圈通电后在磁体局部产生磁场,影响原磁场分布,部分修正原静磁场非均匀度,线圈形状复杂的常导磁体线圈还需专供电源,匀场过程是在计算机控制下进行,精细复杂。

（3）励磁

励磁又称充磁,指超导磁体系统在磁体励磁磁电源控制下逐步给超导线圈加电流,建立预定静磁场的过程。励磁成功结束后,超导磁体不消耗能量而提供强大、高稳定的匀强磁场。

（4）失超

超导体因某种原因突然失去超导特性进入正常态,失超会将电磁能量转换为热能,引起液氦气化喷射而出。

3. 磁体系统的性能指标

磁体系统的性能指标包括磁场强度、均匀度、稳定性、孔径大小,影响系统的信噪比和图像质量。磁场强度信噪比与磁场强度呈线性关系,增加静磁场强度则氢质子所产生的磁矩就大,信号越强,图像信噪比就高,磁场强度会过高,化学位移产生伪影,局部温度上升。磁场均匀度磁体成像区域越大,均匀度越低。均匀度指在特定容积限度内磁场的同一性程度,即穿过单位面积的磁感应线是否相同,均匀度决定图像的空间分辨力和信噪比。磁场稳定性是衡量磁场强度随着时间而漂移程度的指标,在成像序列周期内磁场强度的漂移对重复测量的回波信号的相位产生影响,引起图像失真,信噪比下降,磁场稳定性除与磁体类型设计质量有关,还受周围铁磁场物质、环境温度、均匀电源漂移等因素影响,也会使磁场均匀度或场值发生变化又称磁场漂移。磁场稳定性分时间稳定性和热稳定性两种,时间稳定性指磁场随时间变化的程度,稳定性差影响图像质量,稳定性还可随温度变化而漂移,用热稳定性表示。永磁体和常导体热稳定性差,超导体对时间稳定性和热稳定性较好。

4. 磁体的性能参数

磁场的磁体是 MR 成像系统的核心。磁场的主要技术指标是磁感应强度、磁场均匀度、磁场的时间稳定性和边缘场的空间范围等。

（1）磁场磁感应强度

MR 所用的磁场磁感应强度从 0.02 T 到 3 T,范围相当宽。生物组织中含有大量质子,质子的旋磁比大,即使磁感应强度很低的磁场也能实现质子磁共振成像。磁感应强度越高,组织的磁化程度越大,产生的磁共振信号越强。在一定范围内,磁感应强度越高,影像的信噪比越大,信噪比近似与磁感应强度呈线性关系。磁共振频谱分析和化学位移成像要求的频谱分辨力很高,只能用磁感应强度很高的系统进行。高磁场也有不利因素,主要是在高磁场条件下,射频频率高,人体对射频能量的吸收增加,射频对人体的穿透能力减小,水和脂肪之间不同的化学位移会引起伪影。磁共振成像用的磁体有永久磁体、常导磁体和超导磁体 3 种。大多数 MR 成像系统采用超导磁体,磁感应强度低的工作在 0.3 T,高的工作在 3.0 T 或更高。

（2）磁场的均匀度

磁共振成像需要均匀度很高的磁场。非均匀磁场引起一个体素内质子共振频率范围加宽。在成像区域范围内的磁场均匀度是决定影像的空间分辨力和信噪比的基本因素。磁场均匀度还决定系统可用的最小梯度场强度。磁场均匀度的定义:成像范围内两点之间磁感应强度的最大偏差 ΔB 与标称磁感应强度 B_0 之比,一般要求为百万分之几。磁场均匀度由磁体本身的设计和具体的外部环境决定。磁场均匀度与磁体类型有关,一般磁体的成像区域越大,所能达到的磁场均匀度越低。兼有化学位移频谱分析和成像功能的 MR 系统,要求能鉴别不同原子位置上极小的频率偏移,即能够分辨非常靠近的空间谱线,需要的磁场均匀度更高。

（3）磁场稳定性

磁场稳定性是衡量磁场磁感应强度随时间而漂移的程度的指标。在成像序列周期内磁感应强度的漂移对重复测量的回波信号的相位有影响,并引起影像失真和信噪比降低。磁场稳定性与磁体类型和设计质量有关。需要磁体电源的常导磁体,磁场稳定性取决于电源的稳定性。永久磁体的稳定性主要受环境温度变化的影响,因为温度变化会引起磁体几何参数的改变。超导磁体不存在上述问题,在 3 种磁体中稳定性最好。铁磁性物体或金属物体在磁体周围的边缘场中移动会对磁体内部的磁感应强度产生扰动,从而破坏磁场的稳定性,破坏的程度同这些物体的质量大小及它们离磁体的远近有关,要根据边缘场延伸的范围大小对这些物体允许接近磁体的距离加以限制。

（4）边缘场的空间范围

边缘场指延伸到磁体外部的磁场。边缘场延伸的空间范围与磁场磁感应强度和磁体孔径大小有关。边缘场有可能对在它范围内的电子仪器产生干扰,这些电子仪器也通过边缘场对内部磁场的均匀度产生破坏作用。减小边缘场的途径是采用有源或无源屏蔽措施。有源屏蔽是在磁体线圈中加一组线圈,用它产生的磁场抵消掉磁体线圈产生的外部磁场。无源屏蔽是在磁体周围用铁磁性材料建一个围墙,限制外部磁场的延伸。

5. 导磁体的特性

（1）常导磁体

常导磁体的铜或铝导线有一定电阻,常导磁体也称为电阻磁体,磁体线圈中的电流需要驱动电源来维持,电源输出的功率与场强的平方成正比。常导磁体导线过大的功率损耗使它被限于用在磁感应强度低于 2.0 T 的磁场,为了消除线圈电阻上的功率消耗产生的热量,以避免磁体升温对磁场稳定性产生影响,常导磁体需要给磁体线圈散热或加上冷却的机构。电阻磁体激磁后要经过 20 分钟到几个小时磁场才能维持稳定。常导磁体的优点是造价低,但工作磁场强度比较低,磁场均匀度差。

（2）超导磁体

超导磁体的磁场线圈和匀场线圈的设计原理与电阻磁体的基本相同。超导磁体的线圈是用超导体导线绕制的。超导体的超导电性在接近绝对零度的低温条件下才能表现出来,超导线圈周围需要液氦为它提供低温环境。

① 超导性和超导材料。超导性是指在低温下某些导体完全没有电阻,导电性超过常温下的优良导体。只有某些金属具有这种特殊的导电性。材料出现超导性的最高温度叫临界温度。已知的超导材料的临界温度非常低,最高的为 20 K。超导性是指在临界温度以下,电子被冷冻到这样一种状态:组成电子对而不再是自由电子。电子对的运动速度低于金属中的声速。这样速度的电子和晶格之间没有动量和能量传递,电子对在晶格中的运动不受任何阻力,材料的电阻完全丧失。在超导状态,微弱的外部磁场只能穿透超导体表面一个薄层,这个表层的厚度叫穿透深度,在 6～10 cm 之间。超导体内部的磁化率等于零,由于磁场与电子对相互作用,在超导体表面产生电流。这种表面电流起屏蔽外磁场的作用,导致超导体中存在超导和常导两个区域,两个区域之间的分界的最小厚度叫相关长度。根据相关长度和穿透深度的关系,超导体被分为 I 型和 II 型,I 型超导体的相关长度大于穿透深度,通常是单质金属材料;II 型超导体的相关长度小于穿透深度,通常是合金材料。

② 超导磁体的基本结构。超导线圈的超导线绕在特制的线圈支架上,支架采用非磁性材料,一般是铝合金,其机械强度可承受洛仑兹电磁力的作用而不致发生变形。支架上均匀分布着精密加工出来的导线沟槽以装嵌螺旋线圈。也可以将精密绕制的超导线圈组安装在一个铝制圆筒内,线圈位置允许作适当调节。线圈的制作精度要求相当高,

如果导线线径有 1/5 的误差，磁场均匀度会降低 10 ppm；线圈中心部分少一匝导线会引起 40 ppm 的误差。线圈的设计还要考虑便于采取匀场措施和减小边缘场的措施。超导线圈的低温环境由低温恒温器保障。超导线圈整个浸没在液氦中。为了维持恒温并减少液氦蒸发，盛液氦的杜瓦嵌套在盛液氮的杜瓦之内，或者置于由低温氦气形成的屏蔽室内，以尽可能减小热量通过传导、对流或辐射途径向液氦的传输。通过辐射途径传输的热能引起液氦的蒸发量最大，对制造恒温器有非常高的工艺水平要求。有氦气屏蔽室的低温恒温器内可安装制冷头，利用外部的氦压缩机进行制冷。低温恒温器的顶部（已安装的磁体上方）有液氦和液氮的加注口和排放孔，以及供线圈激磁、液面显示和紧急退磁装置用的引线，这些引线用高绝热材料支持和封固起来进入恒温器，它们向恒温器的热传导被降到最低限度。

③ 超导磁体的永久工作方式。在超导磁体激磁期间，加热器接通，使作开关元件用的一段超导体处于常导状态，对超导体线圈起分流作用。激磁电流从激磁电源出发通过超导磁体线圈循环流动，当电流逐渐上升到能使线圈建立起要求的工作场强时，加热器断开，作开关元件的一段超导线在低温下失去电阻，整个超导线构成零电阻闭合回路。此时，激磁电源即使被切断，超导线回路中的电流仍将沿回路继续不断循环流动。超导磁体在工作场强建立之后，将超导线圈与激磁电源脱离，超导线圈中电流仍能永久性地循环流动，工作场强能够维持不变，这就是超导磁体的永久工作方式。超导磁体的磁场一旦建立就不需要维持磁场的外部电源，这是超导磁体的优点之一。由于有这种特性，激磁完成之后，超导线圈和激磁电源之间的引线便可拔掉，这有利于减少周围环境中的热量向低温恒温器的传导。理论上，超导体导线没有电阻，超导线圈中的电流和建立的磁场可以无限制地维持不变。但由于线圈导线的总长度达 20～30 km，它必须用多段超导线焊接而成，焊接处避免不了出现电阻，而电流通过电阻会导致能量的消耗，实际上超导磁体的磁场将指数式地缓慢衰减（时间常数 τ 是线圈的总电感与总电阻之比）。

④ 失超和限制失超的措施。Ⅱ型超导体能在很高磁场下维持超导性。当电流密度达到允许的最大值时，Ⅱ型超导体将处在不稳定的临界状态，即可能变为电阻导体。假设磁体线圈是用单股线绕制的，因导线的走向与磁场方向垂直，超导线一侧的屏蔽电流与激磁电流方向相同，与超导线相反一侧的屏蔽电流与激磁电流方向相反。在临界状态，屏蔽电流与激磁电流同向的一侧的总电流要超过允许的最大值。另外，因磁场的任何变化伴随有磁通量（磁通在与电流和磁场轴线垂直的方向）的改变，磁通量变化产生的热使允许的最大电流强度下降，这会引起更大的磁通量变化和更多的热产生。这是个正反馈过程，它最终导致超导体迅速向电阻导体转变，蓄积的能量在电阻中迅速消耗，磁场迅速消失。超导体转变为电阻导体称为失超。为了避免失超发生，需要使超导体允许的临界电流值尽量提高。可以将超导合金纤维（直径 10 μm）导线嵌埋在铜基底中，让铜在通量突变期间对超导线起分流作用和限制热量的产生，并使热量不向超导体其他部分蔓延；要从工艺上保证超导线的焊接点引入的电阻极小。磁通量突变产生的热绝大部分被铜基底传导给液氦，液氦蒸发使热量散失而不致引起很大温升，为了使激磁期间磁通量突变产生的热能充分被液氦吸收，激磁过程应逐步缓慢进行。这期间液氦的挥发量相当大，必须随时大量地补充。已经建立磁场的超导线圈有可能通过上述机制返回常阻状态而发生失超。在失超发生时，磁场能量将迅速耗散，线圈中产生的热引起液氦急剧蒸发，

低温氦气从排放管猛烈向外喷发。超导线的失超部分可出现由几千伏高电压引起的强大电弧,它可能使线圈被烧毁。现代磁体的设计使磁体在运行中出现失超的可能性极小,即使发生,也能保证经受失超而不会造成永久性毁坏。

⑤ 超导磁体的技术参数。磁共振成像系统的超导磁体有以下主要技术参数:磁感应强度 0.1～3.0 T,最常用 0.35～2.0 T 的磁体;磁场均匀度 10～15 ppm(50 cm 直径球体);瞬时稳定度≤0.1 ppm/h;磁体孔径 0.9～1.0 m^2;充磁时间 0.2～0.5 h;液氦蒸发率 0.1～0.4 L/h;液氮蒸发率 0～1 L/h。

(3) 永久磁体

① 永久磁体的结构。永久磁体用具有铁磁性的永磁材料构成。铁磁性材料在外加磁场作用下易被磁化,磁感应强度比外磁场强得多,而且,外磁场被除去之后仍能保持永久性磁化强度。最常见的铁磁性材料是铁、钴、镍,以及由这些材料制成的合金。永久磁体有两种结构,H 形框架结构和环形耦极结构,它们的磁场是横向的。H 形框架结构由铁磁性材料框架和永久磁体块组成一个 H 形空间,框架提供磁通量回路。永磁体块上的极靴决定磁场分布的形状和磁场的均匀性。H 形框架结构比环形耦极结构更笨重,但边缘场的延伸范围小,便于安装和匀场。

② 永久磁体的性能。永久磁体的最大磁感应强度为 0.3T。因磁体的几何参数易受环境温度影响,磁场的温度稳定性差。为保证磁体按要求的稳定性工作,必须采用自动温控装置和配备自动频率温控装置。常导磁场线圈和永磁体相结合组成的混合型磁体便于从电气上进行匀场调节;永久磁体的横向磁场适于和螺线管形射频线圈配合起来成像,并有利于改善信噪比。

③ 永久磁体的技术参数。永久磁体有以下主要技术参数:磁感应强度 0.1～0.3 T;磁场均匀度≤10 ppm;瞬时稳定性±0.5%;孔径 1×0.5m^2;五高斯线范围横向 2.5 m,纵向 2 m,磁体重量约 10 t。在价格、能源和各种消耗方面,永久磁体略具优势;在性能方面,超导磁体最理想。超导磁体 MR 成像系统获得越来越广泛的应用,常导磁体系统正在被淘汰。

6. 梯度系统

梯度系统由梯度线圈、梯度控制器、数模转换器、梯度放大器、梯度冷却系统、梯度电源组成。梯度系统指梯度磁场有关电路单元及梯度线圈,功能是为系统提供线性度,梯度磁场强度较高,并提供可快速开关的梯度场,实现成像体系的空间定位和层面选择。在梯度回波和一些快速成像序列中,梯度场的翻转起着射频激发后自旋系统的相关重聚作用。

(1) 梯度线圈设计类型

梯度线圈和放大器均有双层设计,根据梯度组合方式和工作模式分为单梯度放大器单梯度线圈、双梯度放大器单梯度线圈、单梯度放大器双梯度线圈 3 种类型。梯度线圈由有 3 个相互正交的 x,y,z 方向的梯度磁场作为图像重建的空间立体,x,y,z 轴定位和层面选择的依据。x,y,z 3 个方向的梯度线圈以及为梯度线圈提供动力的梯度放大器提供 3 个梯度场 G_x,G_y,G_z,3 个梯度场分别由 3 个梯度直流线圈来产生,每一组线圈由一个单独电源发生器供电,每组梯度线圈由两个电流方向相反的同轴线圈组成,以产生其轴线方向上最大线性梯度磁场。G_x,G_y,G_z 线圈封装在用纤、维玻璃制成的圆筒内,安装在磁体腔内。3 个方向任何一个梯度均可提供层面选择、相位编码频率编码 3 项作用之一,联合使用可获得任意斜面的图像。

(2) 梯度线圈性能要求

MR 成像的梯度场线圈应满足以下几方面的要求:建立的梯度场在成像视野内有良好的线性特性。响应时间尽可能短(梯度场从零上升到所需稳定值的时间称为梯度场的响应时间),因为响应时间决定或限制着成像系统最小可用的回波时间。最小回波时间的长短在梯度回波成像、回波平面成像、弥散成像、超薄层面成像、MR 血管成像和 MR 频谱分析中有重要意义。功率损耗小,梯度场线圈建立梯度场需要很大驱动电流。驱动电源的电路中一般有高功率器件,要为这些高功率器件采取有效散热措施。为了降低对这方面的要求,希望驱动电源在能建立需要的梯度强度的同时,电源的功率损耗应尽量小。涡流指梯度场从零上升和从稳定值下降过程中在临近梯度线圈的金属结构中感应的电流。涡流可能出现在其他线圈或超导磁体的低温恒温器的金属构件中。由这种感应电流产生的磁场对梯度场起干扰作用,使梯度场的线性度受到影响,这称为涡流效应。涡流效应导致伪影,表现为影像的区域性失真。MR 成像系统设计中必须尽量避免梯度场的涡流效应,至少将涡流效应减小到最低程度。

(3) 梯度场线圈的结构

MR 成像需要 3 个正交的梯度磁场,因而需用 3 个梯度场线圈。设计线性梯度场线圈的关键在于确定适当的线圈几何形。

(4) 梯度控制器和数模转换器

梯度磁场:是脉冲电流通过梯度线圈产生的,运行中需要梯度磁场快速开与关,大小方向均能迅速改变,应具有较好的脉冲特性,梯度控制器(gradient control unit,GCU)按系统主控单元指令,发出 D/A 转换器所需要的标准输入信号,由梯度控制器和 A/D 转换器共同完成对梯度放大器精确控制。GCU 按主控单元指令后发出的全数字化的控制信号,包含有梯度电流大小的代码,由数模转换器接收并解读后立即转换成相应的模拟电压控制信号,根据此信号产生梯度放大器输出的梯度电流。

① 梯度磁场的功能。磁共振成像系统的梯度场线圈用来产生比较弱的在空间上规律变化的磁场。随空间位置变化的磁场叠加在主磁场上,其作用是对 MR 信号进行空间编码,决定成像层面位置和成像层面厚度。在某些快速成像中利用梯度场的作用产生回波信号,如成像系统没有独立的匀场线圈,梯度线圈可兼用于对磁场的非均匀性进行校正。MR 成像需要 3 个相互正交的线性梯度场实现空间编码,需要 3 个独立的梯度场线圈和它们各自的驱动电源。设计梯度场线圈要考虑主磁场的非均匀性程度和磁体的几何形状,即进出磁体空间的通道垂直于还是平行于主磁场;梯度场驱动电源的设计要与成像技术及脉冲序列结合起来考虑,因为不同成像技术和脉冲序列对梯度场的开关速度有不同要求。

② 梯度场磁感应强度。实现空间编码要求成像空间每一特定位置由该点的总磁场磁感应强度唯一确定,线性梯度场的最低梯度必须大于主磁场的非均匀性。否则,磁场的非均匀性将严重影响空间编码,成像要求的梯度场强度还受信噪比和射频带宽等因素制约,一般不希望梯度场强度大于实际需要的值。成像要求的频带宽度与梯度场强度成正比,如果梯度场强度较大,对应的频带宽度也较大,但较宽频带引入较大噪声,给品质

因数高的窄频带射频线圈的调谐和匹配增加困难。

（5）梯度放大器

梯度线圈电流具有功率大、开关时间短、输出电流精确、系统可靠的特点。梯度放大器输入信号来自 D/A 转换器的标准模拟电压信号，在信号最大值为 5 V，梯度电流最大值为 200 A，转换输出 0.5 V 时，梯度放大器应输出电流值为20 A，用反馈调节梯度电流量值。运行中，梯度强度方向不断变化，具有功率特性，开关特性较好才能满足快速变化，梯度场是在 x,y,z 方向梯度线圈中流动电流的激励下产生的，而梯度电流由梯度放大器产生并输出。

（6）梯度冷却系统

梯度系统每一组梯度线圈各自都有电源单独供电，梯度放大器将功率放大后的脉冲电流输出给梯度线圈，电流强度部分超 100 A，电流通过线圈产生大量热能，常用水冷和风冷两种方法冷却。

（7）梯度电源

x,y,z 轴梯度线圈各向都有驱动电源，在计算机控制下随时开关，精确调整线圈电源，以获得梯度磁场的精度。磁场功能：对 MR 信号进行空间编码，以确定成像层面的位置和成像层面厚度产生 MR 信号（梯度回波）施加扩散加权梯度场，进行流动补偿；进行流动液体的流速相位编码。

7. 射频系统

射频系统（RF system）由发射系统和接收系统构成，包括发射器、功率放大器、发射线圈、接收线圈，低噪声信号放大器。射频系统实施 RF 激励并接收和处理射频信号，根据不同扫描序列要求编排组合并发射各种翻转角的射频脉冲。使磁化质子吸收能量产生共振，同时接收质子在弛豫过程中释放的能量，而产生 MR 信号。射频系统的作用是在射频控制器的作用下，提供扫描序列的各种射频脉冲。

（1）射频脉冲发射单元

射频脉冲发射单元由射频控制器、射频脉冲序列发生器、射频脉冲生成器、射频脉冲源、频率合成器、滤波放大器、波形调制器、射频脉冲功率放大器、发射终端匹配电路、射频发射线圈等构成。射频控制器经射频脉冲发射单元，产生 MR 扫描序列所需的各种角度和功率射频脉冲，常用 90°和 180°两种及任意角度射频脉冲。

（2）射频脉冲接收单元

射频激励脉冲停止后，线圈两端产生感应电及磁共振信号，射频脉冲接收单元功能是接收人体产生的磁共振信号，经适应放大和处理后供数据采集系统使用，射频脉冲接收单元由信号接收的前置放大器、混频器、中频放大器信号处理器、相位检波器、低通滤波器、射频接收控制器电路组成。接收线圈射频信号经前置放大器放大后到达混频器，使信号与本机振荡混频后产生一个中频信号，再经中频放大器进一步放大后进入相位检波器。对于频率和相位均不同的信号，相位检波电路有很高的选择性，相位检波电路反映输入信号的幅值，同时反映参考电压之间的相位差，将交流信号变为脉动直流信号。

（3）射频线圈

射频线圈的概念：MR 成像系统发射电磁波对人体组织进行激发，人体组织中的 MR 信号通过射频线圈被检测。射频线圈既是氢质子发生磁共振的激励源，又是磁共振的探测器,射频线圈分发射、接收,都是同频率的射频信号,射频线圈被用于建立射频场的叫发射线圈,被用于检测 MR 信号的叫接收线圈。同一射频线圈可以在序列周期内不同的时间分别执行发射和接收两种任务,它既是发射线圈又是接收线圈,能在发射频率和接收信号之间快速切换。

接收线圈处在被接收的 MR 信号的近场区域,发射和接收之间是驻波耦合,电磁能量几乎全部为磁场能量。MR 信号的接收和射频激励采用磁耦合的环状天线,也就是射频线圈。线圈是一系列连接起来的同心圆环或螺旋形导线。射频线圈有多种变体,任何一种线圈的功能不外乎建立射频场激发自旋系统的磁共振,或者接收自旋系统在弛豫过程中产生的 MR 信号。射频线圈发射电磁波的性能和接收电磁波的性能完全相同,激发某位置的质子而发生磁共振的线圈,同样可以有效接收这个位置的 MR 信号。

（4）射频线圈的分类

按作用范围分类:全容积线圈、表面线圈、部分容积线圈、体腔内线圈、相控阵线圈是两个以上的小线圈或线圈单元组成的线圈阵列。线圈阵列是彼此连接成一个成像大区域,各线圈单元也可分离单独使用。

① 按功能分类:接收线圈、发射和接收两用线圈。

② 按极化方式分类:线性极化和圆形极化两种线圈。

③ 按主磁场方向分类:横向静磁场方向螺线管线圈、纵向静磁场方向鞍形线圈,主要是体线圈。

④ 按绕组形式分类:亥姆霍兹线圈、螺线管线圈、四线结构线圈、管状谐振器线圈、鸟笼式线圈。

（5）射频线圈的工作模式

① 体线圈模式:射频脉冲发射和 MR 信号接收均由体线圈完成。腹部、胸部成像利用的就是这一模式。

② 头线圈模式:既能发射又能接收的线圈。应用于头部单独成像。

③ 表面线圈:具有接收功能,使用表面线圈时只能用体线圈进行射频激发。此模式是体线圈激发,表面线圈接收的模式。

（6）射频线圈的基本特点

① 圆筒状线圈:大脑成像用的圆筒线圈使用时套在头部。胸腔、腹部或盆腔部位成像用的圆筒线圈尺寸较大,圆筒状线圈按其内部结构有几种形式,如霍尔姆兹线圈和鞍形线圈。霍尔姆兹线圈是半径相等的一对同轴线圈,线圈平面相互平行,相间等于线圈半径的距离,两线圈并联。鞍形线圈是绕制在圆筒表面的一对弧形线圈,对称地处于圆筒表面。

② 表面线圈:表面线圈由圆形或者矩形导线环组成,用于眼睛或脊柱等靠近体表的组织或器官的 MR 成像。表面线圈的有效成像区域一般比圆筒状线圈的有效成像区域小。表面线圈既可用于射频发射,也可用于 MR 信号接收。表面线圈通常只用于进行信号接收,激励磁共振的射频波通过圆筒状线圈发射。表面线圈与体线圈配合起来应用在脊柱成像中最为普遍。

③ 射频线圈的等效电路:射频线圈的特性可用集中参数的电阻、电感和电容元件组成的等效电路分析。电感量随线圈的几何参数线性变化,等效电阻决定人体组织噪声的

大小。人体噪声随频率线性增大。信号强度与频率平方成正比,信噪比随频率升高而线性增大。磁场强度越高,成像系统的信噪比越高。射频线圈必须与发射电路和接收电路有效地耦合起来。射频线圈谐振在磁共振频率上,与发射器和接收器有良好阻抗匹配。

3.8.3 核磁共振成像过程

1. 信息的采集

人体体内氢质子排列方向是任意的,当进入磁场后,质子沿磁场轴方向排列,方向与磁场方向一致或相反,一致多于相反,质子的磁矩能量在这两个方向上相互抵消,使人体氢质子以纵向磁矩形式表现,形成磁化矢量,当射频脉冲加在纵向磁化质子上后,能量增加,进行跃迁,离开磁场方向与其形成一定的角度,射频脉冲停止后,恢复原来方向,并以电磁波形式释放射频脉冲能量,形成了 MR 信号。MR 信号由接收线圈接收并感应出电压,然后送入计算机,对信号进行处理后,重建出磁共振图像。

2. 图像重组

图像重组是一个复杂的数学运算过程,由计算机完成对信号采集到图像转换的过程。常用 2D 傅里叶变换将信号从时间域值转换成频率的域值,进行频率编码和相位编码信号成分的翻译,即把复杂的变成简单信号,也可逆向变换。经过计算后复杂的 MR 信号变成简单频率分布,包括频率成分和频率的幅度,重组出 MR 图像。

3.8.4 信号采集与图像重组系统

信号采集指对磁共振射频接收信号进行 A/D 转换,成为离散数字信号过程。射频系统和信号采集系统合称为谱仪系统,图像重组系统根据谱仪系统提供的原始数据通过计算显示磁共振的灰度图像。计算过程在图像阵列处理器中完成,图像阵列处理器由数据接收单元、高速缓存存储器、数据预处理单元、算术和逻辑运算单元控制部件、直接存储器、快速傅里叶变换器组成,主控计算机系统由主控计算机、控制装置、主控图像显示器、辅助信息显示器、网络适配器、谱仪系统接口组成。

1. 操作系统

磁共振成像设备的操作系统和影像图像系统由计算机和计算机终端组成。计算机终端包括图像显示器和人机对话的显示器、操作键盘。操作系统的主要功能是数据采集和影像重组,影像重组通过指令在专用的阵列处理器中进行。影像图像系统的主要功能是图像显示和图像后处理。

扫描床:可载被检者做垂直升降,床面做前后水平运动。床面材料不含铁磁物质,床体不影响主磁场磁力线分布。

射频屏蔽:MR 设备射频脉冲多受内外环境条件干扰,可用铜铝合金或不锈钢制成,使屏蔽间与外界隔离。

设备技术参数:磁场强度(T)与高斯线空间分布范围(m),液氦挥发速度(L/h),磁场均匀性(ppm),磁场强度(mT/m),梯度场切换率(mT/m/s)。

2. MR 软件功能

(1)程序控制

程序控制确定射频发射器和射频接收器及梯度脉冲发生器等的工作参数,包括射频脉冲和梯度脉冲的幅度、持续时间和脉冲时序,心脏射频接收器的选通时间和取样率等。工作参数是根据操作员输入的成像序列参数具体确定的,由计算机自动处理完成。计算机是成像系统的中央控制单元,协调各分系统的工作,对梯度场系统和射频系统的硬件工作参数提供全面的软件控制,梯度场脉冲的幅度和时序、射频激励脉冲的幅度和时序、MR信号的取样都在控制计算机的管理下进行。

(2)系统调整

系统调整发生在数据采集之前。系统调整的内容包括:测量磁场中心质子的共振频率,并把射频发射器和接收器的工作频率设置在这个频率上。对被检者进行射频线圈的调谐,使之谐振于质子的共振频率。确定发射器射频输出功率,使之产生最大MR信号,根据MR信号的幅度确定接收器对信号的放大倍数或增益。使系统工作在最佳状态,成像过程中用高的信噪比获取MR信号。

3. 影像采集与重组

信号采集获得的原始数据经过阵列处理器进行傅里叶变换成为影像数据。在一个成像序列的数据采集结束后,系统自动或按命令执行影像重建程序。经过重组处理的影像数据,在显示器上以图像形式显示。根据显示的图像确定下个成像序列数据采集的中心层面位置,全部成像序列的原始数据经过重组处理后,影像数据传送到工作站,进行影像的后处理、分析、诊断。

4. 信息管理

操作程序执行硬盘信息存档、信息装入和信息删除等操作。影像数据信息采集的原始数据存放在计算机的硬盘中,影像重组程序将原始数据变为可显示的影像数据,其包含来自每个体素的信号幅度,图像以像素值形式被显示。一幅层面图像的数据包含在一个文件中,各层面的图像数据顺序放在被指定的硬盘区域。

5. 图像后处理系统

图像后处理是由图像后处理的工作站,进行图像显示和图像后处理。图像后处理是用特殊软件在计算机对图像进行特别处理以及功能分析。通过计算机键盘或鼠标以菜单方式进行操作。图像后处理系统的终端设有一些特殊的功能键。对应的菜单,通过选择项进入所要求的功能,完成图像后处理工作。图像存储与输出:MR图像存储在大容量的硬盘中,可用DVD进行光盘刻盘保存,也可进入PACS系统存储与网络进行远程会诊。

3.9 超声设备

3.9.1 超声设备概述

1. 超声设备组成

超声设备包括操作台、计算机信号处理器、探头Probe(换能器transducer)、显示器等。探头是核心器件,主要是压电晶体,其作用是向人体发射和接收超声波。探头的种类:依晶片排列方式的不同分为线阵、凸阵、相控阵、扇扫、扇括及腔内探头等。

对成线阵排列的多个声学上相互独立的压电振元同时给予电激励,可以产生合成波束发射,且合成波束的方向与振元排列平面的法线方向一致,这种激励方式称为同相激励。如果对线阵排列的各振元不是同时给予电激励,而是使施加到各振元的激励脉冲有一个等值的时间差 τ,如图3-61的相控阵扫描原理,则合成波束的波前平面与振元排列平面之间,将有一相位差 θ。

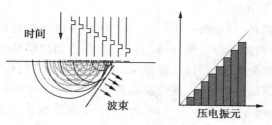

图 3-61　相控阵扫描

2. B 型超声成像

B 型超声成像设备成像方式采用辉度调制，影像所显示的却是人体组织或脏器的 2D 超声断层图，对于运动脏器可实现实时动态显示。B 型超声成像仪和 M 型一样采用灰度调制方式显示深度方向所有界面反射回波，探头发射的超声声束在水平方向上却是以快速电子扫描的方法，逐次获得不同位置的深度方向所有界面的反射回波，当一帧扫描完成，便可得到一幅由超声声束扫描方向决定的垂直平面 2D 超声断层影像，称之为线形扫描断层影像。通过改变探头的角度，可以使超声波束指向方位快速变化，使每隔一定小角度，被探测方向不同深度所有界面的反射回波，都以亮点的形式显示在对应的扫描线上，便可形成一幅由探头摆动方向决定的垂直扇面 2D 超声断层影像，称之为扇形扫描断层影像。超声影像获取回波信息的波束扫描速度相当快，可以满足对运动脏器的稳定取样，连续不断地扫描，可以实现实时。

3. 超声多普勒成像原理与应用

超声多普勒是由于波源和观察者之间有相对运动，使观察者感到频率变化的现象叫做多普勒效应。波源的频率等于单位时间内波源发出的完全波的个数。观察者接收到的频率等于观察者在单位时间内接收到完全波的个数。

当波源和观察者相对靠近时，单位时间内接收到的完全波的个数大于波源产生的完全波个数即观察者接收到的频率高于波源频率。当波源和观察者相对远离时，单位时间内接收到的完全波的个数小于波源产生的完全波个数，即观察者接收到的频率低于波源频率。超声多普勒应用于临床以来，其应用价值已愈加明显，尤其在以运动器官为主要研究对象的心血管科，超声多普勒诊断仪更成为不可或缺的有力诊断工具。

原理应用：运动结构（如心脏瓣膜）或散射子集合（如血管中的红细胞群体）反射回来的超声波束，检测出其中的多普勒频移，得到探查目标的运动速度信息，然后被人耳监听、用仪器去分析、用图像去显示或者用影像去显现人体内部器官的运动状态。

血流的运动状态检测：在实际应用中，超声的发射与接收并不一定正对着探测目标的运动方向，多数情况下它们之间会存在一个夹角 θ，因此上述多普勒频移量 Δf 的完整表达式应为：$\Delta f = 2f\cos\theta \cdot v/c$，见图 3-62。

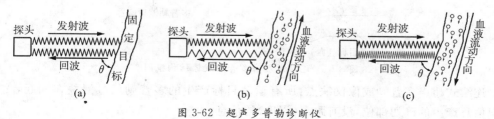

图 3-62　超声多普勒诊断仪

4. 超声多普勒诊断仪

D型超声成像诊断仪（Doppler ultrasound，DU）即超声多普勒诊断仪，是利用声学多普勒原理，对运动中的脏器和血液所反射回波的多普勒频移信号进行检测并处理，转换成声音、波形、色彩和灰度等信号，从而显示出人体内部器官的运动状态，见图3-67。

超声多普勒诊断仪的发展阶段：连续波式多普勒系统（continuous wave doppler）；脉冲式多普勒系统（pulsed wave doppler）；彩色多普勒血流成像系统（color doppler flow image，CDFI），也被称为彩色血流图（color flow mapping，CFM）。

（1）连续式超声多普勒成像仪成像工作过程（图3-63）

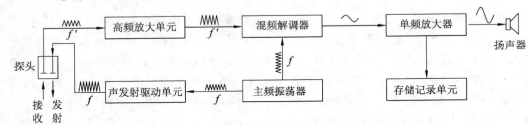

图3-63　血流的运动状态检测

工作原理：探头内为双换能器结构，各自完成发射和接收任务，一只换能器连续不断地发射超声信号，另一只换能器不停接收反射回声，转换为电信号，送至高频放大单元，经幅度放大后再送至混频解调器解调。

超声波的产生、发射和反射：

主频振荡器产生并输出频率为f的振荡信号，送入声发射驱动单元，经过放大后驱动探头中的压电换能器向外辐射出频率为f的连续超声波。

频移信号的检测：

接收到的频率为f'的回声波，将之转换为电信号，通过电缆线送至机器的高频放大单元，经过信号幅度放大后再送至混频解调器作解调处理。混频解调器是一个非线性差频处理单元电路，它有2路输入信号端口和1个信号输出端口。

频移量的获得：

2个输入信号分别为：① 高频放大单元送来的f'电信号；② 主频振荡器分出的参照f电信号。在混频解调器内，这2路信号进行混频、相差处理，将差频信号$\Delta f = f' - f$从输出端口送出。见图3-64。

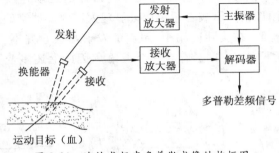

图3-64　连续式超声多普勒成像结构框图

连续式超声多普勒成像仪缺点：所有运动目标产生的多普勒信号混叠在一起，无法辨识信息产生的确切部位，没有距离（深度）的信息。

（2）脉冲式超声多普勒成像仪结构框图（图 3-65）

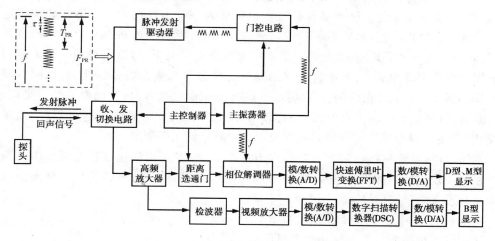

图 3-65　脉冲式超声多普勒成像仪结构框图

探测距离的选通：获得人体内部所需探测目标的回声信息，就必须采用距离或深度选通接收门控制器。在人体软组织中，超声的传播速度差别不大，可以将平均声速视为常数（$c=1\ 540$ m/s），故从发射出脉冲信号的前沿以起始时刻（t_0）计起，至返回信号的脉冲到达时间（t_1）的长短与运动器官距离换能器的深度成正比。只要调节"距离选通门"的启闭时间，就能控制探测距离。沿着这一距离方向上的一段长度又称作"容积"，这样就可以只接收感兴趣目标的回声信号，滤除前后的无关信号。

（3）彩色多普勒血流显像仪

彩阶（color scale）超声影像处理弥补了灰阶显示的不足，优点是可增加对比灵敏度、提供定量显示及多参数显示。彩阶超声影像又称彩阶图，可使人体细微组织结构及多普勒的清晰度达到最佳显示，并可在更大的动态范围内提高肉眼对黑白微弱信号的分辨力；可以增加显示信号的动态范围，具有较高的定性分辨力。其技术核心是采用了彩色编码的方法，将回声幅度划分为许多彩色区域，把某一幅度范围定义某种颜色。

基本原理：超彩阶超声影像处理是利用微电子技术进行的一种影像增强处理技术，它通过光学处理、等密度分割、幅度鉴别、模数转换等方法进行彩色编码，使输入的图像值转换到特定彩色空间相应坐标中去，从而显示预期的彩色影像，见图 3-66。

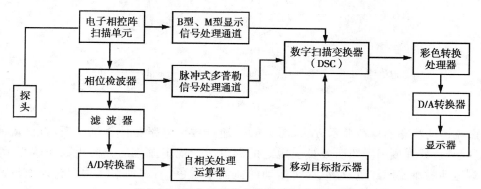

图 3-66　彩色多普勒血流显像仪结构框图

　　脉冲多普勒探测的只是一维声束上超声多普勒血流信息,它的频谱显示表示流过取样容积的血流速度变化。脉冲多普勒技术也被称为一维多普勒。一维多普勒在测定某一位置的血流时很方便,如果要了解瓣口血流流动的详细分布,利用一维多普勒就很困难,只能一个点一个点地测,并把每一个点的血流速度记录下来,最后得到一个大致的血流轮廓。彩色多普勒成像,对于血流方面的多种状态具有强大的显示能力,如同时显示心脏某一断面上的异常血流的分布情况;反映血流的途径及方向;明确血流性质是层流、湍流或涡流;可以测量血流束的面积、轮廓、长度、宽度;血流信息能显示在 2D 切面像或 M 型图上,更直观地反映结构异常与血流动力学异常的关系等。

　　工作原理:系统在接收到发射来的回声信号后,先进入相位检波器与原始振荡信号进行相位比较,再将一路信号送入脉冲多普勒信号处理通道;另一路则经过低通滤波器去除没有意义的杂波信号。

　　滤过后的信号经 A/D 转换后,再进行自相关处理。这一步骤是将前后 2 个脉冲产生回声的时间差换算成相位差,再根据相位差与目标运动状态的关系处理成血流方向和速度结果。在一维多普勒诊断仪(连续波 CW 和脉冲波 PW)中,是将回声频率与原始振荡频率比较出频移量 Δf,然后通过多普勒方程式换算出血流方向和速度。而在自相关处理中,用探测时间差异来解决这个问题:脉冲发射过程中,前后两个相邻脉冲之间的时间差 Δt,包含了探测目标的运动方向与速度等变量因素,最后反映在回波脉冲波形的相位差异上,由此通过脉冲自身相位差的关系解得血流方向和速度的方法称作自相关处理技术。自相关信号处理示意图见图 3-67。

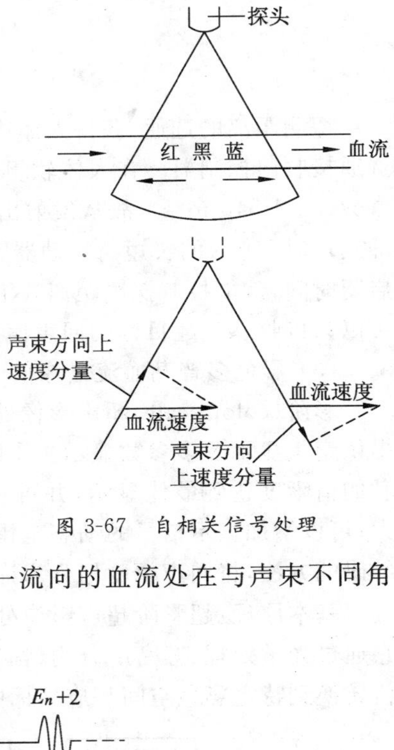

图 3-67　自相关信号处理

　　在彩色多普勒中,由于血流的方向决定了血流的颜色(一般正向血流为红色,反向血流为蓝色),所以同一流向的血流处在与声束不同角度时血流的颜色也可能不同。见图 3-68。

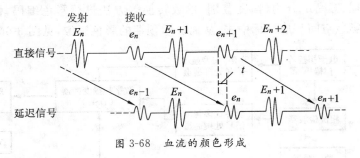

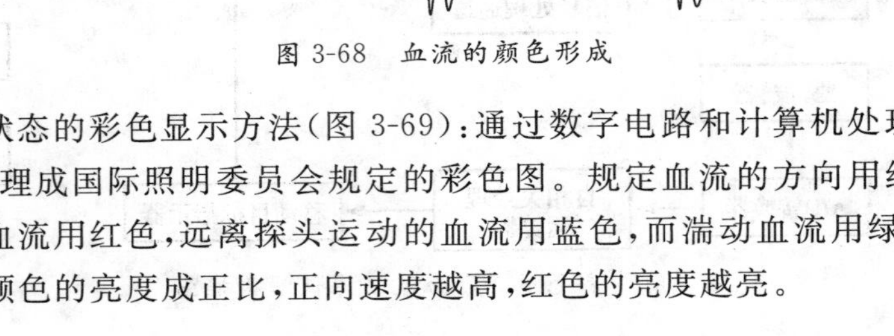

图 3-68　血流的颜色形成

　　血流运动状态的彩色显示方法(图 3-69):通过数字电路和计算机处理,将血流的某种信息参数,处理成国际照明委员会规定的彩色图。规定血流的方向用红和蓝表示,朝向探头运动的血流用红色,远离探头运动的血流用蓝色,而湍动血流用绿色。血流的速度与红蓝两种颜色的亮度成正比,正向速度越高,红色的亮度越亮。

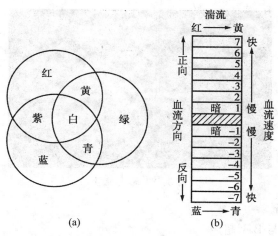

图 3-69　血流运动状态的彩色显示方法

① 频谱显示（图 3-70）

超声射向流动的红细胞，接收到红细胞散射回声，提取 Doppler shift（多普勒频移），经 FFT 处理，形成频谱显示。频谱在 base line 以上者为迎向探头的血流，base line 以下者为离开探头的血流。

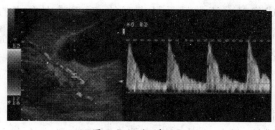

图 3-70　频谱显示

② 彩色多普勒血流显示（图 3-71）

动态实时：用自相关处理提取到的多普勒信息，再用伪彩色编码，形成彩色血流图像，叠加到 2D 声像图上，形成彩色多普勒血流图。

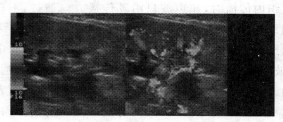

图 3-71　彩色多普勒血流动态实时显示

③ 彩色能量图（图 3-72）

把提取红细胞散射的多普勒信息，用积分法处理。彩色图像也叠加在 2D 声像图上。此法与红细胞散射的能量强度有关，与频移无关，故无方向性，不存在混叠。

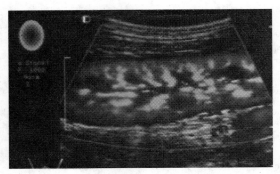

图 3-72　彩色能量

5. 临床效果评析

(1) 彩色多普勒与 B 型超声

彩色多普勒血流仪通过对散射回的多普勒信息作相位检测并经自相关处理、彩色灰阶编码,把平均血流速度信息以色彩显示,并组合到 B 型灰阶影像上。这种方式不仅可以加快过去 B 型对心脏疾病检查的速度,而且可以直接采集到心内血流速度、轮廓的信息。

(2) 彩色多普勒血流成像与频谱多普勒

彩色多普勒血流成像对血流的显示是直观的,对于辨别血流的湍动、了解流速在心血管内分布较脉冲多普勒更快更好。但是,对血流的定量测定来说,脉冲多普勒与连续波多普勒却是非常有效的工具。

3.9.2　超声设备构造与原理

1. 超声波成像原理

超声波在组织中传播时,组织对超声能量的吸收而造成衰减。造成吸收衰减的原因主要有介质质点的黏滞性、导热系数和温度等。对超声衰减的大小与超声的频率有关,超声衰减在人体中与传播距离成正比。超声传播到其强度减弱一半的距离叫半价层,用半价层来表明组织吸收的大小。

超声波的反射、折射与透射:超声波在人体组织内传播有衰减、反射、折射、透射现象。在人体均质性组织内传播时,超声波只沿其传播方向前进,不存在反射、折射问题。超声波在非均质性组织内传播或从一种组织传播到另一种组织,两种组织声阻抗的不同,在声阻抗改变的分界面上便会产生反射、折射与透射。原介质中的超声波称为入射波,在分界面处入射波的能量一部分将产生反射,另一部分能量将通过界面后继续传播,这就是透射。透射的超声波传播方向与入射波的传播方向不同,这部分透射过的超声波又称折射波。若入射波与界面是垂直的,则反射波即按入射波方向反射,超声波诊断设备中用一个探头,既发射超声波又接收反射波。若入射波与界面垂直,透过界面的超声波的传播方向与入射波方向一致,即不产生折射。

反射波的能量除取决于两种介质的声阻抗差别外,还取决于界面的大小,反射界面越大,反射波的能量也越强,当反射界面的尺寸远小于超声波波长 λ 时,可以认为不产生反射。当被探查的人体组织结构很小,与入射超声波的波长相差不多时,会产生波的衍射现象。当被探查的组织结构小于入射波波长 λ 时,就会产生波的散射。超声波是一种依靠介质来传播的声波,具有机械能,在传播的过程中将不可避免地和介质相互作用,产生各种效应。

2. 超声设备电路组成

超声设备电路由探头、发射与接收单元、数字扫描转换器(digital scan converter,DSC)、控制装置组成。

(1) 探头

探头为超声波发射和接收部件,将电振荡变成超声波进入人体组织,为发射功能;将组织反射的回波信号转换成电信号,反馈到接收单元为接收功能。

(2) 发射与接收单元

发射:发射电路在受到主控电路同步信号触发时,产生电脉冲激励换能器发射超声波。

接收:组织回声信号作用于探头的晶片压电陶瓷片,产生感应电压。

放大:回声电压经放大、检波处理后,超声信号转为视频信号,经放大器放大在显示器显示图像。

(3) 数字扫描转换器(DSC)

数字扫描转换器是进行视频信号的转换。

组成:图像存储器、A/D 转换器、S/P 串行到并行移位寄存器、P/S 并行到串行移位寄存器、控制器、信号合成电路。对放大、检波后的模拟信号进行 A/D 转换,存入存储器中,从主存储器中读出数据送到视频处理器,进行插补灰阶编码增强处理。视频信号混合其他同步信号组成混合视频信号,再经 D/A 数模转换,变成标准电视扫描制式图像显示。

功能:将动态图像变成标准电视制式显示,稳定、冻结、“卡钳”图像。

(4) 控制装置

控制产生超声波,对被检者进行扫描后返回超声波信息,可输入扫描参数,显示存储图像。控制装置主要由以下几部分构成。

视频显示系统:由显示器、调节器、视频控制器、接口、键盘组成,可人机对话,控制图像操作,输入和修改检查数据,产生和输送至视频系统的视频信号,传送视频系统和显示系统处理器之间数据和指令功能。

主机系统:由存储器及其控制输入输出,进行 A/D 转换,模拟显示,窗口处理、存储和显示图像,窗口技术处理。

3. 工作过程

(1) 超声波产生与发射

将交变电场加在压电材料上,它就会不停地进行压缩与拉伸,从而引起振动,其频率与电场频率相同,当振动在介质中传播时就形成了超声波。

超声成像设备的超声波发射装置发出高频电脉冲信号,由该高频电脉冲信号控制转换器产生超声波束。当超声波进入人体组织后遇到声特性差异界面发出反射形成回波,换能器将该回波接收经高频放大器、检波器、视频放大器处理后,影像图像显示在显示器上,见图 3-73。

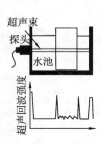

图 3-73　超声波产生与发射

由于界面两边的声学差异,即声阻抗的变化,通常不是很大,故大部分超声能量声穿过界面继续向前传播,达到第二界面时又产生回波,并仍有大部分超声能量透过该界面继续行进。根据不同界面上回波的返回时间,可以求出不同界面与超声探头(换能器)之间的距离。

由于超声波在人体内的传播速度比 X 线要慢很多,在发射完持续时间只有几微秒的超声波脉冲后,随着超声脉冲波在人体内的传播,大约有七百微秒的时间可以用来接收、放大和处理和微波信号。

(2)超声波的信号采集

超声波进入人体组织后,遇到声特性有差异的界面就会发生反射形成回波,探头将接收回波,送到处理器中进行处理。

(3)信号处理

用宽带对数放大器对采集到的信号进行放大,为了弥补信号在组织中不断衰减的情况,将放大器的放大倍数以超声波的传播距离为函数,传播距离越远放大倍数越大,相反则反。

(4)存储与输出

采集到模拟信号经 A/D 转换成数字信号,并存储在数据盘,经计算机进行预处理,再经 D/A 转换成模拟信号,影像显示在显示器上。

4. 探头结构原理

超声设备的探头是产生入射超声波和接收反射超声波的部件。高频电能激励探头中的晶体产生机械振动,反射超声波的机械振动通过探头转换为电脉冲。由于探头能将电能转换成声能,又能够将声能转换成电能,故又称做超声换能器,其原理基于晶体的压电效应。

(1)压电效应

压电效应泛指晶体处于弹性介质中所具有的一种声-电可逆特性,见图 3-74。具有压电效应性质的晶体,称为压电晶体,主要有锆酸铅、钛酸钡、石英、硫酸锂等人工或天然晶体。钛酸钡及锆酸铅是在高温下烧结的多晶陶瓷体,把毛坯烧结成陶瓷体后,经过研磨修整,得到所需的几何尺寸,再用高压直流电场极化后,就具有压电性质,成为换能器件。

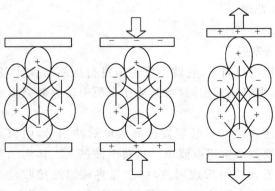

图 3-74　正压电效应

在晶体或陶瓷的一定方向上加上机械力使其发生形变,晶体或陶瓷的两个受力面上产生符号相反的电荷;形变方向相反,电荷的极性随之变换,电荷密度与外施机械力成正比。因机械力作用而激起表面电荷的效应,称为正压电效应。

(2) 逆压电效应

在晶体或陶瓷表面沿着电场方向施加电压,在电场作用下引起晶体或陶瓷几何形状应变,电压方向改变,应变方向亦随之改变,形变与电场电压成比例,见图 3-75。因电场作用而诱发的形变效应,称为逆压电效应。

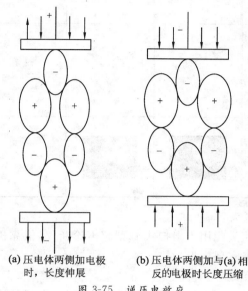

(a) 压电体两侧加电极   (b) 压电体两侧加与(a) 相
时,长度伸展   反的电极时长度压缩

图 3-75 逆压电效应

压电效应是线性的,当电场过强或压力很大时,就会出现非线性关系。外加的交变电压的频率与固有频率一致时,产生的机械振动最强;外加的机械力的频率与固有频率一致时,所产生的电荷也最多。在超声波设备中激励脉冲的频率必须与探头的固有频率相同。

5. 压电换能器的特性

(1) 频率特性:压电换能器的晶体本身有固有的谐振频率,当施力的频率等于其固有频率时,将产生机械谐振、正压电效应而产生最大电信号。当施加电的频率和压电晶体固有频率一致时,逆压电效应发生机械谐振,谐振时振幅最大,弹性能量也最大。施加力或电的频率不与晶体固有频率一致时,压电换能器晶体产生的电信号幅度和变形振动幅度都将变小。

(2) 换能特性:换能器的换能特性包括两个方面,电能-机械能-超声能;超声能-机械能-电能。前者属于发射过程,后者属于接收过程。能量间转换必然产生损失和无益的能耗。

(3) 暂态特性:超声设备的换能器大多工作于脉冲状态,换能器对脉冲的响应速率称为暂态特性,换能器的频谱越宽,暂态特性越好,允许的超声脉冲的宽度越窄。脉冲宽度是指断续发射出超声的时间长度,单位是秒(s)。

6. 超声探头的类别

(1) 按探头的几何形状分类,则有矩形探头、柱形探头、弧形(凸形)探头、圆形探头等,见表 3-1。

表 3-1 探头分类

	颅阵	扇形	凸阵	台形	径向扫描
探头外形					
扫描波衰形状					
成像形状					

(2) 机械扇扫超声探头

机械扇形扫描超声探头配用于扇扫式 B 型超声诊断仪,依靠机械传动方式带动传感器往复摇摆或连续旋转来实现扇形扫描。

(3) 电子线阵超声探头

电子线阵超声探头配用于电子式线性扫描超声设备,由开关控制器、阻尼垫衬、换能器阵列、匹配层、声透镜和外壳等 6 部分组成。

① 开关控制器:控制探头中各振元按一定组合方式工作,采用开关控制器使探头与主机的连线数减小。

② 阻尼垫衬:用于产生阻尼,抑制振铃并消除反射干扰。

③ 换能器阵列:换能器的晶体振元是有一定厚度的矩形压电晶体,晶片的厚度取决于探头的工作频率,相当于半波长厚度的频率叫做压电晶体的基础共振频率。探头的工作频率越高,用晶片的厚度则越薄。振元的宽度越窄则振元的有效面积越小,辐射强度越小,影响探测灵敏度。

④ 匹配层、声透镜同时与晶体振元和人体接触,超声经不同阻抗界面传播将产生反射,会增加能量损耗并影响分辨力,用匹配层实现探头与负载之间的匹配,见图 3-76。

(4) 电子凸阵超声探头

电子凸阵探头的结构原理与线阵探头相类似,只

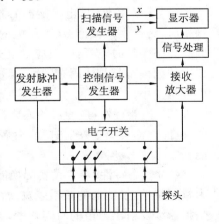

图 3-76 电子线阵超声探头

是振元排列成凸形。相同振元结构相同,但是凸形探头的视野要比线阵探头大,其探查视场为扇形。

（5）相控阵超声探头

相控阵超声探头实现波束扇形扫描,又称为相控电子扇扫探头,配用于相控阵扇形扫描超声设备。相控阵超声探头外形及内部结构与线阵探头颇为相似。相控阵超声探头换能器也是多元换能器阵列,探头的结构、材料和工艺亦相近,主要由换能器、阻尼垫衬、声透镜以及匹配层几部分组成。不同之处在于,其探头中没有开关控制器,因为相控阵探头换能器中,各振元基本上是同时被激励的,而不是像线阵探头换能器那样分组、分时工作,因此不需要用控制器来选择参与工作的振元。相控阵探头的体积和声窗面积都较小,相控阵探头是以扇形扫描方式工作的,其近场波束尺寸小,具有机械扇形扫描探头的优点,可以通过一个小的"窗口",对一个较大的扇形视野进行探查。

3.9.3　超声 3D 成像基本原理

从静态 3D 到动态 3D、实时 3D,计算机硬软件发展为 3D 超声成像提供了强劲动力。按超声 3D 图像采集方式分为非实时和实时,非实时正逐步被淘汰。实时 3D 成像采取的是数据采集和 3D 重组同时进行的方法,关键是信号技术、高速数据采集、超大数据量的高速运算能力,目前一种体积探头可由 9 216 个正方形阵元组成,150 个微型电路板控制众多阵元同系统连接,采用 16 条声束同时在不同方位发射,可实现多波束发射与接收容积扫描的一种机械复合扫描容积探头。

3D 数据采集是在 z 轴方向用机械方式,使电子扫描的一维阵列探头作机械扫描来实现的,机械扫描所需多种机构全部安装在探头中,由系统对机械扫描进行精确控制。实时 3D 超声成像采用 3 种先进技术:第一,换能器压电晶体数目多达 3 600 以上,以短矩阵型排列;第二,以相控制阵列方式控制声束发射,实行声束 3D 方向上扫描转向,同时扫描线沿 y 轴进行方位转向形成扇形 2D 图像,使之沿 z 轴方向进行扇形立体仰角转向,在获得数据时,直接在 x,y,z 轴上形成金字塔形图像数据库;第三,矩阵换能器以 16:1 并行处理方式快速扫描,获得相当于 2D 图像扫描线密度的实时 3D 的动态图像。显示方式为实时 3D 模式:获得窄角瓜瓣样立体成像区,宽度与厚度扇角范围为 15°×60°。全容积显像模式:由心电图自动触发,采取在空间位置上紧密相邻的 4 个 15°×60°窄角瓜瓣样立体数据库。3D 彩色血流模式:同全容积显像模式一样,由心电图自动触发,采集 4 个心动周期的 3D 多普勒血流立体数据组合成一个立体数据库。

重组方法:立体几何构成法、表面轮廓提取法、体元模型法、体元模型法为超声 3D 重组的主流方法。立体几何构成法:将人体器官假设为多个不同形态几何组合进行重组。表面轮廓提取法:将 3D 超声空间中一系列坐标点相互连接形成若干简单直线来描述脏器的轮廓。体元模型法:将人体脏器划分成依次排列的小立方体,一个小立方体就是一个体元,一定数目的体元按相应空间位置排列,见图 3-77。

成像方法:表面成像、透明成像、多平面成像、彩色多普

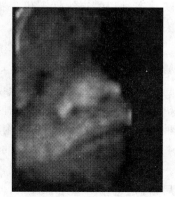

图 3-77　超声 3D 成像图

勒血流成像。表面成像:用于胎儿面部或含液体组织和主要液体环绕组织 3D 成像,3D 表面成像较清晰,能显示感兴趣结构立体形态、表面特征、空间位置关系,可单独提取和现实感兴趣结构,精确测量容积和体积。透明成像:通过淡化周围组织结构的灰阶信息,着重显示感兴趣区域的结构,同时部分保留周围组织的灰阶信息,使重组结构具有透明感和立体感,从而显示实质性脏器内部结构。多平面成像:对 3D 图像进行不同方向的剪切,生成单个的平面图,获得 2D 扫描无法获得的冠状面图像。

彩色多普勒血流成像:利用采集到彩色多普勒血流图像信息,对血流方向、范围进行 3D 成像,判断血管走向,与周围组织关系及感兴趣部位血流灌注评价,3D 表面模式成像与 3D 彩色能量图结合管走向,与周围组织关系及感兴趣部位血流灌注评价,3D 表面模式成像与 3D 彩色能量图结合,可以清晰显示病变器官立体结构特征,还可显示病变的立体血流发布特征。

3.9.4 超声 3D 成像方法

临床上需要从 3D 的影像上来观察体内组织的结构和病变情况。获得 3D 成像首先要取得足够的 3D 数据,探头通过适当的"窗口"采集所需 3D 数据。进行 3D 重组和 3D 立体显示,超声 3D 影像重组的原理是通过计算机的数据处理来完成的。在超声 3D 成像回声信息采集中,采用坐标位移法,通过移动坐标位置将数帧常规 B 型影像叠加在一起。沿 y 轴方向移动电子扫查探头,由于影像位置的移动,很多 B 型影像便写进同一存储器,探头只要沿 z 轴方向扫描一次,就可得到建立一幅 3D 影像所需的原始数据。实现立体显示应对影像数据进行处理。经过实时影像平滑处理、灰阶影像处理、实时边界探测和实时内边界消除等复杂的计算机数据预处理过程后,再进行储存、叠加和显示。除了这种沿轴向移动获取多平面重组 3D 影像的方法外,还有轴旋转角度获取多平面进行 3D 重组,如沿心脏长轴每转 30°取一切面,一周共取 6 幅切面,便可重组心脏的 3D 影像。也有采用长轴影像和短轴影像重组 3D 影像的。这些方法都要同时把切面影像及它们之间的位置与角度信号送入计算机,由计算机作相应的组合和处理后,在显示器上再现该器官的 3D 影像。物体的 3D 影像可以用网格线来表示物体形状的外形框架影像,也可以用灰阶来表示物体表面形状的立体阴影影像,用减法处理获得的旋转式透明 3D 灰阶影像可以显示器官立体的透明影像,有利于观察器官内部的结构。目前所能实现的超声 3D 影像大多是静态或动态的 3D 超声成像功能,除了在静态的影像质量和动态的帧频数目反映动态过程的连续性上仍需提高,实现真正的 3D 影像实时获得,排除"时－空非同步"失真。

3.9.5 超声 CT

超声波在人体内传播时,体内的不同组织结构的不同声学特性会引起声速的变化和声强度的衰减差异。设法获得这些声速的变化或者声衰减的数据并以此为参量,用计算机再建出超声透射影像,这种成像技术即为超声计算机断层成像(US-CT)。为了获得各种参量的数据,用超声波照射探测目标,对共轴的发射换能器和接收换能器同步地沿着一条直线扫描,取得切面内的投影数据,然后这对发射接收换能器组在同一平面中旋转一个角度,再作直线扫描,取得这个视角的投影数据,如此继续下去,取得足够多的数据后,再把这些信息组合起来,使用代数重建法或反投影技术来重建影像。

这种方法区别于 B 型超声诊断设备而有新的成像工作参量如声速、声衰减等,可获得有关人体组织结构与状态的其他信息。它给出了人体断面上声速或声衰减的定量空间分布，为定量诊断的可能性开拓了新的途径。与 CT 设备相比，造价成本低，更重要的是在辐射安全性上占有绝对优势。US-CT 技术还可用于测量人体内与声波有关的其他物理量，在加热治疗法中，成功地用于体内无损测温等。

3.9.6 TCD 诊断仪

TCD 诊断仪是诊断脑血管疾病的重要设备之一，见图 3-78。

1. 仪器组成和操作方法

使用最多的是台车式 TCD 仪，TCD 主机由探头、彩色显示器、彩色打印机、踏开关、遥控键盘、医疗车架等构成。TCD 探头的回波信号较小，通常仪器前端放大器具有较高的灵敏度，对电磁干扰信号较为敏感，应避免与其他可能产生电磁干扰的设备同处一室，或共用一条电源线。如被检者采取仰卧姿，以便在检测颅内血管时操作者手持探头稳定操作，但检测基底动脉和椎动脉时，应采用坐姿。检测时超声探头端面应涂上足够的超声耦合剂，避免耦合不良引起信号衰减。超声功率宜从小到大调节，在满足图像信号强度的前提下，尽量采用

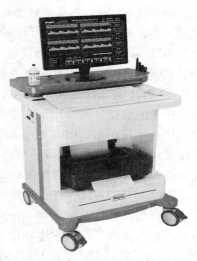

图 3-78　TCD 诊断仪

较小的发射功率。经眼窗检测颅内血管时，功率宜调节为较小值，如 20%～30%，一方面是因为超声对晶状体有一定损伤，另一方面是经眼窗检测不需要穿过颅骨。TCD 不能显示断层图像，因此对颅内血管的迅速、准确定位是一个难题。M 模功能和自动搜索（auto-search）功能有助于快速寻找颅内血管信号。如存在脑血管狭窄，则应采用多深度方式，仔细观察在同一血管上不同深度点的血流频谱是否接近或者异常。对危重被检者监护时，可使用监护头套并调节好松紧，双侧探头固定在头部合适的位置，将仪器设定为双通道模式，调节探头位置获得正确显示频谱。需要对栓子进行监测时，应开启栓子监测功能，仪器将自动记录栓子事件。

2. TCD 原理

当多普勒超声仪发射电路向超声探头发射激励信号时，超声探头的内部结构为压电陶瓷，具有压电效应，输入电能将转化成超声波；再由超声波穿透较薄的颅骨，作用到颅内血管里流动的血液上产生振动，然后散射回来的超声波作用到超声探头上，探头将接收到的超声波再转化成电能，在换能器上产生电压信号，输入到多普勒超声仪主机输入端，经信号放大电路放大，用调制解调器进行解调，获得频谱信号。结合多普勒效应和快速傅里叶转换，以频谱图像的方式显示出来，并可以计算出各项生理参数。根据得到的图像和参数得出诊断结果。

3.10　核医学设备

核医学成像设备分为两类：一类用于探测能够发射 γ 射线的放射性核素在人体内的分布，称为单光子发射型计算机断层，简称 SPECT；另一类用于探测能够发射正电子的

放射性核素的湮灭辐射,称为正电子发射型计算机断层,简称 PECT 或 PET。SPECT 设备大都是 γ 照相机型的,即主机为 γ 照相机,加上了探头支架旋转结构和计算机影像重建及处理软件系统。SPECT 设备多采用大视野的探头,探头支架旋转结构有圆环形、悬臂形、龙门形等。计算机系统采用微型机或单功能多处理器分别完成某种功能。γ 照相机型的 SPECT 设备在采集数据时,所收集到的信息是以探头直径为长轴的一个圆柱体。这种采集方式一次旋转 360°可以得到多个断层面,最多可达 128 个断层面。

PET 是核素显像的最新设备,PET 设备和 SPECT 设备的基本结构相似,都是由数据采集、数据处理、影像显示以及机械旋转架构等部分所组成。对于发射正电子的放射性核素,PET 设备所能探测到的并不是正电子,而是正电子被体内组织所吸收时湮灭辐射所产生的能量各为 511 keV、方向相反的一对 γ 光子,PET 设备有相对排列的多探头、多环探头 γ 探测器。PET 设备和 SPECT 设备的探头结构也不相同,PET 设备对射线的限束采用的是电子准直,即利用湮灭辐射和两个相对探头来确定闪烁点的位置;SPECT 设备在探头前加铅准直器来限制 γ 射线的方向和范围。

3.10.1　ECT 概述

发射型计算机断层成像(emission computed tomography,ECT)是一种能显示放射性核素在人体内各层面立体分布影像的显像技术。SPECT 单光子发射型计算机断层和 PET 正电子发射型计算机断层,同属核医学的范畴。其断层图不受邻近层面核素干扰,定位准确,能获得 3D 影像图像,并能定量计算脏器或病变部位的大小、体积及局部血流量等。闪烁 γ 照相机出现,使核医学影像进入动态和静态功能显像相结合的阶段。辅配计算机的 γ 照相机对获得的信息进行处理,使影像更清晰,提高了分辨力。SPECT 设备的出现,使核医学从 2D 平面影像发展到 3D 立体影像阶段,实现了彩色化、数字化、处理微机化,使解剖分辨力、生理、生化等功能改变的显示比 γ 照相机进一步提高。PET 正电子发射型计算机断层灵敏度高、空间分辨力好、成像时间短,可定量分析,可动态显像;开始了放射性核素体层显像时代,在分子、代谢、功能上显示极大优越性。

ECT 在诊断冠心病、脑缺血、肿瘤骨骼转移等许多疾病中显示了独特的优越性,在对组织器官或病变部位的局部血流量、功能、治疗前后的疗效进行定量检测等方面,成为其他影像诊断技术不可替代的诊断工具。

ECT 设备受到光子通量和衰减校正的限制,而光子通量受到注入体内放射性药物剂量的限制。ECT 影像由体内发射出的 γ 光子构成,只有注入量的万分之几的光子被用来检测脏器成像、局部组织器官的放射性聚集量和衰减系数。对于放射性核素显像只有放射性浓度有意义,衰减因素必须加以清除或校正。衰减校正涉及组织的成分,成像物体和脏器的大小、形状以及放射性核素的能量等许多因素,因此衰减校正是极其困难的。

新型三探头 SPECT 设备具有采集时间短、分辨力高、计算机系统先进等优点,整体效率有所提高。该设备采用了高性能、高光子通量的光电倍增管,及特殊的准直器、扇型准直器、超高分辨力准直器等。3 个探头沿被检者的长轴旋转,增加了获得的信息量,改善了影像质量,节省了检测时间,提高了系统分辨力,而且灵敏度也大大提高。双探头 SPECT 设备最新技术是在 180°相对排列的双探头 SPECT 设备的探头中加入符合探测线路或使用超高能准直器,可以完成一些在 PET 设备上的工作,被称为混合型 ECT 设备。ECT 设备的发展方向是提高系统的灵敏度和分辨力,减少或清除伪影,向快速、多功能的方向发展。

3.10.2 ECT 组成与原理

发射式计算机断层是以引入体内的放射性药物为放射源,应用可以旋转的环状闪烁探测器在体外从不同角度采集脏器中放射性药物分布信息,通过计算机进行数据处理和断层重组,获得横断、矢状、冠状 3D 图像。

单光子发射型体层扫描见图 3-79。

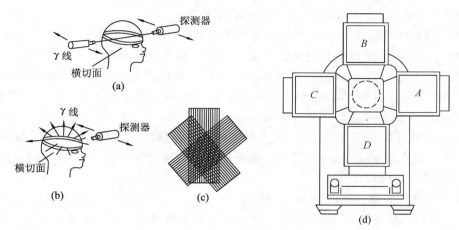

图 3-79 单光子发射型体层扫描

1. ECT 组成

ECT 由探测器、机架、扫描床、控制装置、计算机、外周设备组成。SPECT 结构的探测器内探头由一个或多个扫描探头组成,探头跨越断层物体做平移或旋转两种运动,达到线性取样和角度取样的目的,探头有圆形、方形、矩形,大视野矩形探头可做全身扫描。SPECT 外形见图 3-80。

2. 工作原理

探测器沿被检者某层面在不同方向上作直线扫描,将每一条线上的体内示踪核素放出的 γ 射线总和记录下来,形成一个投影,直线投影的集合形成一个"投影截面"。每完成一次直线扫描,探测器旋转一个角度,根据图像分辨力来决定旋转角度,再扫描一次,取得另一个投影截面,这个过程即为

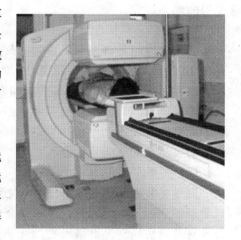

图 3-80 SPECT

投影数据采集,采集到原始数据经过预处理电路吸收校正后,图像重组系统重组出图像。

（1）探头部分

探头部分包括准直器、闪烁晶体、光电倍增管、集合电路、外壳等。方向不规则的光子被准直器阻挡,只有方向与准直器孔长轴平行的 γ 光子才能通过准直器到达晶体,转换荧光经光电倍增管和综合电路形成带坐标信息的电脉冲,经计算机处理后形成图像。

（2）准直器

准直器是由具有单孔或多孔的铅或铅合金块构成,依准直器的功能不同而有所差异。放射性核素任意地向各个方向呈立体空间发射 γ 射线,因此要准确地探测 γ 光子的

空间位置分布,必须使用准直器。其作用是让一定视野范围内的一定角度方向上的γ射线通过准直器小孔进入晶体,而视野外与准直器孔角不符的射线则被准直器屏蔽,从而起到空间定位选择器的作用。准直器最基本的性能指标是灵敏度和分辨力,准直器灵敏度是指准直器接收来自放射源的放射线的能力;准直器空间分辨力是指准直器探头鉴别两个紧密相连的放射源的能力。

按准直器的形态结构来区分,准直器有以下几种:

① 平行孔准直器:由一组垂直于晶体表面的铅孔组成。每个孔仅接收来自它正前方的γ射线,而防止其他方向上的γ射线射入晶体。根据准直器适用的γ光子的能量范围,可将平行孔准直器分为低能、中能和高能3种。根据低能准直器的灵敏度和分辨力可将平行孔准直器分为低能通用型、低能高分辨率型、低能高灵敏度型3种。孔径越小,分辨率越好;间壁厚度减少,灵敏度增加。

② 针孔准直器:是单孔准直器,成像与实物的方向相反。成像的大小与被检者距离针孔的远近有关,距离越近,成像越大。其分辨力和灵敏度与其孔径的大小有关,孔径增大,灵敏度提高,分辨力降低。

③ 发散孔准直器:有效视野扩大,随放射源与准直器距离的增加而增大。灵敏度和分辨力较平行孔准直器差,随放射源与准直器距离的增加而变差。利用这种准直器,被测物被缩小,易产生影像畸变。

④ 聚焦孔准直器:可提高灵敏度和分辨力,也会出现影像的畸变,适用于总计数时间受限的动态研究。

（3）晶体

晶体的作用是将γ射线转化为荧光光子。入射γ射线的能量越小,所产生的光子能量越小,输出的光脉冲幅度也越小,反之则反。SPECT设备采用大直径的碘化钠晶体。发光效率很高,且晶体位于准直器和光电倍增管之间。其准直器入射面采用铝板密封,既能透过γ射线,又能遮光;其光电倍增管发光面用光导玻璃密封,晶体内所产生的闪烁光子能顺利地进入光电倍增管。晶体有不同规格的大小和厚度,晶体厚度影响SPECT设备的灵敏度和空间分辨力。

（4）光导

光导是装在晶体和光电倍增管之间的薄层有机玻璃片或光学玻璃片,其作用是把呈六角形排列的光电倍增管通过光耦合剂与晶体耦合,把晶体受γ射线照射后产生的闪烁光子有效地传送到光电倍增管的光阴极上,影响着SPECT设备的空间分辨力、线性度、均匀性和灵敏度。薄的光导提供较好的分辨力,而厚的光导则提供较好的均匀性。

（5）光电倍增管

光电倍增管是一种光电转换器件,作用是把在射线作用下发出的荧光光子按比例转换成电子并倍增放大测量的电信号。γ线在晶体中引起的闪烁光打在光阴极上,通过光电效应产生一定数目的光电子。阴极产生的电子被有效地放大并集中到下一极,最后在阳极形成很大的电子流,电流量与入射在光阴极上的光子数目成正比。输出的脉冲幅度与射线在闪烁体中的能量损失成正比。

（6）模拟定位计算电路

模拟定位计算电路与光电倍增管相连接,其主要作用是将光电倍增管输出的电脉冲信号转换为确定晶体闪烁点位置的 x,y 信号和确定入射 γ 射线的能量信号。

（7）机架

SPECT 的机架部分用来支撑探测器，并可使探测器在其上做旋转运动。机架由机械运动组件、机架运动控制电路、电源保障系统、机架操纵器及其运动状态显示器等组成，主要功能是根据操作控制命令，完成不同采集条件所需要的各种运动功能。定位控制系统主要由 3 部分组成：驱动马达控制电路、位置信息存储器和定位处理器。

（8）控制装置

计算机对送来的信号进行分析处理，采用脉冲高度分析器，规定能量限度和允许波动范围，只允许能量波动范围内正的 γ 光子脉冲通过，形成脉冲再被计数，送入综合电路按其坐标信息在示波器上显示，经处理后许多光子脉冲积累，可将体内示踪核素分布状态复原成图像。计算机控制显像条件，同时负责采集数据修正，图像重建。主机为中央处理器32～64 bit，主频 300 MHz，内存 256 MB 以上，硬盘容量 20 GB 以上。

（9）外周设备

光盘、显示器、打印机、激光相机等。

3. SPECT 设备与 CT 设备比较

在探测技术和影像重建等方面基本类同不同处在于：

① 采用的射线源不同。ECT 借助于注入体内的放射性核素发射的 γ 光子构成断层影像。CT 则是借助于 CT 球管发射的 X 线穿透人体而构成断层影像，以衰变系数作为重建影像的参数，以组织的物理密度变化和能量的变化作为诊断依据。ECT 以放射性浓度变化作为重建影像的参数，以组织的代谢功能差异作为诊断依据。当病变组织密度变化不大，而功能变化很大时，ECT 明显优于 CT。

② 影像构成成分不同，ECT 影像仅显示浓聚放射性的靶器官或组织的 3D 断层影像，而毗邻的组织脏器则不显像。CT 影像则显示某一层面内所有组织器官的 2D 影像。

③ ECT 诊断目的不同，即便是同一脏器，采用的放射性核素或其标记物也不同，所得 ECT 影像的临床意义也不一样。CT 则以被检者脏器为单位获得断层影像。

④ SPECT 机在取断层面的厚度上较 CT 设备优越，CT 设备采用几何准直的方法来限制束流的宽度。改变断层厚度需要设定准直器，而且准直器的选择必须在数据采集前进行，数据采集一旦结束，断层厚度也就随之而固定。而 SPECT 设备选择断层的厚度是依据于 γ 相机探头的定位线路，在数据采集结束后根据需要选择。

⑤ CT 设备的分辨力优于 ECT 设备，ECT 受光子通量的限制和衰减校正困难的制约，使 ECT 影像粗糙、空间分辨力差。体内发射的 γ 光子受注入人体的放射性活度的限制，只有极少数被用于构成影像，构成影像后体内还存留有一定的放射性活度。CT 设备由 CT 球管产生 X 线，扫描结束时 CT 球管停止发射 X 线。

3.10.3 PET/CT 设备概述

正电子发射型计算机断层成像设备（PET/CT）是在分子水平高敏显示人体脏器及病灶的生理代谢功能和结构，应用 CT 技术进行定位与诊断，同步获得人体结构解剖和生理代谢功能情况信息，是一种无创性分子显示技术。正电子发射型计算机断层机影像质量、灵敏度、分辨力大幅提高，适用范围广，可做身体各部位的检查，可以获得全身各方位的扫描影像图像，对肿瘤的早期诊断明显。

1. PET/CT 设备类型

PET 设备的分代、纵向视野及性能等多种因素取决于环的多少。第一代 PET 为单环，第二代为双环和多环，第三代为多环模块结构，第四代为多环、模块、3D 结构。分离探测元件占用的光电倍增管多、造价高、灵敏度低、机械稳定性差。块状结构探测器结构是在一块大晶体上刻许多槽，把晶体分成 4×8 或 8×8 的小矩阵，后面连接四个光电倍增管。大量节省了光电倍增管，改善了光的收集效率，灵敏度和空间分辨力提高。许多模块结构的探测器排列在 360° 圆周上可以构成不同直径、不同环数的 PET，机械稳定性也提高，由单一模块构成 PET 设备为 8 环，将 2 个模块并排排列则可构成 16 环的 PET 设备。目前有 32 环的 PET 设备。PET 设备的纵向视野及扫描层面的数目与环数成正比，扫描层面数＝环数×2－1。单环有一个扫描层面，双环有 3 个扫描层面。24 环有 47 个断层面。在同一环内，探测器与对侧探测器的符合为直接符合（direct coincidence），探测器与相邻环内对侧探测器的符合为交叉符合（cross coincidence）。多环 3DPET 则为多层面的交叉符合。3DPET 的灵敏度有改善，散射线的影响较大。

PET 技术的发展 3 代特性：第一代 PET 技术以 2D 采集和 2D 重建为特征，主要应用在神经系统和心脏；第二代 PET 技术以 3D 采集和 3D 重建为特征，应用范围以全身肿瘤、心脏、脑为主，主要特点是解决全身肿瘤成像，采集、重建用 3D 模式，系统灵敏度提高，信息量增加，总体信噪比提升，图像质量大幅改善；第三代 PET 技术以飞行时间技术为特征，精确测量正电子湮灭后两个光子到达晶体的时间差，从而提高病灶的定位精度。计算机系统使用发布式并行处理计算机阵列，把巨量的运算分散到多个计算机上执行，从而保证迅速得到精确的重建结果。

2. PET 临床显像过程

PET 在临床的显像过程是从回旋加速器得到要使用的发射正电子的放射性核素（如F-18）后，将放射性核素标记到能够参与人体组织血流或代谢过程的化合物上，给被检者注射标记发射带有正电子核素的化合物后其在 PET 的有效视野范围内进行 PET 显像。带有正电子放射核素放射出的正电子在体内移动大约 1 mm 后和负电子结合发生湮灭现象，正负电子消失并同时产生两个能量相等（511 keV）、方向相反的 g 光子。在 PET 探头系统内由数个探测器环构成，由湮灭产生的两个方向相反的光子能够被探头内的两个探测器分别探测到。探测器探测到的两个光子由于在体内经历的路径不同，分别到达两个探测器的时间也有一定的差别。探测到这两个光子的过程被称为探测符合事件过程，这两个光子产生的过程称为符合事件。在两个探测器探测到光子后就可以确定体内有放射性核素分布投影，然后进行图像重建，确定体内核素的分布，见图 3-81。

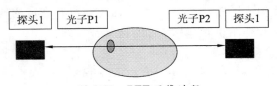

图 3-81　PET 显像过程

3. 正电子发射和湮灭产生

含有富质子同位素通过正电子衰变，在核内质子通过衰变成为正电子和中子。符合成像探测和电子准直器在进行正电子探测过程中，每一个探测器产生了一个时间脉冲。

这些脉冲在符合电路系统中被进行符合运算。假如脉冲落在规定的时间窗内,探测器则认为有一个符合事件发生,时间窗一般在 0～15 ns,见图 3-82。

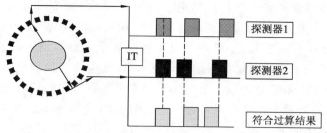

图 3-82　正电子发射和湮灭产生

上图描述符合探测过程。当第一个探测器探测到一个 511 keV 光子后,要同时检测第二探测器上是否在规定时间内(一般 0～15 ns)探测到另外一个 511 keV 的光子。如果探测到就能够确定有一个湮灭发生,同时在投影相应位置记录一个计数。在 PET 探测系统中采用的是电子准直,而常规的 SPECT 采用的是含有金属的铅准直器。电子准直器和常规的准直器相比具有非常高的灵敏度和分辨力,见图 3-83。

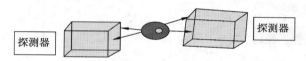

图 3-83　电子准直器和常规准直器比较

电子准直器的探测和每个探测器大小以及晶体的厚度有关,特别是灵敏度和晶体的大小成正相关性。

准直器探测点源距离准直器的距离不同,灵敏度有明显的差别。距离大点源的灵敏度高但是分辨力低,距离小点源灵敏度低分辨力高。准直器的存在明显降低了系统的灵敏度。相比之下电子准直系统灵敏度高,且没有铅屏蔽的影响,但是两个探测器探测到的信号需要做进一步的符合计算过程,而且需要高速采集系统。电子准直和常规的准直器方法有着本质的区别。

利用湮灭辐射的特点和两个相对探测器的符合来确定闪烁位置和时间的方法称电子准直。当两个探测器同时探测到光子,在两个探测器的空间的直线上有正电子释放。电子准直提高了灵敏度和分辨力,见图 3-84。

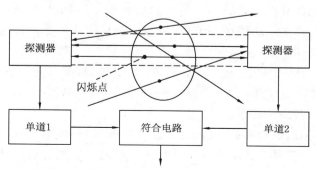

探测器:将光子转换为电信号;通道:对探测器的信号进行放大,低通滤波;符合电路:电子准直

图 3-84　电子准直

4. 射线和体内组织相互作用及衰减校正

由正电子湮灭后产生的射线在体内组织发生的康普顿效应和光电效应是最重要的两个效应。康普顿效应使光子和物质的电子发生作用后光子的部分能量有丢失。对于 511 keV 光子在光子方向偏斜 25°时能量将会丢失 10%，所以康普顿效应是影响图像质量重要的因素。在光电效应中，原子核外的电子吸收光子能量后电子的能量降低，光电效应发生的概率随着原子序数的增加而增加。在水中，光电效应使能量降低大约是光子能量的 3 次方，对于 511 keV 这是微不足道的。当光子通过体内组织时光子和组织相互作用而衰减，衰减系数被称为线性衰减系数。通过图 3-85 更能理解正电子发射断层显像时为何衰减要比单光子明显。所以正电子（包括符合电路成像系统）必须进行衰减校正，这样才能减少临床诊断的假阳性或假阴性。

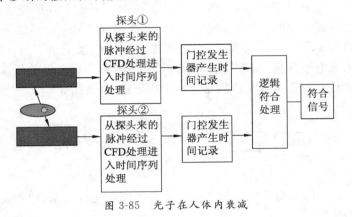

图 3-85　光子在人体内衰减

5. PET 的探测系统

探头是整个正电子发射显像系统中最主要的成分，理解他们的特性对于建立操作标准或得到定量信息非常重要。PET 的探测系统又可以分成闪烁探头以及后续电路系统，以下分别介绍各个系统。

(1) 闪烁探头：闪烁探头最主要的作用是将高能光子通过闪烁物质转换成可见光。和单光子探测系统一样经历以下过程：射线和闪烁物质通过光电效应或康普顿效应，在上述两个效应发生过程中光子丢失部分能量转换成可见光。理想的闪烁物质应该是：闪烁物体有大的原子系数，射线在闪烁体中能够产生尽可能强的光，闪烁体对由射线产生的光吸收最小，闪烁体具有和玻璃相近的光的折射率。在 PET 系统中采用块状探测系统，确切地讲就是由许多个块构成一个环，由数十个环构成一个整体探测系统。每个块大约由 36 个小块晶体组成，在晶体之后又有 2 对（4 个）PMT 将光信号转换成电信号。假如每一个块内有 4 个 PMT，他们分别是 A, B, C 和 D；那么光子位置为 (x, y)：$x = (A+B)/(A+B+C+D)$，$y = (A+C)/(A+B+C+D)$。36 个块状晶体组成的块状探测器有利于消除散射，提高计数率。

(2) 脉冲处理：由闪烁体内产生的光子经过 PMT 转换成电信号，由 PMT 产生的电信号被用于产生时间信号。脉冲信号经过数字化是通过鉴别器后的脉冲被用于符合电路信号处理中。鉴别器被分为低能鉴别器和高能鉴别器。低能鉴别器被用来消除散射射线，但是该方法并不能完全消除散射射线，因为有一些散射射线的能量接近 511 keV。

（3）符合电路系统：图 3-86 是符合电路处理系统的示意图。通过符合电路系统处理获得响应湮灭发生信号后,就能够确定有正负电子符合发生。

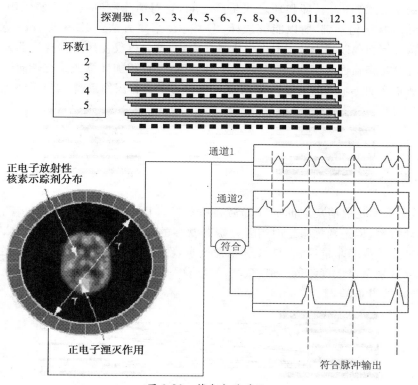

图 3-86　符合电路系统

（4）死时间校正：由于计数率是 SPECT 系统计数率 10 倍以上,因此死时间对计数率的影响是非常严重的。这要求整个电子系统具有高速处理功能,这样能够减少计数的丢失。在双探头符合电路系统,死时间校正显得更为重要。

（5）PET 系统（图 3-87）

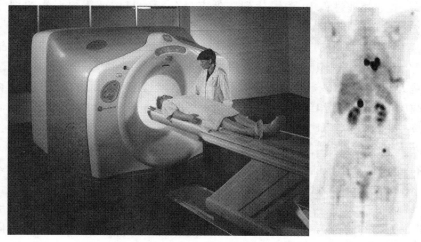

图 3-87　PET

一个环符合电路探测系统,但是一个环由于探测的有效视野非常小所以没有实际意义。临床上常常采用十几个环结合在一起形成临床型 PET。图 3-95 是 5 个环,每个环有 13 个探测器示意图。在环和环之间是环间隔,它对消除散射具有重要作用。PET 探头由于采用块状结构基础,所以能够选择 2D 或 3D 采集方法。2D 采集方法是在环和环之间放置铅或钨间隔以减少散射对图像质量的影响,符合仅仅使用环内探测器或临近几个环。符合计算是将临近几个环(一般 2～3 个环)计数进行相加计算或是在轴向通过数据重组建成环数乘 2 加 1 个平面的数据,以便采用常规方法进行图像重建。2D 采集见图 3-88。

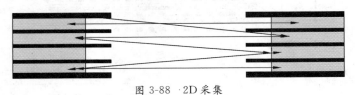

图 3-88　2D 采集

3D 数据采集是取消环之间的间隔后在所有的环内进行符合计算的过程。3D 采集明显提高计数率,但是数据重组时需要花费非常多的运算。2D 采集分辨力高,但是计数率低;3D 采集计数率非常高,但是散射非常严重,图像的分辨力较低。2D 和 3D 采集时另一个重要区别是灵敏度不同。3D 采集时视野中心的灵敏度最高,这是 3D 采集的独特点。3D 采集见图 3-89。

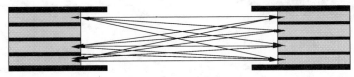

图 3-89　3D 采集

无论是 2D 采集还是 3D 采集,探头的有效视野(FOV)对灵敏度均有影响。FOV 大,系统的灵敏度就高。对于 PET 探测系统来讲,灵敏度是最重要的。目前 PET 在全球范围内大多数在临床用于肿瘤的探测。

6. PET 校正技术

在 PET 图像处理过程中,为了达到体外定量分析的目的就需要对影响图像质量的许多因素进行校正。

(1) 射线衰减校正:PET 图像的衰减校正比单光子断层图像衰减校正重要。这主要是因为两个光子同时受到组织衰减的影响,假如光子 1 的衰减是 P_1,光子 2 的衰减 P_2,两个光子的衰减是 $P_1'P_2$。常用衰减校正方法有计算方法衰减校正和测量方法衰减校正两种。计算方法衰减校正假设人体组织的衰减是均匀的,不存在差异,选择阈值确定人体轮廓后就能进行衰减校正计算。测量方法衰减校正采用两个 Ge-68(一般 5～10 Mci)放射源穿透人体后得到人体组织衰减系图,用该衰减系统图进行衰减校正。

在进行衰减校正计算过程时,为了提高图像质量,采用 SAC 分段计算衰减系数方法(segment attenuation correction)。目前发展的趋势是将诊断 X 线 CT 和 PET 设备做到一起,即常讲的 PET/CT。采用 X 线 CT 图像进行 PET 图像射线衰减校正,因为 X 线 CT 图像分辨力操作简单;更重要的是能够采用诊断 CT 图像和 PET 图像进行同机图像融合。这对于肿瘤患者手术和放射治疗定位具有极其重要的临床意义。

（2）散射校正：散射是影响图像质量的又一个重要因素。在常规 PET 采集数据中有 35％～40％的计数是散射来的计数。目前仍然采用和单光子相同的方法进行散射校正，即卷积相减方法、直接测量方法和模型基础方法。

（3）死时间校正：2D 和 3D 采集方法中，均有大量的计数丢失。为了达到定量目的需要对采集的计数进行死时间校正。

（4）探头系统正常校正：在 PET 探头系统由于每个块以及每个环之间均存在均匀性的差异，直接影响系统每个 LOR(lear of respond)存在差异，而且这种差异比单光子发射断层仪更严重。可采用标准的穿透源进行系统 LOR 校正，但是这种方法对 3D 采集均匀性校正的程度是有限的。

7. 图像重建方法

PET 图像一般均采用迭代图像重建方法，为了加速图像重建过程也采用复氏变换后的图像重建方法。随着 SPECT 和符合电路在我国的不断普及，PET 将会在国家医疗诊断中发挥更大的作用，特别是 PET/CT 的出现为了肿瘤患者的诊断和治疗起着决定性的作用。

3.10.4　PET/CT 构造与原理

1. 组 成

PET/CT 由探测器、机架、控制装置、计算机、工作站组成。

（1）探测器

探测器是晶体所组成的全环，95％为锗酸铋（BGO），其密度大，效率高，稳定性好。全功能、全数字化的探头，探测正电子核素产生的高能 γ 光子探测器晶体面积与厚度都很大。探测器既有掺铈的氧化正硅酸镥（LSo）晶体，密度和原子序数都较高，探测效率高，余辉时间短，时间分辨力高，光子输出量大，牢固不吸湿，制造的探头可快速扫描，全身扫描时间为 7～15 min。晶体光输出量越多，光子探测器越高，晶体余辉时间越短，灵敏度就高，而晶体切割越小，空间分辨力越高。PET 为探测体内湮灭辐射并进行体层扫描。探头是由数百个成对分布型 γ 闪烁探测器组成的环形装置，被检者在环中，体内的湮灭辐射产生成对光子仍可投影到相应的成对探测器中，四周探测器获得投影信息重建影像图像。探头微角转动，偏心旋转步进转动；由单环增加到多环，可以增加一次采集空间范围，使两个邻近环的探测器构成交叉符合探测单元，形成交叉面，故 n 环准直层面共有 $2n-1$ 个体层面，4 环可同时获得 7 层横断影像。探头部分是设备的核心，主要功能是把注入人体内的正电子放射性核素发射的湮灭光子转换成空间位置信号和能量信号，供计算机进行处理，并重建成影像图像。探头由晶体、光电倍增管、射线屏蔽装置等组成，见图 3-90。前面是晶体，后面是光电倍增管，光电倍增管起光电转换及信号放大的作用。单个晶体与光电倍增管构成分离的探测器，是 PET 中湮灭光子符合探测的基本单位，其决定了 PET 的分辨能力；许多分离探测器排列在 360°圆周上，形成环状结构。

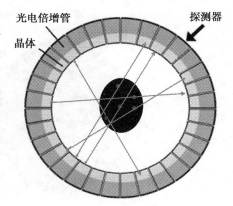

图 3-90　探测器

（2）机架

固定探测器在机芯上旋转运动。探测器排列在圆周上，闪烁晶体环形排列成均等圆形作圆周旋转运动，采用的是电子准直方法，两个相对的 γ 闪烁探头加符合电路组成湮灭符合探测装置，两个方向相反的 γ 光子可同时分别进入两个探头的有效视野内；探头视野越小，其信号定位范围越窄，空间分辨力越高，不符合的信号不能进入探头，不被记录也不需要准直器，依靠两个光子特殊方向和符合电路来实现电子准直，提高了探测灵敏度，见图 3-91。

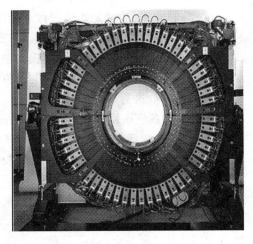

图 3-91　机架

（3）控制装置

PET/CT 使用同一个扫描床、同一个图像处理工作站及同一个主控制装置。ET/CT 装置用于控制扫描、人机对话、存储数据、图像重组。PET 和 CT 整合成一台设备，CT 和 PET 扫描检测分别进行，数据在各自工作站处理重建。PET 和 CT 可各自独立或联合使用，一次扫描可获 PET，CT 各自的图像及 PET，CT 的融合图像。

（4）计算机

PET/CT 主要由两台计算机控制，即图像控制系统导航器和图像重建系统，执行所有输入计算机命令，可控制 PET/CT 检查、存储数据，包括图像重建系统与扫描系统，供通讯使用。控制测量系统数据来计算各断层图像，将数据传到图像控制系统，计算机存储空间大，实时扫描、实时重建、实时显示，显示器高分辨力、高图像刷新率的彩色显示器。

（5）工作站

工作站的作用是进行图像后处理工作、存储数据及 3D 重组；多方位，多平面回顾重组图像融合、存储图像；其包括诸多测量工具。PET 的数据处理过程，见图 3-92。

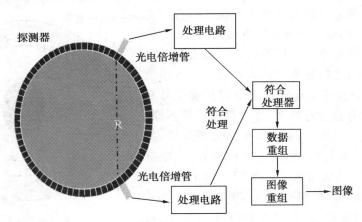

图 3-92　数据处理过程

2. PET/CT 成像原理

正电子带一个正电荷,有一定的能量和射程,由 β$^+$ 衰变产生正电子的瞬间,正电子与负电子结合形成能量相同(511 keV)、方向相反的两个 γ 光子,称湮灭辐射(annihilation radiation)。测定正电子方法就是测量湮灭辐射产生的 γ 光子,PET 正是利用这一特性,将发射正电子的放射性核素标记在示踪化合物上,再注射到人体内,这些示踪化合物就在人体内示踪其生理过程,达到研究人体病理和生理过程的目的。PET 是断层显像技术,通过探测引入机体正电子核素发生衰变时,释放出正电子所发射的湮灭光子来反映示踪剂在机体局部组织内的分布,将正电子放射性核素制备成示踪剂(如 18F—FDG)注入人体后参与人体代谢,能够完善定量分析示踪剂在人体的代谢过程,获取脏器的早期和细微病变的定量指标信息,而 CT 能精确描述病变区的解剖位置和形态。PET,CT 各自独立完成数据采集,利用软件融合技术将 PET 图像和 CT 图像融合成 PET/CT 图像。图像融合由工作站来完成,具体分 3 步:以像素为基础的图像预处理;特征提取;根据提取创建融合图像逆变换重组融合图像。

3. 回旋加速器

(1)原理

回旋加速器是生产正电子药物的设备,是利用高频电场加速带点粒子的共振加速器,加速器理论理论基础是拉摩尔定律,即运动粒子在恒定磁场中回旋角频率与粒子本身所具有的速度无关,产生中央区的离子源在电场作用下开始运动,磁场则使运动的带点粒子沿一定轨道运动,通过多次加速后能量达到最大,圆周轨道直径达到最大而接近 D 盒边缘,被束流提取装置提取。

(2)基本结构

两个半圆柱 D 盒置于圆柱形的真空室中,上下一对圆柱形磁极,极间是均匀的恒定磁场,分别由磁场系统、射频系统、真空系统、引出系统、靶系统、冷却系统、控制系统组成。

① 磁场系统由上下磁轨、磁场线圈、磁场电源组成,作用是约束离子在磁场中按一定轨道运行,并在磁场中反复被加速。

② 射频系统由信号源、初级放大器、中级放大器、末级放大器、RF 控制器两个 D 盒组成。

③ 真空系统由主真空腔和离子源真空腔、两个机械泵、两个低温泵、一个涡轮分子泵组成。机械泵抽初级真空,低温泵维持高真空,涡轮分子泵是针对离子源未电离的氢气用的。

④ 引出系统的作用是将加速到一定能量的束源引到靶体上与相应的原料发生核反应。

⑤ 靶系统由准直器、4~8 靶的选择装置及靶体支持单元组成。

⑥ 冷却系统分为风冷、水冷、氦气冷却 3 种。

⑦ 控制系统由计算机实现自动控制。

3.10.5 PET 成像技术参数

PET 断层影像的构成与 SPECT 相同,采用滤波反投影法(FBP),但投影影像的意义及坐标表示法却有所不同。

1. 真符合、随机符合与散射符合

（1）真符合（true coincidence）

真符合是构成 PET 扫描断层影像所需的湮灭辐射 γ 光子。真符合数越多，影像质量越好。

（2）随机符合（random coincidence）

随机符合是假符合的一种。与真符合的主要区别是两个 γ 光子毫无时间与空间的相互关系，在符合时间窗内被误认为是"同时"发生的 2 个 γ 光子而探测下来。随机符合增加影像噪声，严重影响影像对比度。

（3）散射符合（catering coincidence）

散射符合是散射线产生的符合。主要特点是光子能量小于 511 keV，且方向不成 180°，符合响应线（LOR）随散射产生的空间位置而变化。散射符合影响影像探测的位置精度，造成 PET 影像空间分辨力降低、对比度变差。散射分探头内部散射及探头外部散射。探头外部散射由人体组织的散射产生。人体组织中散射对影像质量影响大，因组织中散射线的方向变化不易测定，使符合响应线的方向也不易测定。

2. 衰减校正（attenuation correction）

（1）衰减校正是 PET 定量分析参数

尽管 511 keV 光子比低能光子在组织的穿透力强、吸收少，但由于符合探测的复杂性，光子在组织中的衰减对影像质量的影响较多。符合探测效率为两个单探头探测效率的乘积。符合探测的两个光子要通过两个方向，衰减路程加长，任何一个探头灵敏度的下降均会对符合探测效率造成严重影响，从而影响影像空间位置的定位精度和质量。心脏、纵隔、腹部、盆腔的 PET 断层常需做衰减校正，全身断层做衰减校正意义不大。正电子断层中常用的衰减校正方法是外源穿透校正法。

（2）正电子断层的空间分辨力及灵敏度

空间分辨力用线源伸展函数（LSF）的半高宽（FWHM）表示，单位为 mm。影响空间分辨力的主要因素有探测器材料、大小、信噪比及探头孔径。敏度与探测器晶体的厚度、探头的数目、环数多少、光收集效率等有关。

3. PET 探测器中的飞行时间技术

传统 PET 中利用相对应探测器单元，探测的结果是可以知道在某条响应线上发生了湮灭，但无法准确知道发生湮灭信号到底在这条线上的哪一点上。PET 探测器中 γ 光子的传输是以光速进行的，发生湮灭的位置不同，一对光子到达两端探测器的时间是不同的，如果知道这个时间差就能算出来信号到底在这条响应线哪个点上，即知道信号发出的更精确的位置。准确的信号定位有利于提高探测器的效率和精度，测量出光子到达两端探测器的时间差，计算出信号的实际发生位置，即 PET 中飞行时间技术。加强飞行时间技术要从晶体正电子信号探测能力、探测器响应均匀性、光电倍增管时间响应均匀性、电路元件快速响应速度性计算机计算速度和能力上加以改进。

PET CT 飞行扫描技术是利用正电子湮灭辐射出的两个光子的同时性来确定湮灭位置。随机符合即小于分辨时间内进入符合路线的两个无关电子也会被探测下来。衰减校正 γ 射线在人体的传播中发生衰减，因此需进行衰减修正。

第 4 章　常规 X 线摄影成像技术

4.1　常规 X 线摄影成像技术概述

4.1.1　X 线摄影成像技术

1. 透视(fluoroscopy)

将检查部位置于 X 线管和荧光屏之间,可以从不同方位观察器官形态和动态,透视分为荧光屏和影像增强器透视,荧光屏透视已经被影像增强器透视所代替。透视的优点:动态、多角度、简单方便。缺点:穿透力低、分辨力差;辐射剂量大;资料无记录。应用范围:密度差异大,自然对比良好。

2. 常规 X 线摄影(plain film radiography)

将检查部位位于 X 线管和暗盒之间,用胶片记录摄影结果,优点:胶片空间分辨力比较高,图像清晰;穿透力强,层次丰富,射线剂量低;图像可保存永久记录。缺点:静态、少角度、结构重叠;过程复杂、费用较高。应用范围:密度差异大,自然对比良好。普通 X 线摄影见图 4-1。

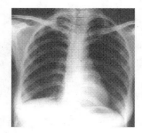

图 4-1　普通 X 线摄影

3. 特殊检查

(1) 体层摄影(tomography)

运用特殊结构与装置,清晰显示被观察层面,模糊其他层面,可应用于深部结构与病变的显示;复杂解剖结构与病变的显示;重叠结构与病变的显示;支气管病变的显示;只是在纵断体层中很少使用,横断体层已经被 CT 取代。体层摄影见图 4-2。

(2) 高 kV 摄影

高 kV 摄影是用 120 kV 以上管电压、高栅比滤线栅、高 γ 值胶片、高速增感屏组成的成像技术。特点:波长短、穿透力强,对比好、层次少。应用:肺与支气管病变;重叠结构部位的病变,如慢性化脓性骨髓炎的死骨。摄影可以获得层次丰富的密度影像照片。

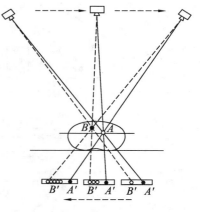

图 4-2　体层摄影

（3）软 X 线摄影

利用钼（铑）靶 X 线机；30～40 kV,30～150 mAs,专用屏-片组合。特点：波长长，能量低，穿透力弱；软组织对比度高；最常用应用于乳腺。

（4）放大摄影

用 40 kV 以下的管电压摄影产生单色性强的标识 X 线,使原子可以获得层次丰富的密度影像照片,可应用于细微结构观察、早期轻微病变显示,放大摄影,利用 X 线几何投影原理是 X 线影像放大的一种方法,但是现在已经很少使用。

4.1.2　数字 X 线成像技术

数字 X 线成像技术包括计算机 X 线摄影、数字 X 线摄影、数字减影血管造影、CT 成像检查技术。

1. 计算机 X 线摄影

计算机 X 线摄影的原理是通过成像板和读取装置使信息数据化。CR 设备框图见图 4-3。特点：信息数字化、图像可变化、处理后续化、辐射最小化、资料网络化。缺点：时间分辨力较差、空间分辨力偏低。

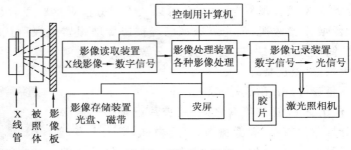

图 4-3　CR 设备框图

2. 数字 X 线摄影

数字 X 线摄影的原理是利用计算机数字化处理,使模拟视频信号经过采样后通过 A/D 转化,直接进入计算机中进行储存、分析、保存,使信息数字化。DR 设备框图见图 4-4。

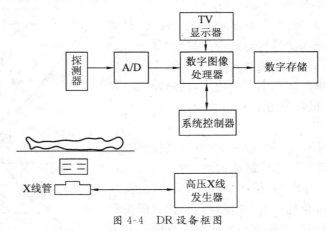

图 4-4　DR 设备框图

数字 X 线摄影方式包括间接数字 X 线摄影、直接数字 X 线摄影式。特点：图像分辨力高（特别是时间分辨力）、噪音低；FPD 检测效率高、曝光宽容度大、辐射剂量小；图像后处理改善有利于细节显示;图像无胶片化、数字化。

3. 数字减影血管造影

它的原理是使采集到的图像像素化与数字化,通过减影对此消除骨骼及软组织影。DSA 图像见图 4-5。

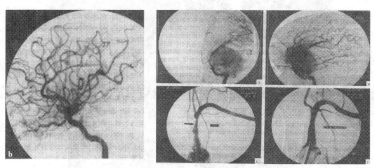

图 4-5　DSA 图像

4.1.3　造影成像技术

为了扩大检查范围,人为地引入密度差异大的物质产生明显对比而进行。检查方法称人工对比,也称造影检查(contrast examination)。被引入的物质称对比剂(contrast medium),对比剂分阴性对比剂常用空气、氧气、二氧化碳等,空气最常用。阳性对比剂常用硫酸钡、碘化合物(碘化合物分碘化油、水溶性有机碘化合物)。离子型：碘番酸、泛影葡胺。非离子型：欧乃派克、优维显、伊索显等。

造影检查分为血管造影(angiography)、非血管造影。常用的血管造影技术有普通血管造影(图 4-6)和数字减影血管造影(图 4-7)。

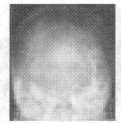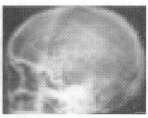
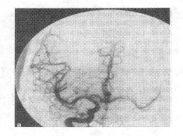

图 4-6　普通血管造影　　　　　　　图 4-7　数字减影血管造影

普通血管造影技术受到 CT 血管造影(CTA)和 MR 血管造影(MRA)的挑战,见图 4-8,图 4-9。

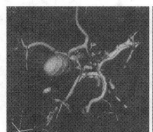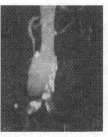

图 4-8　CT 血管造影(CTA)

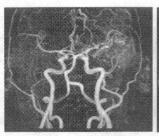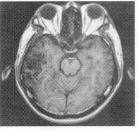

图 4-9   MR 血管造影(MRA)

常用非血管造影技术有胃肠道造影、泌尿系造影(IVP、逆行等)、胰胆管造影(ERCP等)、乳腺导管造影、子宫输卵管造影、关节造影。胃肠道造影见图 4-10。

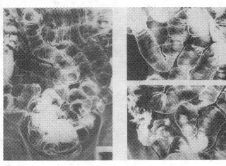

图 4-10   胃肠道造影

椎管造影有脑室、脑池造影,腹膜后充气造影,瘘管及窦道造影。非血管造影技术受到 CT、MR、超声、核素成像的挑战。

4.1.4   消化道成像技术

1. 食道钡餐造影

被检者立于诊断床前,口服钡剂。颈段食管取正侧位,胸腹段食管则用左、右前斜位进行观察,钡剂通过食管的同时,转动被检者,病变清楚时摄取点片,常用左前斜位及右前斜位,见图 4-11。

2. 胃钡餐造影

造影前先透视观察胸腹有无消化道穿孔、肠梗阻及阳性结石。然后口服 250% 浓度的硫酸钡,进行胃及十二指肠检查,观察黏膜形态,显示病变后摄片,摄胃黏膜像时,被检者仰卧检查台上口服对比剂 15～30 mL,转动体位,借压迫器按压胃窦及体部,使对比剂涂布在黏膜上,进行摄片。

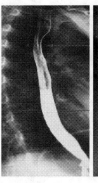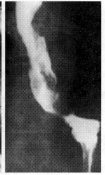

图 4-11   食道钡餐造影

胃充盈像时,口服钡剂 200 mL 左右。取立位正位片、左前斜位、右前斜位、侧位片等全方位显示图像,见图 4-12。

3. 十二指肠低张力造影

肌肉注射平滑肌松弛药后立即口服钡剂 100 mL,并服产气剂,产气 400～600 mL,通过变换体位使十二指肠内充盈钡剂和气体,分别摄充盈像和双对比像,见图 4-13。

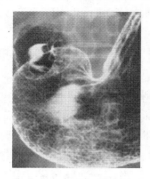

图 4-12 胃钡餐造影

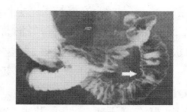

图 4-13 十二指肠低张力造影

4. 内镜逆行性胆、腹管造影(ERCP)

将带有侧视镜头的十二指肠纤维镜,经口腔送至十二指肠降段,再自十二指肠乳头插管注入对比剂显示腹管和胆管。根据需要选择摄片位置,常用正位片可用仰俯或站立位摄片,侧位片可用左、右侧卧或站立侧位,仰卧水平侧位摄片,也可透视下定位、摄片,见图 4-14。

5. 经皮肝穿刺胆管造影(PTC)

用细针经皮肝穿刺直接刺入肝管内并注射对比剂,是胆管显影的一种检查方法,常用于造影后及手术被检者,常用对比剂为 25%～50% 的复方泛影葡胺 10～40 mL,采用仰卧及左侧抬高 20°前后位摄片,必要时加摄斜位片,见图 4-15。

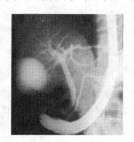

图 4-14 逆行性胆、腹管造影(ERCP)

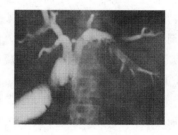

图 4-15 经皮肝穿刺胆管造影(PTC)

6. 术后经引流管胆管造影(T 形管造影)

这是胆道手术后安放"T"形引流管被检者的检查方法,常用对比剂为 30% 的胆影葡胺20～60 mL。采用正位片,必要时侧位片,先左侧卧位注入 10 mL转仰卧位再注入 10 mL 即摄片,若未达诊断要求,再摄一次,若胆管充盈良好,15 min 后再摄一片,观察排空情况,见图 4-16。

4.1.5　泌尿生殖系统成像技术

1. 静脉肾盂造影(IVP)

利用对比剂静脉注射进入肾盏、肾盂使之显影,了解泌尿系统结构及功能病变。

禁忌证、碘过敏者、全身衰竭者、急性传染病高热、急性泌尿

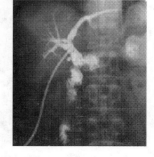

图 4-16 T 形管造影

系炎症、严重血尿、肾绞痛、妊娠期产褥期、骨髓性白血病、严重甲状脉功能亢进,用对比剂为 60%～70%的泛影葡胺,成人 20 mL,儿童按每公斤 0.5～1 mL,老年人可酌情加大剂量。

摄影方法:被检者仰卧于检查床正中,置两个椭圆形压迫器于脐两旁,相当于输尿管经查处,用连接血压计的气袋覆盖其上,然后束紧压迫带,使气袋充气加压 80～100 mmHg,最高不超被检者动脉压,经肘部静脉快速注入对比剂 20 mL/min。注射完毕后 5～7 min 摄第一片,观察位置条件、肾盂肾盏显影情况,15 min 后摄第二片,30 min 后摄第三片,如一侧肾盂、肾盏显示不佳,应延长摄片时间,肾盂积水按常规时间摄片不显影时,可在数小时后,再摄片;如双侧肾盂、肾盏显示满意,除去腹压带则输尿管和膀胱充盈,摄全尿路片,疑有肾下垂者可采用站立位摄取全尿路片。静脉肾盂造影见图 4-17。

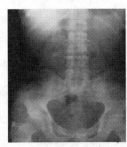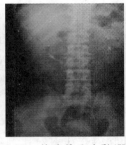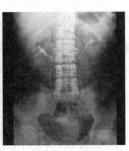

图 4-17　静脉肾盂造影(IVP)

2. 逆行性肾盂造影

在膀胱镜的观察下,将特别导管插入输尿管并注入对比剂,使肾盂肾盏、输尿管和膀胱充盈,观察全尿路情况。

对比剂为 10%～15%泛影葡胺,每侧肾盂输尿管输入 5～10 mL。方法为泌尿科医师在膀胱镜窥视下,将导管插入输尿管,在透视下观察位置,导管头在肾盂下方一个椎体为宜,缓慢注入 5～7 mL 对比剂,待肾盂、肾盏充盈满意后立即摄片,观察肾盂输尿管交界处,先把导管抽至输尿管上 1/3 处,再注入对比剂并摄片,有肾盂积水时,忌在扩大的肾盂内再注入大量对比剂,当输尿管狭窄导管不能通过时,在该处注少量较浓对比剂,行侧位透视后摄片。逆行性肾盂造影见图 4-18。

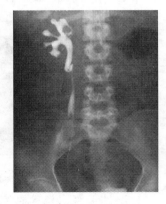

图 4-18　逆行性肾盂造影

3. 子宫输卵管造影

子宫输卵管造影是妇科 X 线检查中最常用的一种方法,对妇科病的诊断预后治疗处理有重要价值,对不孕症有诊断和治疗作用。术前 3 天对被检者做碘过敏试验,造影时间选择 7～10 天内进行,不宜在排卵期进行。造影前一天晚上服缓泻剂,必要时清洁灌肠,对神经紧张者术前给予镇静剂,用 40%碘化油或 76%泛影葡胺 10 mL,被检者仰卧于摄影床上,两腿抬高固定于托腿架上,消毒后将导管插入子宫颈管内,对比剂要排气,接近体温。此类操作由妇科医师操作,注入对比剂后,进行摄片,为了更好地显示子宫,同时显示宫颈,可作子宫颈腔造影:当对比剂充满子宫腔后,将宫口塞子缓慢退出。对比剂随之流出宫颈,边拨塞边摄片,碘化油 24 h 后或泛影葡胺造影 10～20 min 后再摄片,进行观察。子宫输卵管造影见图 4-19。

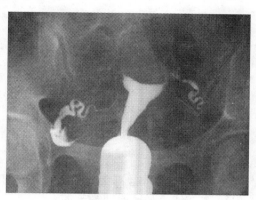

图 4-19　子宫输卵管造影

4. 乳腺导管造影

通过开口于乳头的输乳孔向输乳管注入对比剂并摄片,显示输乳管的形态及邻近组织结构病理改变。

造影时在乳头部找出所需要的输乳孔,先用细操针扩张之,将直径扩张至 0.5 mm,磨平针头缓慢送入,注入对比剂 0.5~2.0 mL,被检者有胀感时停止注入,注入完毕后进行摄片,常用正侧位即可。乳腺导管造影见图 4-20。

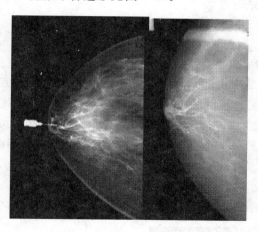

图 4-20　乳腺导管造影

第5章   数字X线成像技术

5.1   CR成像技术

5.1.1   CR的评价

CR系统因为成像板获得的信息能自动调节PSL和放大增益,可在允许范围内对摄影部位,以比较大的动态范围的X线曝光剂量获得稳定、适合的光学密度影像,最大限度地减少X线剂量所造成的损害。CR系统成像板可以重复使用,具有多种图像后处理技术。

5.1.2   CR图像后处理技术

1. 谐调处理

谐调处理也称层次处理,通过谐调曲线(GT)、旋转量(GA)、旋转中心(GC)、移动量(GS)4个参数量影响图像质量。

(1) GT:谐调曲线是一组非线性的转换曲线,类似于屏-片组合的特性曲线,有16种。A线:产生大宽容度的线性层次;B~J线:用于头颈、胸、乳腺、腹部;K~L线:血管数字减影设置高对比度曲线;M线:线性黑白反转;N线:胃肠造影曲线;O线:优化骨骼曲线;P线:优化胸部肺野区域产生的微小密度变化的影像。谐调曲线见图5-1。

(2) GA:改变旋转量来改变影像的对比度。

GA值为-4~4,无0,1时无对比变化。GA越大对比度越高,反之则相反。GA是围绕GC进行调节的,见图5-2。

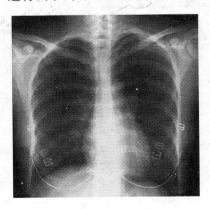

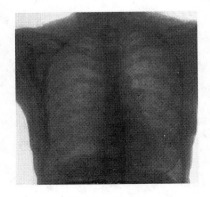

图 5-1   谐调曲线   图 5-2   旋转量

（3）GC：围绕旋转点的密度值，GC 值为 0.3～2.6，选择 GC 值达到兴趣区清晰显示的目的，见图 5-3。

（4）GS：灰度曲线平移，改变整幅影像的密度，GS 值为 -1.44～1.44。利用微细调节，获得最优化密度。曲线右移减小影像密度，左移增加影像密度，见图 5-4。

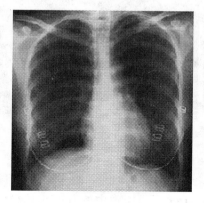
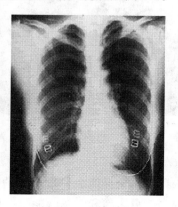

图 5-3　旋转中心　　　　　　　　　图 5-4　移动量

调整图像时，GT 不作改变，先确定 GC，然后再调整 GA 和 GS，通过调整来达到影像对比度、密度黑白反转的效果。

2．空间频率处理

空间频率处理是一种边缘锐利技术，通过调节频率等级（RN）、频率增强（RE）、频率类型（RT）参数来加强影像质量。

（1）RN：对空间频率范围的分级，分低、中、高等级。低级（0～3）用于增强大结构、软组织、肾、内部器官的轮廓；中级（4～5）用于增强普通结构、肺、骨骼的轮廓线；高级（6～9）增强小结构、微细结构肾小区等，见图 5-5。

（2）RE：控制频率的增强程度，其值为 0～16，见图 5-6。

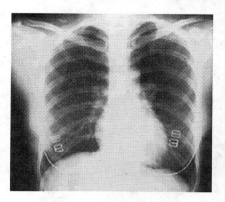
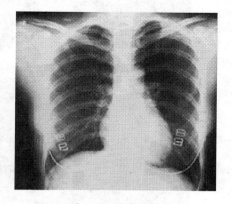

图 5-5　频率等级　　　　　　　　　图 5-6　频率增强

（3）RT：频率类型，用于调整增强系数，控制一种组织密度的增强程度，设 12 种类型，见图 5-7。

为了充分显示正常组织或病变的结构，往往谐调处理和空间频率处理结合起来应用。

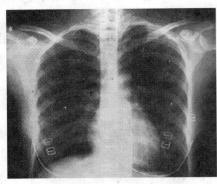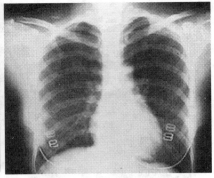

图 5-7　频率类型

3. 能量减影

能量减影即有选择地去掉影像中的骨骼或软组织的信息。在同一部位同一次曝光中获得一幅高能量影像和一幅低能量影像,由于这两幅影像中的骨骼与软组织信号强度不同,通过计算机加权减影来实现这两幅图像的减影。结果是与骨骼相一致的信号被消除,得到软组织影像;同样,也可与软组织相一致的信号被消除,得到的是骨骼组织的影像,见图 5-8。

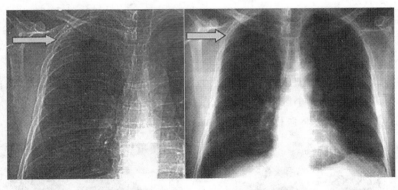

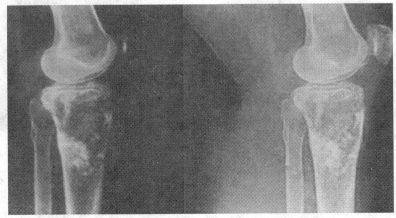

图 5-8　能量减影

5.2　DR 成像技术

DR 系统利用平板探测器直接数字化成像技术(利用非晶硒的光电特性)和间接数字化成像技术(利用非晶硅的光电特性),直接或者间接地将 X 线转换成电信号,形成数字化影像图像。

5.2.1　DR 评价

DR 具有更高空间分辨力、更高的动态范围和量子检出效率、更低的 X 线剂量,图像层次丰富,改善了工作流程,提高了工作效率。

5.2.2　DR 参数选择与影像效果

DR 后处理参数的名称因设备种类不同叫法不一,但实质内容相似,有动态压缩、影像增强、曲线一、曲线三、曲线八、曲线九、指数曲线、对数曲线等。拍摄颈椎侧位后利用曲线八图像对比,见图 5-9。

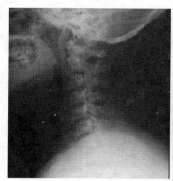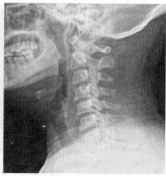

图 5-9　参数选择与影像效果

5.2.3　DR 摄影操作流程

操作流程:核对并确定被检者摄片位置,除去衣物体表金属及异物,选择适当摄影条件、摆放位置,对准中心线。

5.2.4　头颅 DR 成像技术

1. 头颅后前位

被检者俯卧于摄影台上,两臂置于头部两旁,头颅正中矢状面垂直台面,下颌内收,听眦线与台面垂直,两侧外耳孔与与台面等距;上缘超出头顶 3 cm,下缘包括下颌骨;摄影距离为 110 cm。中心线:对准枕外隆凸,经眉间垂直射入,见图 5-10。

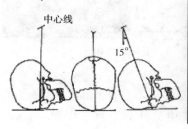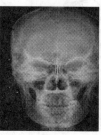

图 5-10　头颅后前位

2. 头颅侧位

被检者俯卧,头部侧转。被检者侧贴近台面,头颅矢状面与台面平行,瞳间线与台面垂直。下颌内收,听眦线与台边垂直,上缘超出头顶,下缘包括部分下颌骨,摄影距离为110 cm。中心线对准外耳孔前,上方 2.5 cm 处,垂直射入,见图 5-11。

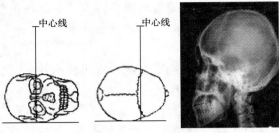

图 5-11　头颅侧位

3. 下颌骨后前位

被检查者俯卧,头部正中矢状面垂直于台面并与台面中线重合,鼻尖及额部紧贴台面,听眦线垂直于台面,上唇与下颌骨下缘连线中点对准摄影中心,上缘平外耳孔上 1 cm 处,下缘包括颏部,摄影距离为 110 cm。中心线:对准两下颌角连线中心,垂直射入,见图 5-12。

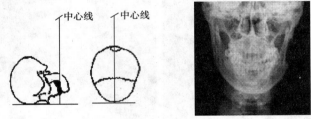

图 5-12　下颌骨后前位

4. 下颌骨侧位

被检者仰卧于摄影台上,头面部转向被检侧,置于颏骨头顶底(倾斜 15°)的木质角度板上,头部后仰,下颌前伸,使下颌骨体部下缘与摄影台横轴平行,头部正中矢状面与摄影台平行。前缘包括颏部,后缘包括外耳孔,摄影距离为 65～110 cm。中心线:向头侧倾斜 15°,通过两下颌角连线中点射入,见图 5-13。

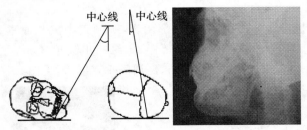

图 5-13　下颌骨侧位

5.2.5　颈椎 DR 成像技术

1. 第 1、2 颈椎前后位

被检者仰卧于摄影台上,头颈部正中矢状面垂直于床面,与床面中线重合,头后仰,使上颌切牙咬合面与乳突尖连线垂直于床面。张大口,口中心对准摄影中心。中心线:

对准张大口中心,垂直射入摄影中心,见图 5-14。

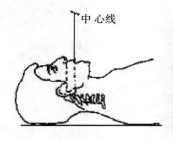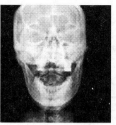

图 5-14 第 1、2 颈椎前后位

2. 第 3、7 颈椎前后位

被检者仰卧于摄影台上,头颈部正中矢状面垂直于床面,并与床面中线重合,头后仰,使听鼻线垂直于床面,上缘平外耳孔。中心线:向头侧倾斜 10°射入摄影中心,见图 5-15。

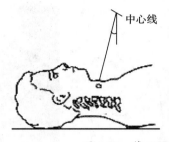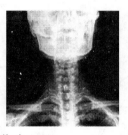

图 5-15 第 3,7 颈椎前后位

3. 颈椎侧位

检查者侧立于摄影架前,身体正中矢状面与摄影架平行,头后仰,使听鼻线平行于地面,上缘平外耳孔中心线,经颈部前后缘中点垂直射入摄影中心,见图 5-16。

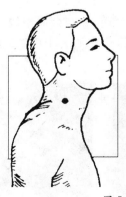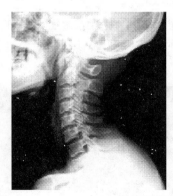

图 5-16 颈椎侧位

5.2.6 胸椎 DR 成像技术

1. 胸椎前后位

被检者仰卧于摄影台上,正中矢状面垂直台面,并与台面中线重合,第六胸椎对准摄影中心。中心线:对准胸骨颈静脉切迹与剑突连线中心点,垂直射入摄影中心,见图 5-17。

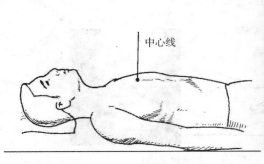
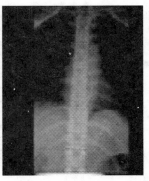

图 5-17　胸椎前后位

2. 胸椎侧位

被检者侧卧摄影台上,正中矢状面与台面平行,两上肢上举,两髋与膝屈曲。背侧置于台面中线外 5 cm,第六胸椎对准摄影中心。中心线:垂直射入摄影中心,见图 5-18。

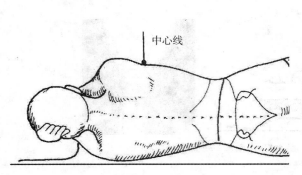
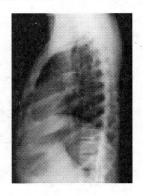

图 5-18　胸椎侧位

5.2.7　腰椎 DR 成像技术

1. 腰椎前后位

被检者仰卧于摄影台上,正中矢状面垂直于台面,并与台面中线重合,两髋关节膝关节屈曲,双足踏台面,第三腰椎(脐上 3 cm)对准摄影中心。中心线:垂直射入摄影中心,见图 5-19。

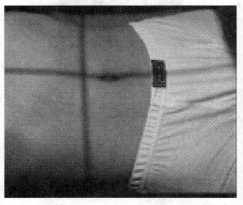
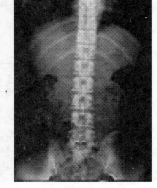

图 5-19　腰椎前后位

2. 腰椎侧位

被检者侧卧于摄影台上,冠状面垂直台面,髋关节、膝关节屈曲,背侧置于台面中线外 5 cm,第三腰椎对准摄影中心。中心线:垂直射入摄影中心,见图 5-20。

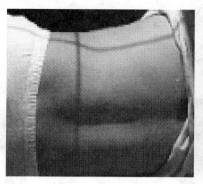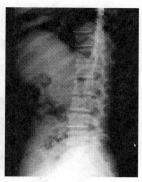

图 5-20 腰椎侧位

5.2.8 骶髂关节(前后斜位)DR 成像技术

被检者仰卧于摄影台上,正中矢状面垂直台面,与台面中线重合。双髋关节、膝关节屈曲,上缘平髂骨嵴,下缘包括耻骨联合。被检侧臀部抬高约 25°~30°。中心线:垂直射入摄影中心,见图 5-21。

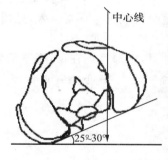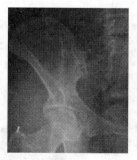

图 5-21 骶髂关节前后斜位

5.2.9 骨盆(前后位)DR 成像技术

被检者仰卧于摄影台上,正中矢状面垂直台面,与台面中线重合,双下肢伸直并内旋,两拇趾并拢足跟分开。上缘包括髂骨嵴,下缘包括坐骨。中心线:对耻骨联合上缘上方 5 cm,垂直射入摄影中心,见图 5-22。

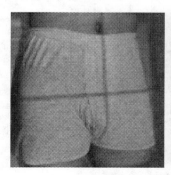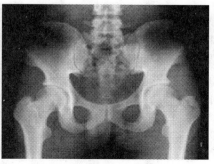

图 5-22 骨盆前后位

5.2.10 四肢骨及关节 DR 成像技术

1. 手部后前位

被检者坐于摄影台旁,手掌向下,平放摄影台上,手指伸直分开第三掌骨头置于摄影中心。中心线:对准第三掌骨头垂直射入,见图 5-23。

2. 手部侧位

被检者坐于摄影台旁,手尺侧在下,手指伸直,拇指位于并拢的四指前,手掌与摄影台垂直,第五掌骨头置于摄影中心。中心线:对准第二掌骨头垂直射入,见图 5-24。

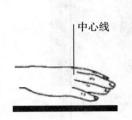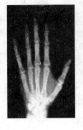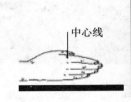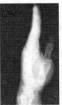

图 5-23　手部前后位　　　　　　　　图 5-24　手部侧位

3. 腕关节后前位

被检者坐于摄影台旁,手呈半握拳状,手掌面向下,平放摄影台上,尺桡骨茎突连线中点置于摄影中心。中心线:对准尺桡骨茎突连线中点垂直射入,见图 5-25。

4. 腕关节侧位

被检者坐于摄影台旁,手呈半握拳或伸直,腕部尺侧在下,手掌后倾斜约 10°,使尺桡骨茎突上下重叠,尺骨茎突置于摄影台中心。中心线:对准桡骨茎突垂直射入,见图 5-26。

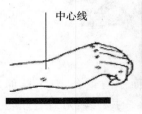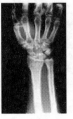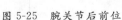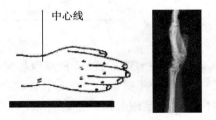

图 5-25　腕关节后前位　　　　　　　图 5-26　腕关节侧位

5. 肘关节前后位

被检者坐于摄影台旁,肘部伸直背侧向下,尺骨鹰嘴置于摄影中心。中心线:对准肱骨骨内外上髁连线中点,垂直射入,见图 5-27。

6. 肘类节侧位

被检者坐于摄影台旁,肩部放低,上臂和前臂在同一平面,肘关节屈曲呈 90°,尺侧在下,手掌面垂直于摄影台面,肱骨内上髁置于摄影中心。中心线:对准肱骨外上髁垂直射入,见图 5-28。

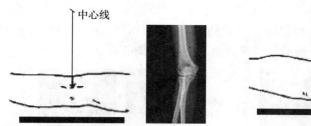

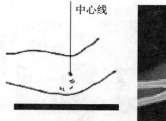

图 5-27 肘关节前后位   图 5-28 肘关节侧位

7. 足部前后位

被检者坐于摄影台上,被检侧膝关节屈曲,足底紧贴摄影台上,第三趾骨近端置于摄影中心。中心线:对准第三趾骨近端垂直射入,见图 5-29。

8. 足部侧位

被检者侧卧于摄影台上,被检侧足外侧紧贴摄影台上,足底面与摄影台垂直,第五趾骨远端置于摄影中心。中心线:对准足内侧中点垂直射入,见图 5-30。

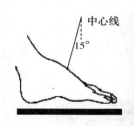

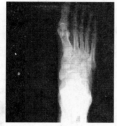

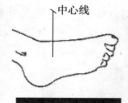

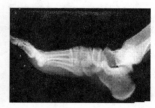

图 5-29 足部前后位   图 5-30 足部侧位

9. 踝关节前后位

被检者坐于摄影台上,被检侧下肢伸直,下肢内旋 10°,内外踝连线中点上 1 cm 置于摄影中心。中心线:对准内外踝连线中点上 1 cm 垂直射入,见图 5-31。

10. 踝关节外侧位

被检者侧卧于摄影台上,被检侧下肢屈膝,外侧在下,外踝紧贴摄影台面,足中线平行于摄影台,外踝上 1 cm 置于摄影中心。中心线:对准内踝上 1 cm 垂直射入。见图 5-32。

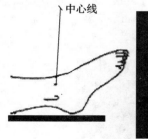

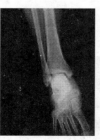

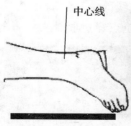

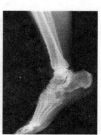

图 5-31 踝关节前后位   图 5-32 踝关节外侧位

11. 胫腓骨前后位

被检者坐于摄影台上,被检侧下肢伸直,足呈中立位。胫腓骨中点置于摄影中心。中心线:对准胫腓骨中点垂直射入,见图 5-33。

12. 胫腓骨侧位

被检者侧卧于摄影台上,被检侧膝关节屈曲,腓侧在下,足中线平行摄影台,胫腓骨中点置于摄影中心。中心线:对准胫腓骨中点垂直射入,见图 5-34。

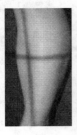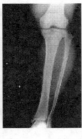

图 5-33　胫腓骨前后位

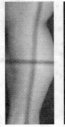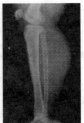

图 5-34　胫腓骨侧位

13. 膝关节前后位

被检者坐于摄影台上,被检侧下肢伸直,足呈中立位。膝窝紧贴摄影台,髌骨下缘置于摄影中心。中心线:对准髌骨下缘垂直射入,见图 5-35。

14. 膝关节侧位

被检者侧卧于摄影台上,被检侧膝关节外侧紧贴摄影台,屈膝呈 150°,髌骨下缘水平,膝关节侧面中点置于摄影中心。中心线:对准髌骨下缘,水平膝关节侧面中点,垂直射入,见图 5-36。

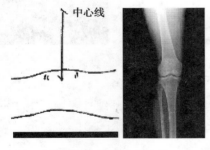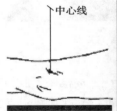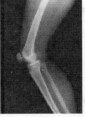

图 5-35　膝关节前后位　　　　　　图 5-36　膝关节侧位

15. 髋关节前后位

被检者仰卧于摄影台上,双下肢伸直并内旋,两拇趾接触,足跟分开。被检侧髂前上棘与耻骨联合上缘连线的中垂线向外 2.5 cm,为髋关节的定位点,置于摄影中心。中心线:对准髋关节的定位点穿过股骨头垂直射入,见图 5-37。

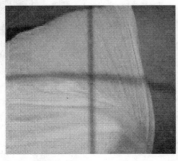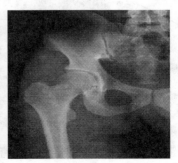

图 5-37　髋关节前后位

5.2.11　胸部及心脏 DR 成像技术

1. 胸部后前位

被检者站立于摄影架前,面向摄影架,正中矢状面与摄影架中心重合且垂直,双手内旋,手背置于髂骨上,双肘部向前内收,上缘超出肩部 3 cm,两侧包括侧胸壁下缘平第一腰椎。中心线:对准第四胸椎水平垂直射入,深吸气后屏气,摄影距离 2 m,1/20 s 或更短的曝光时间,见图 5-38。

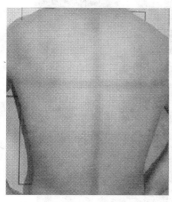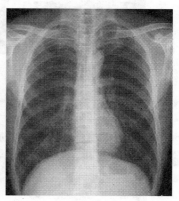

图 5-38　胸部后前位

2. 胸部侧位

被检者侧身站立于摄影架前,检查侧靠近摄影架,若无明确病变侧时,左侧靠近摄影架,正中矢状面与摄影架平行,双手上举抱头,上缘超出肩部 3 cm,下缘平第一腰椎。中心线:对准第四胸椎高度的侧胸壁中点,水平垂直射入。深吸气后屏气,检查少量气液胸时,呼气后屏气,见图 5-39。

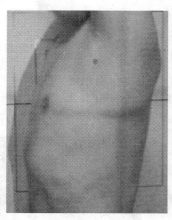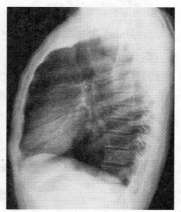

图 5-39　胸部侧位

3. 心脏和大血管右前斜位

被检者站立于摄影架前,面向摄影架,身体右侧紧贴摄影架,左侧远离摄影架,冠状面与暗盒呈 45°,双臂上举抱头,上缘超出肩部 3 cm,两侧包括侧胸壁,下缘平第一腰椎,曝光时需吞钡剂,平静呼吸气下屏气,中心线经第七胸椎垂直于摄影架射入中心,见图 5-40。

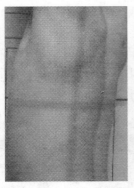
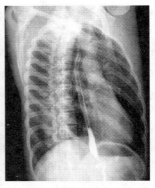

图 5-40　心脏和大血管右前斜位

4. 心脏和大血管左前斜位

被检者站立于摄影架前,面向摄影架,左侧身体紧贴摄影架,右侧远离摄影架,冠状面与摄影架呈 60°,双臂上举抱头,上缘超出肩部 3 cm,两侧包括侧胸壁,下缘平第一腰椎。中心线:经第七胸椎垂直摄影架射入中心,平静呼吸下屏气,见图 5-41。

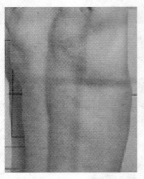
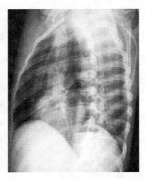

图 5-41　心脏和大血管左前斜位

5.2.12　腹部（前后位）DR 成像技术

被检者仰卧于摄影台上,下肢伸直,正中矢状面与台面中线重合且垂直,上缘超过剑突、下缘超出耻骨联合。中心线:经剑突与耻骨联合连线中点垂直射入摄影中心,深呼气后屏气,见图 5-42。

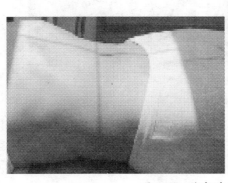
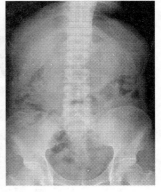

图 5-42　腹部前后位

第 6 章 数字减影血管造影成像技术

6.1 数字减影血管造影（DSA）简介

数字减影血管造影是造影前与在血管内注入对比剂后对同一部位各进行一次摄影，使用减影的方法把两帧人体同一部位的影像相减，从而得出它们的差异部分，然后将两张图片相应部位的灰度相减，如果两帧影像的摄影条件完全相同，处理后的影像将只剩下造影血管，其余组织结构的影像将全部消除。数字减影血管造影成像原理见图 6-1。

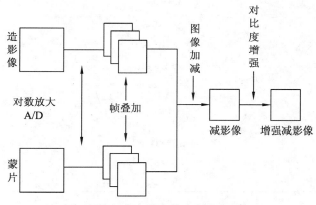

图 6-1 数字减影血管造影成像原理

6.1.1 数字减影血管造影工作流程与检查方法

以肝动脉造影、肝内肿瘤注入治疗药物为例进行说明。首先，器械准备、穿刺部位消毒后铺无菌单，进行局部浸润麻醉，表皮切口，扩张切口，进行股动脉穿刺，置入管鞘；接着引入导管，导管进入主动脉弓处恢复导管形状，下拉导管；选入到肝动脉，造影；造影后减影图像显示，肝内肿瘤染色，注入治疗药物；退出导管，局部加压止血，加压包扎。检查方法分静脉法和动脉法两种。

6.1.2 头部数字减影血管造影成像技术

颈内动脉造影常规体位是标准头部正侧位，对于动脉瘤等某些病变可加照斜位等不同角度显示，常用常规脉冲方式为 2～3 帧/s，曝光至静脉窦显示为止，不易配合者可用超脉冲方式，即 25 帧/s，常用股动脉穿刺插管，可选择颈总、颈内、颈外椎动脉，进行相应血管造影，用非离子型对比剂，颈总用量 25～35 mL，流速 15～20 mL/s，颈内动脉用量

8～10mL,流速 5～7 mL/s,椎动脉用量 6～8 mL,流速 4～5 mL/s,颈外用量 6～8 mL,流速 3～5 mL/s,见图 6-2。

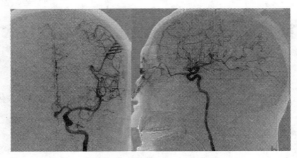

图 6-2 头部颈内动脉造影

6.1.3 心脏大血管数字减影血管造影成像技术

用含碘量的非离子型对比剂,外周静脉法对比剂浓度应为 76％,用量 60～70 mL,流速 2～5 mL/s,先注射对比剂后再曝光采集成像。大约时间:上下腔静脉 3～5 s,右心房 4～6 s,右心室 5～7 s,左心房 6～8 s,左心室 6～8 s,大动脉 7～9 s。常用造影参数见表 6-1。

表 6-1 心脏大血管常用造影参数

部位	造影剂用量	注入速度
主动脉	35～40 mL	20～25 mL/s
左冠状动脉	8～10 mL	2 s 内注完
右冠状动脉	6～8 mL	1～2 s 内注完
左心室	40～45 mL	20～25 mL/s
右心室	30～35 mL	15～25 mL/s
左心房	30～35 mL	15～18 mL/s
右心房	15～18 mL	15～18 mL/s
肺动脉主干	30～35 mL	15～18 mL/s
左、右肺动脉	15～20 mL	8～12 mL/s

常用位置有长轴斜位、四腔位和半轴位。

1. 长轴斜位

影像增强器向被检者左侧转动 65°～70°,同时向头倾斜 25°～30°,使室间隔前半部及二尖瓣环与 X 线呈切线位,左心室流出道拉长显示。

2. 四腔位

影像增强器向被检者左侧转 40°～50°,再向头侧转 40°～50°,仰卧,足向右斜,使身体长轴与台面中线呈 10°～15°,使整个房间隔及室间隔的后半部分与 X 线呈切线位,4 个房室相互分开,左右房室瓣也分开呈正面观。

3. 半轴位

半轴位又称肺动脉轴位,影像增强器向头端倾斜 30°～45°,使肺动脉与 X 线垂直,见图 6-3。

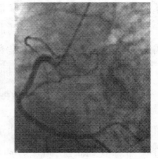

图 6-3 心脏大血管造影

6.1.4 胸部数字减影血管造影成像技术

支气管动脉造影：用 Seldinger 技术行股动脉穿刺插管，将导管顶端置于靶动脉开口，注入少量对比剂，观察导管位置有无错误及有无脊髓动脉共干充盈，有无异常后行支气管动脉造影，体位胸部正位，必要时加摄斜位。

采用脉冲方式成像 3～6 帧/s，注射延迟 0.5 s，每次造影均包括支气管动脉开口位置，并显示动脉期。

6.1.5 腹部数字减影血管造影成像技术

1. 肝动脉造影

采用 Seldinger 技术，行股动脉或肱动脉穿刺插管，先行选择性腹腔动脉造影。再行超选择性肝动脉造影，腹腔动脉造影，用对比剂 25～30 mL/次，速率 6～7 mL/s。肝动脉造影：15～18 mL/次，速率为 5～6 mL/s，注射延时 0.5 s，3～6 帧/s，屏气曝光。常规用腹部正位，必要时加摄斜位，见图 6-4。

2. 脾动脉造影

采用 Seldinger 技术经穿刺股动脉插管，脾脏血管造影选用腹腔动脉造影，选择性脾动脉造影，用对比剂 18～20 mL/次，速率 5～6 mL/s，常规用腹部正位，必要时加不同角度斜位，见图 6-5。

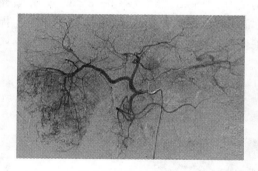

图 6-4 肝动脉造影

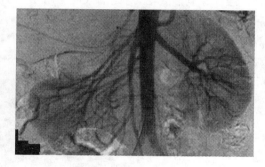

图 6-5 脾动脉造影

3. 肾动脉造影

采用 Seldinger 技术行股动脉或肱动脉穿刺插管，先行主动脉造影，再行选择性肾动脉造影，对比剂用量 10～15 mL/次，速率 5～7 mL/s。常用腹部正位，必要时加摄斜位，影像增强器向同侧倾斜 7°～15°，3～6 帧/s，延时 0.5 s，屏气曝光。

4. 腹主动脉造影

采用 Seldinger 技术行股动脉或肱动脉穿刺插管。选择腹主动脉对比剂 35～40 mL/次，速率 15～20 mL/s，肾上腺动脉对比剂 4～6 mL/次，速率 1～2 mL/s，常用腹部正位，2.4 帧/s，延时 0.5 s，屏气曝光，见图 6-6。

5. 子宫动脉造影

采用 Seldinger 技术经皮腹动脉穿刺插管。先行髂内动脉，造影再行选择性子宫动脉造影，对比剂 8～10 mL/次，速率 3～6 mL/s。常用腹部正位，必要时加摄斜位。2～3 帧/s，延时 0.5 s，屏气曝光。

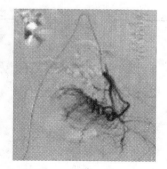

图 6-6 腹主动脉造影

6. 腹腔动脉造影参数（表 6-2）

表 6-2　腹腔动脉造影参数

部位	对比剂用量	注入速度
肝总动脉	15～25 mL	5～7 mL/s
肝固有动脉	8～12 mL	4～6 mL/s
腹主动脉	35～40 mL	15～20 mL/s
腹腔动脉	20～25 mL	6～8 mL/s
肠系膜上动脉	15～20 mL	5～7 mL/s
肠系膜下动脉	10～12 mL	4～6 mL/s
胃十二指肠动脉	4～6 mL	2～3 mL/s
胃左、右动脉	4～6 mL	2～3 mL/s
胰十二指肠动脉	4～6 mL	2～3 mL/s
胆囊动脉	4～6 mL	2～3 mL/s
肾动脉	8～12 mL	4～6 mL/s
脾动脉	15～20 mL	5～7 mL/s

6.1.6　四肢大血管数字减影血管造影成像技术

以下以手部动脉造影作介绍。

经皮穿刺插管法，对比剂浓度不超 40%，用量 10～15 mL/次，速率 6～8 mL/s。先曝光后注射对比剂，对于血管阻塞或狭窄性病变，还需观察前臂手掌时，先注射对比剂后曝光，提前注射的时间应视病情程度而定。常用体位正侧位。脉冲方式为 2 帧/s，蒙片像采集 2 s，对于狭窄性病变采集可达成 15～20 s，见图 6-7。四肢大血管造影参数见表 6-3。

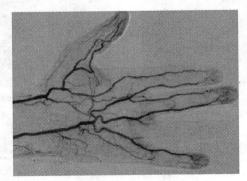

图 6-7　手部动脉造影

表 6-3　四肢大血管造影参数

部位	造影剂用量	注入速度	穿刺血管
髂总动脉	15～18 mL	5～10 mL/s	股动脉
髂内、外动脉	10～12 mL	4～6 mL/s	股动脉
子宫、膀胱动脉	4～6 mL	2～3 mL/s	股动脉
髂总静脉	8～12 mL	4～6 mL/s	股静脉
髂内、外静脉	6～8 mL	3～4 mL/s	股静脉
上肢动脉	10～15 mL	6～8 mL/s	股动脉、腋动脉、肱动脉
上肢静脉	8～12 mL	3～6 mL/s	肘正中静脉、贵要静脉
下肢动脉	15～20 mL	10～20 mL/s	股动脉
下肢静脉（顺行）	40～50 mL	1 mL/s	足背浅动脉

第7章 CT成像技术

7.1 CT图像特点与优势

CT图像的特点是结构无重叠、密度分辨力高、时间分辨力低、空间分辨力较低,优势是成像速度快,冠脉成像清晰;骨骼、钙化显示清晰;有源植入物、磁性植入物等患者可以接受检查;检查技术简单,设备普及率高。CT与普通X线检查比较:CT成像方式为多方位重建,解决了普通X线照片组织器官重叠问题,使病变定位更准确,不同密度的组织可以用不同的伪彩色显示,使图像显示更生动。CT成像能分辨密度差异较小的各种组织结构,进行密度测量,提高病变检出率。CT虽具有较高的密度分辨力,但空间分辨力不如X线片窗宽:图像上包含16个灰阶CT值范围,在此范围内的组织均以不同的灰度表示。CT图像是由一定数目由黑到白不同灰度的像素按矩阵排列构成的。像素反映人体相应单位容积(即体素)的X线吸收系数;像素越小,数目越多,图像越细,其空间分辨力越高。吸收系数转换成CT值,从骨到气人体组织密度CT值分别为2 000 Hu,其中水为0 Hu,骨为1 000 Hu,气为−1 000 Hu。CT与MR检查比较:CT成像速度快,骨骼和钙化显示清晰,CTA明显优于MRA,对MR禁忌的检查者可作CT检查。

7.1.1 临床应用范围与原则

颅脑:包括脑、脑室、脑膜、颅骨、血管。头颈部:包括眼、耳、鼻、喉、颌面部、颈。胸部:包括肺、气管与支气管、纵隔、胸膜、胸壁、心血管。腹部和盆腔:包括实质性脏器、空腔性脏器、腹壁、腹膜后。脊柱:包括椎体及附件、椎间盘、脊髓内与脊髓外病变。临床应用原则:放射实践的正当化原则,放射防护的最优化原则,生命体征优先原则,病灶显示清晰原则,增强扫描安全原则。

7.1.2 影响CT图像质量的因素

1. 检查前准备

了解病情、病史、资料等明确目的,说明事项、取得合作,除去产生伪影的饰物等,消除影响。摄前准备:做过敏试验防止过敏;胃肠道准备:特殊检查者做提前清洁肠道必要的训练;吸气呼气训练;正确摆位、确定中心,重症病例要防止意外。

2. 噪音(noise)

扫描噪音:因光子量不足,而使光子在矩阵内各像素上分布不均,造成均匀密度物质CT值不等。扫描噪音与mAs量有关,mA增加4倍,扫描噪音减半;扫描时间延长1倍,可使信息量增加1倍。组织噪音:由各种组织平均CT值差异所造成。

3. 伪影(artifact)

设备伪影:形态固定、位置固定。运动伪影:形态变化、位置变化。密度差(高密度)伪影:放射状、条状等。操作伪影:扫描条件不当。

4. 部分容积效应(partial volume effect)

CT 图像上各个像素的数值代表相应单位体积的整体 CT 值,因此在同一层面含有两种以上不同密度的组织相互重叠时,所测得的 CT 值不是反映单位体积内任何一种组织真实的 CT 值,而是这些组织的平均 CT 值,这种现象即为部分容积效应。薄层扫描可减少部分容积效应影响。

5. 周围间隙现象(peripheral space phenomenon)

在同一层面内,与层面垂直的两种相邻且密度不同的组织,其边缘部的 CT 值不能准确测得,因而在 CT 图像上,其边缘不能清晰分辨,这种现象即为周围间隙现象。

6. 空间分辨力(spatial resolution)

CT 所能分辨的两点间最短距离,与像素、扫描孔径等有关。

7. 密度分辨力(density resolution)

密度分辨力指所能分辨的两种组织之间的最小密度差。空间分辨力与密度分辨力是判断 CT 性能和说明图像质量的两个指标。两者之间存在一定的相互关系。

8. 窗宽和窗位

窗位即窗中心,是 16 个灰阶所含 CT 值区段的中心点 CT 值。一般窗宽、窗位取值根据观察组织而定。改变窗宽、窗位则图像的黑白、层次就发生相应的改变。

9. 重组方式

重组方式不一样对 CT 图像质量形成有影响。

7.1.3　CT 扫描类型

1. 常规 CT

常规 CT 扫描时,检查床不动,球管环绕人体某部位一定厚度的层面扫描一周,探测器完成数据采集一次,经计算和处理后重组出一幅图像。然后再移动检查床向前进行另一层面扫描、数据采集和重组图像,直至所需检查的部位全部扫描完,X 线束轨迹呈不连续的环形,见图 7-1。

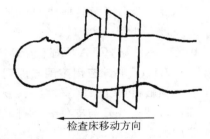

图 7-1　常规 CT 扫描

CT 扫描方式的特点:步进式扫描;间断采集;循环往复;扫描时间长、数据不连续、不能再重组,不能连续、间隔、重叠扫描;部分容积效应影响明显。

2. 单层螺旋 CT

单层螺旋 CT 扫描为球管不间断 360°旋转,连续产生 X 线,数据采集同时,检查床沿纵轴方向匀速移动使扫描轨迹呈螺旋状,见图 7-2。单层螺旋 CT 特点:采用滑环技术作螺旋扫描(又称容积扫描);单排探测器采集;床速与层厚组合(螺距:$P=S/D$);连续快速采集、

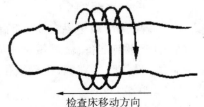

图 7-2　单层螺旋 CT 扫描

容积数据再重建。扫描条件:层厚:1～10 mm,床速:1～20 mm/s,螺距:1～2,1.2～1.5比较恰当。

单层螺旋扫描的优点:容积采集数据,避免小病灶遗漏,适合后处理;连续快速扫描,满足多期扫描要求。

3. 多排螺旋 CT

多排螺旋 CT(MSCT)临床应用优势:扫描速度提高;旋转速度提高、采集范围增宽;图像分辨力提高,特别是 z 轴方向上的分辨力,可以提高重组图像的各向同性;实时成像,CT 透视定位更准确;提高 X 线的利用率,减低曝光时间,减低消耗性成本。多排螺旋 CT 是有多排探测器的螺旋 CT,X 线球管每旋转一周即可完成多层面的容积数据采集并重组出多个层面的图像,见图 7-3。

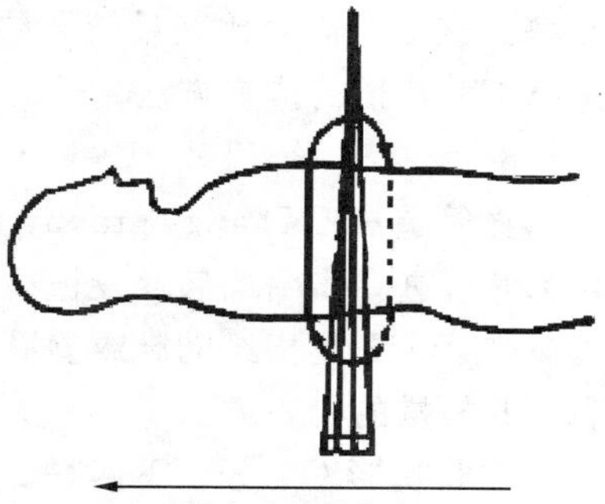

检查床移动方向

图 7-3　多排螺旋 CT 扫描

7.1.4 CT 检查方法

CT 检查方法包括平扫、增强扫描、造影 CT、特殊扫描技术、定量 CT。

1. 平扫

平扫(plain scan)即常规扫描,指不用对比剂增强或造影的扫描,见图 7-4。一般程序为常规准备、放置患者、定位扫描、制订计划、实施扫描、补充扫描。

2. 增强扫描

增强扫描(contrast scan/enhancement)是指利用静脉注射对比剂,扩大病灶与正常组织间密度差异,以了解病灶血供情况,为诊断提供更多信息的检查方法。对比剂注入法:静脉团注法、快速静滴法、注射-滴注法。

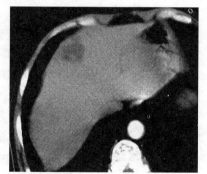

图 7-4　平扫

(1)常规增强扫描

静脉注射对比剂后按普通扫描的方法进行扫描,常用于发现病灶。对比剂注射方法常用静脉团注法和静脉注射-滴注法,见图 7-5。

(2)动态增强扫描

动态增强扫描(dynamic contrast scan)是指静脉注射对比剂后在短时间内对兴趣区进行快速重复连续扫描。扫描优先,处理在后,缩短时间,提高对比剂利用效率,提高对比剂血药浓度,增加强化效果。进床式动态扫描:以发现病灶为目的。同层式动态扫

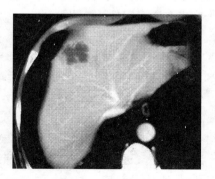

图 7-5　增强扫描

描:以明确病灶性质为目的,可获取时间-密度曲线。改进式动态扫描:用于小的病灶。以上动态扫描的对比剂注射用团注法。两快一长增强扫描:快速团注,快速启动扫描,延迟足够长时间扫描,过 3 min,5 min,7 min,15 min 分别扫描。常用于肝脏和肺内病灶的鉴别。

（3）延迟增强扫描

延迟增强扫描（delay contrast scan）是指在平扫的基础上，一次注射大剂量对比剂延迟 4～6 h 后的增强扫描。肝细胞摄取和排泄有机碘，可使肝实质及其周围的细胆管 CT 值提高约 10～20 Hu，而病灶无此现象，故可增加肝实质与病灶间的密度差，提高病灶检出率。该法所需对比剂量较大约 150～180 mL。造影 CT 检查是指在造影的基础上，再进行 CT 扫描的检查方法。

3. 血管造影 CT

血管造影 CT（angiography-assisted CT）分血管造影 CT 和非血管造影 CT，血管造影 CT 可进一步明确病灶及被检者器官的血供特点、强化特征，为诊断提供更多信息；非血管造影 CT 是指经动脉或静脉注入对比剂后，当靶血管内对比剂浓度达到峰值时，再进行 CT 扫描的检查方法。

血管造影 CT 分以下两种。

（1）动脉造影 CT（computed tomographic arteriography，CTA）：肝固有动脉插管或选择性插管注射对比剂 20～40 mL（50～70 mL），30%～60%，1～2 mL/s；延迟 5 s 后扫描、采集；重组影像图像。结果：肝动脉供血的原发性肝癌明显强化，肝实质不强化。

（2）动脉性门静脉造影 CT（computed tomographic arterial portography，CTAP）：脾动脉或肠系膜上动脉插管；注射对比剂 100～120 mL（150～170 mL），60%，2～3 mL/s；延迟 20～25 s 后扫描、采集；重组影像图像。结果：肝动脉供血的原发性肝癌不强化，门静脉供血的肝实质明显强化。导致 CTAP 出现假阳性的原因：静脉引流畸形、门静脉高压、导管技术不当。

先对某一器官或结构进行非血管性造影，然后再作 CT 扫描。常用非血管造影包括脑池造影 CT、脊髓造影 CT、胆系造影 CT。

① 脑池造影 CT（CT cisternography，CTC）

将对比剂注入蛛网膜下腔，经体位引流使对比剂充盈脑池再行头颅 CT 扫描的检查方法。结果：桥小脑角池、鞍上池显示特别清晰，适合于桥小脑角、脑干及颅底病变检查。检查方法有阳性法、阴性法。

阳性法：

L3～L4 腰穿；成功后，注入 8～10 mL 对比剂；头低足高仰卧（30°～60°），使对比剂流入颅内，蛛网膜下腔；30～60 s 后取头低 5°～10°横段扫描；如需观察脑脊液的动力学变化，则于注入对比剂 2 h，6 h，12 h，24 h 后分别扫描，必要时过 48 h，72 h 再扫描。

阴性法：

腰穿成功后注入 3～6 mL 经过滤的空气；半坐侧卧位，并使头向下倾斜 45°，轻摇头部以利空气进入内耳道（至有胀痛感）；2～3 min 后侧卧，头矢状面与床呈 20°～30°，行内听道 HRCT 扫描。

② 脊髓造影 CT（CT myelography，CTM）

直接脊髓造影 CT：腰穿后注入对比剂（颈、胸、腰分别为 10～12 mL，8～10 mL，3～6 mL）；先仰卧后俯卧各 2～3 min 并适当翻动再扫描。

常规 X 线脊髓造影后 CT：造影后 30～60 min，待部分对比剂吸收后再作 CT 扫描胆系造影 CT（CT cholangiography，CTC）。

③ 静脉法胆囊造影 CT：静脉注射胆影葡胺 20～30 mL，30～60 min 后作 CT 扫描，脂餐后 60 min 再次扫描。

④ 口服法胆囊造影 CT：口服碘番酸 0.5～1 g 后 14 h 及脂餐后 1 h 分别行 CT 扫描。

7.1.5　CT 特殊扫描技术

CT 特殊扫描技术包括薄层扫描（thin slice scan）、靶扫描（target scan）、高分辨力扫描（high resolution CT，HRCT）、定量 CT（quantitative CT，QCT）、图像堆积扫描（stack slice & slice）、重叠扫描（overlap scan）。

1. 薄层扫描

薄层扫描（thin slice scan）是指层厚≤5 mm 的扫描，目的是减少部分容积效应，真实反应病灶组织内部结构，同时也为重建高质量 2D 及 3D 图像提供保证。薄层扫描需适当增加 kV，mA 及扫描时间以降低噪音、提高图像质量，小病灶或细微结构还应缩小 SFOV 和 DFOV，见图 7-6。

2. 靶扫描

靶扫描（target scan）是对兴趣区进行放大扫描。缩小了扫描野，提高了空间分辨力，与图像放大不同。层厚层距一般用 1～5 mm，kV，mA 及扫描时间应适当调整高分辨力扫描，见图 7-7。

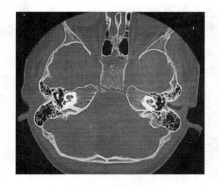

图 7-6　薄层扫描

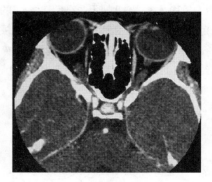

图 7-7　靶扫描

3. 高分辨力 CT

高分辨力 CT（high resolution CT，HRCT）是指在较短的扫描时间内取得有良好空间分辨力 CT 图像的扫描技术。对 CT 机要求：固有空间分辨力＜0.5 mm；层厚为 0.5～1.5 mm，层距可大于层厚；高空间分辨力算法：512×512 矩阵；120～140 kV，170～220 mA，扫描时间 1～2 s。高分辨力 CT 具有极高的空间分辨力，对显示小病灶及病灶的细微结构优于常规 CT，常用于肺部弥漫性与结节性病变、垂体微腺瘤、内耳、肾上腺等检查，见图 7-8。

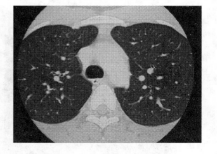

图 7-8　高分辨力扫描

4. 重叠扫描

重叠扫描（overlap scan）是指层距小于层厚的一种扫描方式，相邻层面间有部分重叠，可减少部分容积效应的影响，重叠扫描增加病灶检出机会；但射线量大。

5. 图像堆积扫描

图像堆积扫描(stack slice)是一种把多个薄层图像叠加成一个厚层图像的扫描技术。如3层3 mm的图像叠加成一个9 mm的图像。图像堆积扫描可减少部分容积效应影响，降低信噪比，减少伪影，适用于脑干和后颅凹病变检查。

6. 定量CT

定量CT(quantitative CT，QCT)是指利用CT检查来测定某一兴趣区内特殊组织的某一种化学成分含量的方法，常用来测定骨矿物质含量，监测骨质疏松或其他代谢性骨病的骨密度。

常选T12~L3椎体中部，层厚8~10 mm，80 kV。扫描部位下方放置标准密度校正体模。定量CT X线源的能级常用：单能定量CT、多能定量CT。具体测量骨密度的方法，是通过CT值测量，由计算机计算出骨密度值(羟磷酸钙当量浓度)。影响骨密度测量的因素：CT自身飘移、线束硬化、扫描场内射线不均质性、体位、校正体模的制作材料，以及kV，mAs，层厚等。

7.1.6 颅脑CT成像技术

1. 常规正位

可以定位也可直接扫描。定位扫描：取常规仰卧位，被检者于检查床上摆好位置，使头两侧对称，移入扫描机架孔内使定位灯的定位线与两侧听眦线在同一平面上，定好基线后，设定层厚、层距，由基线开始依次连续由下至上逐层扫描，直至脑实质全部扫完为止，常规10~12层面，见图7-9。横断扫描：OM线左右对称。优点：方便、无需定位图、层次少、结构显示清晰。缺点：颅底伪影明显、幕上下关系显示不直观。

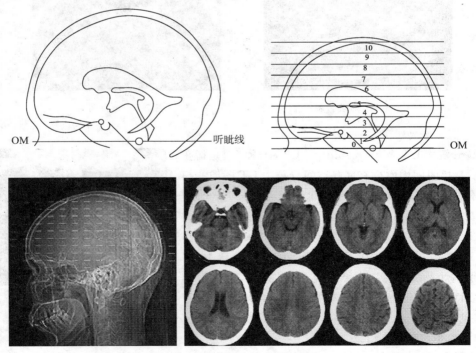

图 7-9 常规正位头颅扫描

2. 冠状面扫描

被检者取仰卧或俯卧位,头部伸直,仰卧时取颌顶位,俯卧时取顶颌位,摆好位置后倾斜扫描机架,使冠状扫描层面与 OM 线垂直,常用层厚 10 mm,层距 10 mm(眶耳线),见图 7-10。层间距为 0,窗宽 80～100 Hu,窗位 35 Hu。骨窗:窗宽 1 000～1 500 Hu,窗位 250～350 Hu,增强扫描对比剂 60～100 mL,速率 1.0～2.0 mL/s,观察血管时速率 2.5～3.5mL/s,注入对比剂 16～20 s 扫描为动脉期,60～70 s 扫描为实质期,6～8 min 扫描为延长时期,可做图像后处理。优点:颅底、脑深部及幕上下关系显示直接明了。缺点:体位受限、操作复杂。层厚、层距:10 mm,1 mm,2 mm,5 mm。窗宽、窗位:脑组织窗与骨窗。临床应用:平扫与增强,轴位与冠状位。

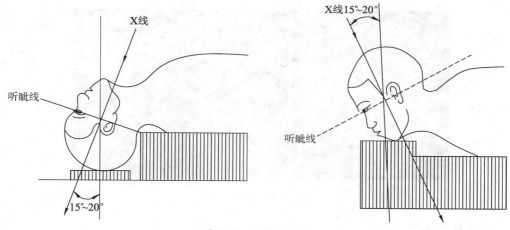

图 7-10   冠状面扫描

7.1.7 鼻窦 CT 成像技术

鼻窦检查前准备工作,做增强禁食 4 h 以上。平扫:仰卧位做定位扫描,横断位听眶线做冠状扫描,冠状线(俯卧位)横断面自上牙槽窦至额窦底连续扫描,冠状面自额前缘至蝶窦后缘,见图 7-11,层厚 3～5 mm,间隔 3～5 mm,需要时可隔 1～2 mm。增强扫描:成人 60～100 mL,儿童 20 mL/kg。对比剂注入后开始扫描。拍片:软组织窗窗宽 30～50 Hu,窗位 250～450 Hu,骨窗窗宽 300～600 Hu,窗位 1 500～2 000 Hu。

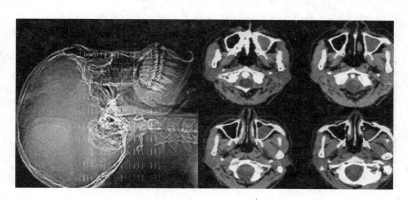

图 7-11   鼻窦轴位

7.1.8 颞骨 CT 成像技术

1. 耳颞轴位

检查前准备增强 4 h 以上禁食,仰卧位下颌内收,两外耳孔与台面等距。横断面为:横断面扫描自外耳孔向上至整个颞骨岩锥,乳突尖下缘至岩骨上缘,见图7-12。外耳道前后壁、锤砧关节、鼓室前后内外壁、乙状窦壁及颞颌关节。层厚与间隔1～3 mm。增强扫描对比剂成人 60～100 mL,儿童 2 mL/kg。速率 1.0～2.0 mL/s,注入对比剂后开始扫描。层厚和层距:一般用 5 mm,眼与耳用 1～3 mm。窗宽窗位:窗宽一般 300 Hu,窗位 30～60 Hu,骨窗窗宽 1 500 Hu,窗位 500 Hu 左右;耳窗宽 3 000～4 000 Hu,窗位 1 500 Hu。软组织窗窗位:30～40 Hu,窗宽 70～100 Hu,可以后处理图像。

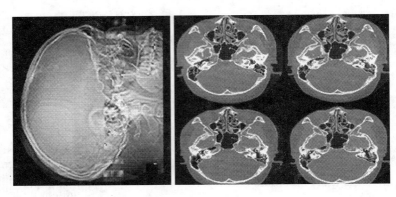

图 7-12 耳颞轴位

2. 耳颞冠状位

检查前准备增强 4 h 以上禁食,仰卧位下颌内收两外耳孔与台面等距,冠状面为外耳孔前缘与听眶线的垂直线,外耳道前缘至外耳道后缘 1 cm 处,见图 7-13。鼓室嵴,上鼓室、听小骨、水平半规管、卵圆孔、内耳道横嵴、鼓室底、颈静脉窝。冠状面自外耳孔前缘向前至颈内动脉管水平段连续扫描,层厚与间隔 1～3 mm。增强扫描对比剂成人 60～100 mL,儿童 2 mL/kg。速率 1.0～2.0 mL/s,注入对比剂后开始扫描。层厚和层距:一般用 5 mm,眼与耳用 1～3 mm。窗宽窗位:窗宽一般 300 Hu,窗位 30～60 Hu,骨窗窗宽 1 500 Hu,窗位 500 Hu 左右;耳窗宽 3 000～4 000 Hu,窗位 1 500 Hu。软组织窗窗位:30～40 Hu,窗宽 70～100 Hu,可以后处理图像。

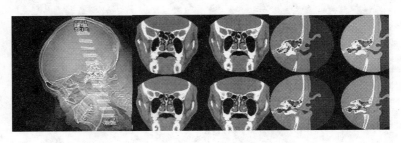

图 7-13 耳颞冠状位

7.1.9　颈椎 CT 成像技术

首先做好准备,嘱被检者检查期间应避免吞咽动作保持体位不动,做好增强时对比剂的准备工作,去除颈部金属及其他异物等。被检者呈仰卧位,置于床面中间,两臂下垂并用颈托固定颈部,横断面连续扫描,侧位定位扫描,确定扫描范围、层厚、层距,根据临床要求扫描椎间盘或者椎体,见图 7-14。扫描层厚 2～3 mm(椎间盘),椎体 3～5 mm,层距 2～3 mm(椎间盘),椎体 3～5 mm。采用软组织或标准算法。

增强扫描对比剂用量 80～100 mL,速率 2～3 mL/s,扫描开始时间,注射 60～80 mL 后,开始连续扫描(8～10 s 扫描周期),必要时在 5～30 min 后做延迟扫描,扫描程序和扫描参数与平扫相同。摄片时,按顺序拍定位、平扫及增强图像。显示软组织窗,窗位 30～50 Hu,窗宽 200～400 Hu,骨窗窗位 300～600 Hu,窗宽 1 200～2 000 Hu,测病变,增强前后 CT 值,病变层面可放大摄片。

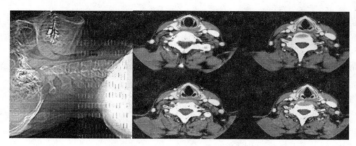

图 7-14　颈部轴位

7.1.10　胸部 CT 成像技术

胸部正位扫描做检查前准备增强禁食 4 h 以上,平扫,仰卧位,身体置于床面中间两臂上举抱头,定位后自胸腔入口到肺下界膈面,特殊情况向上扫至下颈部。层厚与间隔 5～10 mm 连续扫描。小病灶应薄层扫描或 HRCT,并注意呼吸训练。图像后处理技术使胸部正位分辨力高,无重叠,组织结构显示清晰,小病灶因呼吸运动在非螺旋扫描时容易漏掉。

增强扫描:对比剂成人 80～100 mL,儿童 2 mL/kg,速率 3.0～4.0 mL/s,注入对比剂 60～80 mL 即开始扫描、拍片:肺窗窗位:−600～−300 Hu,窗宽:1 300～1 600 Hu。软组织窗窗位:30～50 Hu,窗宽:250～350 Hu。骨窗窗位:300～600 Hu,窗宽:1 000～2 000 Hu。见图 7-15。

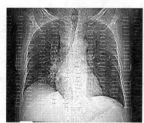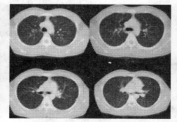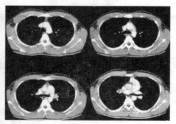

胸部正位扫描　　　　　　　　　肺窗　　　　　　　　　纵隔窗

图 7-15　胸部正位扫描、肺窗、纵隔窗

7.1.11　腹部 CT 成像技术

1. 检查前准备

禁用高密度物质;需增强禁食 4 h 以上。口服水或低浓度阳性对比剂,上腹部检查前

30 min将500～800 mL对比剂服下,10 min前再服200 mL;中腹部于检查前60 min,30 min,10 min各服300 mL;结肠充气造影可经肛管注气;胃肠道病变或胆系结石宜用水作对比剂。

2. 腹部体位与范围

仰卧位,身体置于床面中间双臂上举抱头。确定扫描范围和层厚与层距后平静呼吸后屏气,横断连续扫描。增强扫描:对比剂用量成人80～100 mL,儿童1.5 mL/kg,速率2～4 mL/s。动脉期为25～30 s,门脉期为60～70 s,实质期为85～90 s,延时期为3～5 min或更长时间至病灶内充满对比剂为止。对于肝癌和肝血管瘤鉴定,可在注入对比剂后对病变部位同一层面进行间隔扫描,注入对比剂15 s,30 s,60 s和120 s后扫描,根据显示病变的需要可10～15 min后扫描。

3. 扫描范围

① 肝、胆、脾:膈顶至肝或脾下缘。

② 胰腺:膈顶至钩突下缘。

③ 肾脏:上极至下极。

④ 肾上腺:一般肾上极至肾门,嗜铬细胞瘤应扩大。

⑤ 小肠及后腹膜:应该扩大扫描范围。

层厚层距:一般10 mm,肾上腺胰腺等应为2 mm左右。

窗宽窗位:

肝脏窗宽　160～200 Hu,窗位60±20 Hu。

胰腺窗宽　200～250 Hu,窗位45±10 Hu。

肾脏窗宽　200～300 Hu,窗位35±10 Hu。

肾上腺窗宽　200～300 Hu,窗位30±15 Hu。

腹膜腔及腹膜后窗宽　250～350 Hu,窗位40±20 Hu,见图7-16。

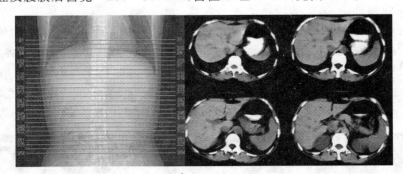

腹部体位与范围　　　　　　腹部常规扫描

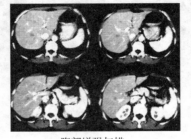

腹部增强扫描

图7-16　腹部扫描

7.1.12 盆腔 CT 成像技术

1. 检查前准备工作

检查前禁用高密度物质；增强准备工作禁食 4 h 以上。检查前 6～10 h 分次口服 1%～2%含碘对比剂水溶液 1 000～1 500 mL，保持小肠结构近段及膀胱充盈，膀胱双重造影时，检查前需用福利管（foley tube）经尿道插入膀胱，放尽尿液，注入 100～300 mL 空气和 100 mL 浓度为 1%～2%的含碘对比剂溶液。

2. 体位与范围

平扫，仰卧双手上举过头；鉴别膀胱结石、血肿等可取俯卧。髂嵴至耻骨联合下缘。仰卧位定位从耻骨联合下缘至髂前上棘水平，层厚层距 3～5 mm。精囊前列腺可用 2～5 mm。

3. 增强扫描

对比剂 80～100 mL，速率 2～3 mL/s，注入对比剂 60～80 mL 后开始连续扫描，延时 3 min 后做全膀胱扫描。拍片：软组织窗窗位 30～50 Hu，窗宽 200～400 Hu，见图 7-17。

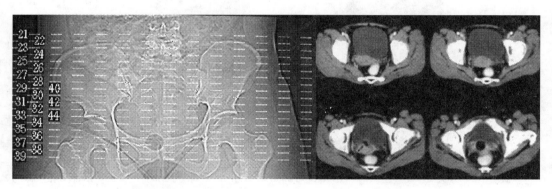

盆腔常规扫描　　　　　　　　　　　　盆腔增强扫描

图 7-17　盆腔扫描

7.1.13 腰椎 CT 成像技术

体位与范围：平扫，仰卧位，身体置于床面中间，两臂上举，抱头，下肢膝关节处用腿垫抬高，保持腰椎生理弧度。定位：侧位定位横断位连续扫描，根据临床需要扫描，椎间盘或椎体，根据定位显示机架适当倾斜角度，层厚 3～5 mm（椎间盘），5～10 mm 椎体。层距 3～5 mm（椎间盘）、5～10 mm（椎体）。如有需要增强者，对比剂 80～100 mL，速率 2～3 mL/s，注入对比剂 60～80 mL 后开始连续扫描，条件参数同平扫。窗宽窗位：骨窗窗宽 1 500 Hu，窗位 300～500 Hu。软组织窗窗宽 300～500 Hu，窗位 40～60 Hu。椎间盘窗宽 250～450 Hu，窗位 60～90 Hu，见图 7-18。

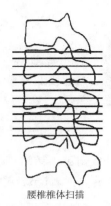
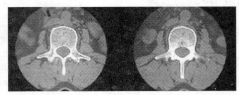

腰椎椎体扫描

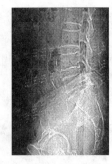
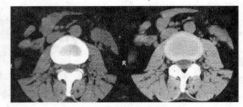

腰椎椎间盘扫描

图 7-18　腰椎扫描

7.1.14　四肢与关节 CT 成像技术

1. 四肢扫描

需定位包括关节及相邻长骨。体位:体位和扫描范围视部位和病变而定。

2. 双手及腕关节

俯卧位,头先进双臂上举平伸双手间隔 5 cm,手指并拢手心向下,两中指末端连线与检查床中轴线垂直,层厚层距 2～3 mm。

3. 膝关节、踝关节

膝关节、踝关节扫描一定要扫描双侧,见图 7-19。采用仰卧位足先进,双下肢伸直并拢,足尖向上,双足跟连线与检查床中轴线垂直,双上臂抱头,层厚层距 5 mm,半月板 1 mm,踝关节 2 mm。增强扫描对比剂 60～80 mL,速率 2～2.5 mL/s,延时 25～30 s 扫描。拍片软组织窗,窗宽 200～400 Hu,窗位 40～50 Hu;骨窗,窗宽 1 000～1 500 Hu,窗位 300～400 Hu。

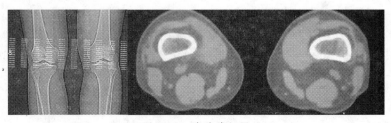

图 7-19　膝关节扫描

7.2　多排螺旋 CT 的临床应用

多排螺旋 CT 的临床应用包括 CT 透视、动态增强 、2D 和 3D 重建技术及影像后处理、CTA、CT 灌注。

7.2.1　多排螺旋 CT 成像技术

1. CT 透视

CT 透视(CT fluoroscopy)应用螺旋 CT 快速连续扫描,快速图像重组和连续实时图像显示的技术,主要用于非血管性介入实时增强监视。

2. 动态增强

实时增强监视:监测器官、血管增强动态变化,设定阈值,触发扫描。双期和多期增强扫描指在一次大剂量静脉团注对比剂后,分别于强化的不同时期对检查的部位进行两次或两次以上的完整螺旋扫描,有效地发现小病灶并了解被检查器官及病灶的强化特点,提高病灶的检出率和定性诊断能力。对影像设备要求:多排螺旋 CT 机,静脉团注,速率 3～5 mL/s,总量 1.5～2.0 mL/kg。

常见部位双期或多期扫描:肝脏双期与多期扫描(图 7-20)、胰腺双期扫描(图 7-21)、肾脏双期与多期扫描(图 7-22)。

(1)肝脏双期与多期扫描

动脉期:20～25 s,30～40 s,15～20 层。动脉供血肿瘤强化,肝实质不强化。门脉期:75～90 s,15～20 层。肝实质强化最明显。实质平衡期:180 s,常用于肝癌、血管瘤、脓肿等的鉴别。延迟扫描:根据需要决定延迟时间。动态强化曲线:肝实质、原发性肝癌、转移性肝癌、肝海绵状血管瘤。

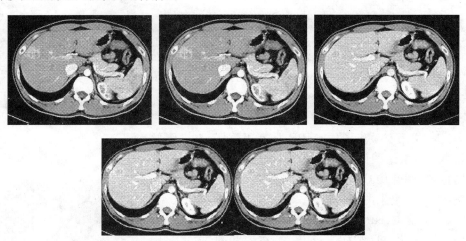

图 7-20　肝脏多期扫描

(2)胰腺双期扫描

动脉期:胰腺强化明显,而胰腺肿瘤多为乏血供,对比明显。实质期:了解胰周血管受侵情况,肝脏转移情况、淋巴结情况。目前主张:胰腺实质期(40 s)、门脉期(80 s)。

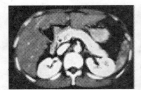
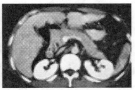

图 7-21 胰腺双期

（3）肾脏双期和多期扫描

皮质期：25～30 s，肾癌强化明显，利于肾血管及肿瘤血管显示。实质期：90～120 s，利于强化不明显病灶的显示。肾盂期：5～10 min，了解肾功能及肾盂、肾盏内病变。

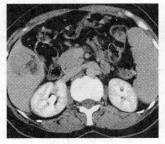
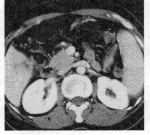
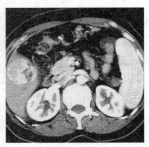

图 7-22 肾脏双期和多期

7.2.2 多排螺旋 CT 图像后处理成像技术

多排螺旋 CT 图像后处理的方法包括多平面重组、3D 表面重组、最大密度投影、仿真内窥镜等，它们是利用特殊的软件，在轴位图像的基础上进行再次重组处理，以更直观的方式显示病变及与周围结构的空间关系。

1. 多平面重组（multiple planar reconstruction, MPR）

将扫描的轴位原始数据重新组成 3D 空间中其他平面的图像，多角度重组，简单、直观、常用。在横断面 CT 图像上按需要任意画线，然后沿该画线将一系列横断层面重组，获得该画线平面的 2D 重组图像，包括冠状面、矢状面、任意角度斜位面双重组图像，MPR 是容积数据，重组图像优于常规 CT 重组图像，见图 7-23。常用的有冠状面和矢状面图像，高档螺旋 CT 机还可以做任意斜面或曲面的图像重组，重组出来的图像仍为 2D 的断面图像。

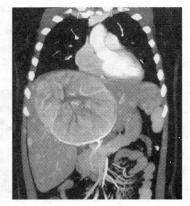

图 7-23 多平面重组

2. 曲面重组（curved planar reconstruction, CPR）

曲线直线化、3D 结构平面化，指在容积数据的基础上，沿感兴趣器官画一条曲线，计算指定曲面的所有像素的 CT 值，并以 2D 图像形式显示出来，能将扭曲重叠血管、支气管结构伸展拉直显示在同一平面上，显示全貌，见图 7-24。

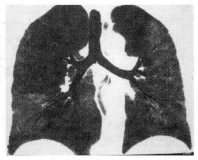

图 7-24 曲面重组

3．3D 重组技术

（1）多层面容积再现（multiplanar volume rendering，MPVR）

将不同角度和某一平面选取的原始容积资料，采用最大、最小或平均密度投影法进行运算，得到 2D 图像的方法，可从不同角度观察显示。

（2）最大密度投影（maximum intensity projection，MIP）

通过计算机处理，对被观察的 CT 扫描体积进行数学线束透视投影，每一线束所遇密度值高于所选阈值的像素，被投影在与线束垂直的平面上，并可从任意投影方向进行观察。它是在容积扫描数据中对最高密度进行编码并成像，MIP 灰阶能够反映相对的 X 线衰减值，微小的密度变化能得到适当的显示，这对于区分动脉钙化与血管内对比剂很有价值，适合于密度差异较大的高密度结构与病变显示，见图 7-25。

（3）最小密度投影（minimum intensity projection，MINIP）

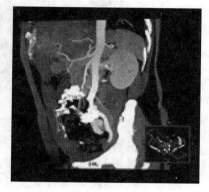

图 7-25　最大密度投影

将每一线束所遇密度值低于所选阈值的像素或密度最低的像素，投影重组 2D 图像，主要用于气道显示与肺内病变显示，适合于气道、结肠等低密度结构显示。

（4）平均密度投影（average intensity projection，AIP）

平均密度投影是对每一线束所遇密度平均值像素重组 2D 图像：密度分辨力差，临床少用。

（5）表面遮盖显示（surface shaded display，SSD）

表面遮盖显示又称阴影表面显示法，通过计算被观察物体的表面所有相关像素的最高和最低 CT 值，保留所选 CT 阈值范围内像素的影像，但超出限定 CT 阈值的像素被透明处理，它是采用像素阈值（CT 值）的方法对组织器官的表面轮廓进行重组的方法。重组出来的 3D 图像不能显示内部结构，只能显示器官形态轮廓。3D 表面重组的应用价值主要为显示病变与周围结构的空间关系，如颅骨、颌面骨、脊柱、关节等的 3D 重组结果，可以为制订手术方案、选择手术途径提供了直观的影像学资料。重组成具有立体视觉效果 3D，2D 图像，见图 7-26。

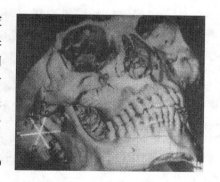

图 7-26　表面遮盖显示

（6）容积再现（volume rendering，VR）

利用螺旋扫描获得的全部容积数据，根据每个体素的 CT 值及其表面特征，使成像容积内所有体素均被赋予不同颜色和不同的透明度，用于脊柱、血管、泌尿系统、胆道，图像分辨力高，空间结构清晰，图像逼真，见图 7-27。

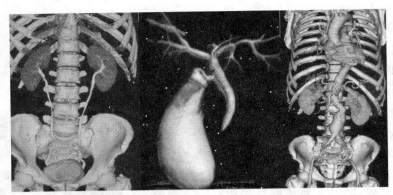

图 7-27　容积再现

（7）CTVE 仿真内窥镜成像（CT virtual endoscopy，CTVE）

利用相邻组织结构之间较大的密度差，对器官或组织相同像素值的部分进行表面重组。其属于非创伤性检查，能从狭窄或阻塞的远端观察病灶，也可动态、立体的观察腔内形态，但不能显示黏膜及其颜色、不能进行活检、病变定性较差等，还不能取代纤维内窥镜。CTVE 的应用范围主要有：胃和结肠、五官窦道、大血管、胆道、膀胱等。优点与局限性：可用于呼吸道、血管、胃肠道的观察，但失真大。利用计算机软件将螺旋

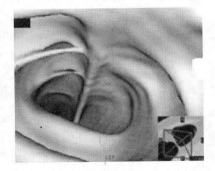

CT 容积扫描后获得的图像数据进行后处理，重组出空腔器官内表面的直观立体图像。即将快速扫描获得的大量医学影像数据，输入工作站组合成原始容积数据库，然后沿物体的某一方向确定图像平面，该平面上的每一个点都有一条投影线与平面垂直，沿投影线按一定间隔进行资料取样，将所有取样点重组成图像。采用透视投影重组技术，可以通过透视法视点在受检器官腔内旋转或移动，以便得到不同视角的图像，见图 7-28。

图 7-28　仿真内窥镜

（8）CTA

经周围静脉快速注入水溶性有机碘对比剂，在靶血管对比剂充盈的高峰期，用多排螺旋 CT 对其进行快速容积数据采集，由此获得的图像，再经计算机后处理技术处理，通常采用 MIP，SSD，VR 后处理技术，重组 3D 血管影像是一种微创性血管造影术，见图 7-29。

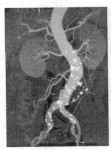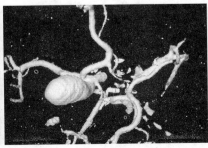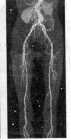

图 7-29　CTA

（9）灌注 CT 成像（CT perfusion imaging）

在常规 CT 增强扫描基础上，结合快速扫描技术和图像后处理技术，分析脏器局部血流动态变化，并以图像形式相似的一种方式提供血流动力学信息，反映血管化程度及血流灌注情况，及生理及病理功能变化，提供常规 CT 增强扫描不能获得的血流动力学信息。其反映的是生理功能的变化，属于功能成像。通常先常规 CT 轴位扫描，再进行轴位脑血流量显示图、轴位脑血管图，再做轴位峰值通过时间图，见图 7-30。常见应用部位：脑、心肌、肝脏、胰腺、肾脏、乳腺等。

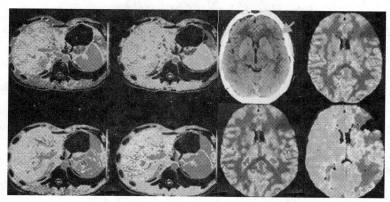

图 7-30　灌注 CT 成像

7.2.3　图像后处理成像技术在各部位中应用

1. 头颅 CT 图像后处理

（1）冠状、矢状位重组图像（图 7-31）

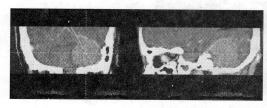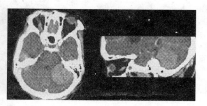

图 7-31　头颅冠状、矢状位

（2）颅面骨 3D 重组（图 7-32）

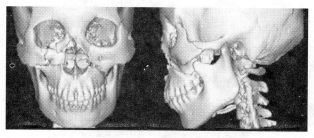

图 7-32　颅面骨 3D

（3）颈部后处理 CTA（图 7-33）

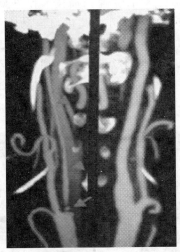

图 7-33　颈部 CTA

2. 心脏技术

（1）灌注心脏（图 7-34）

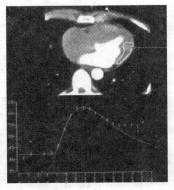

图 7-34　灌注心脏

（2）心脏冠 A 曲面重组（图 7-35）

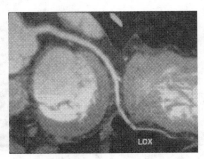

图 7-35　心脏冠 A 曲面

（3）心脏冠 A 搭桥术 VR（图 7-36）·

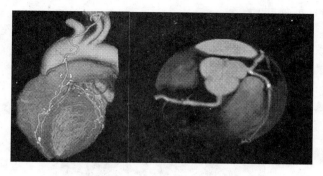

图 7-36 心脏冠 A 搭桥术 VR

3. 胸部技术

气管支气管 CTVE 见图 7-37。

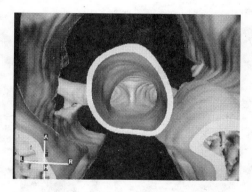

图 7-37 气管支气管 CTVE

4. 肝脏技术

（1）肝脏灌注 CT（图 7-38）

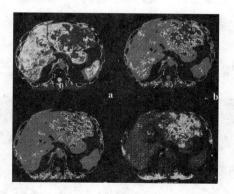

图 7-38 肝脏灌注

5. 腹部技术

（1）腹部图像后处理（图 7-39）

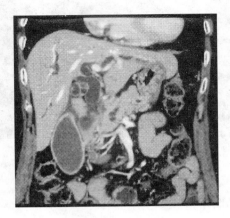

图 7-39　腹部 MPR

（2）腹部 CTA（图 7-40）

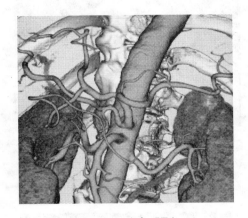

图 7-40　腹部 CTA

6. 盆腔技术

盆腔图像的处理 MPR,CTA 见图 7-41。

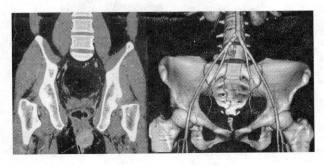

图 7-41　盆腔 MPR,CTA

7. 脊柱技术

脊柱 3D 见图 7-42。

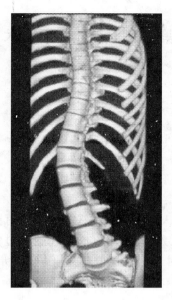

图 7-42　脊柱 3D

8. 四肢技术

双膝关节后处理 3D,灌注 CT、盆腔 VR 见图 7-43。

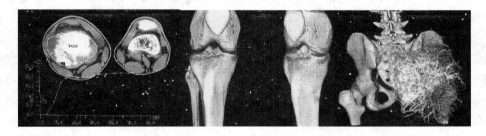

图 7-43　双膝关节 3D、灌注 CT、盆腔 VR

第 8 章   MR 成像技术

8.1   MR 概况

MR 是通过对静磁场中的人体施加某种特定频率的射频脉冲,使人体组织中的氢质子受到激励而发生核磁共振现象,并利用氢质子在弛豫过程中发射出射频信号(MR 信号)而成像。MR 具有以下相对安全无辐射特点:组织分辨力高,结构显示清晰;多方位直接成像;多参数、多序列成像;功能成像、组织化学成像、生物化学成像;设备不同成像差异很大。

高场 MR 设备的优势:主磁场强增高可提高质子磁化率,增加图像信噪比;在保证信噪比的前提下,可缩短 MR 信号采集时间;增加化学位移,使磁共振频谱(MRS)对代谢产物的分辨力得到提高;增加化学位移使脂肪饱和技术更加容易实现;磁敏感效应增加,从而增加了血氧饱和度依赖效应,使脑功能成像的信号变化更显著。

高场 MR 设备的不足:噪音增加明显;各种伪影增加明显:运动伪影、化学伪影、磁化率伪影;射频特殊吸收率(specific absorption ratio,SAR)与主磁场场强的平方成正比,高场强下射频脉冲的能量在人体内累积明显增大,尤其是在 3.0 T 时;设备成本增加,价格昂贵。

8.1.1   人体组织的 MR 信号特点

MR 的信号强度是多种组织特征参数的函数,它所反映的病理、生理及形态特点较 CT 更广泛。MR 信号强度与组织的弛豫时间、氢质子密度、血液或脑脊液流动、化学位移及磁化率有关,组织的弛豫时间对图像对比起重要作用,它是区分正常组织、异常组织及组织特性的主要诊断依据。

1. 水

正常人体组织中 MR 信号 80％来自细胞内,20％来自细胞外,MR 信号的形成主要依据组织水。纯水的 T_1 和 T_2 弛豫时间很长,组织的含水量稍有增加,不论是自由水还是结合水都会使 MR 信号发生变化。自由水的运动频率明显高于 Larmor 共振频率,因此 T_1 弛豫缓慢,T_1 较长;结合水运动频率介于自由水和大分子之间,接近 Larmor 频率,因此 T_1 弛豫时间较短,见图 8-1。

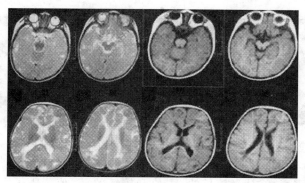

图 8-1　组织水

2. 脂肪与脊髓

脂肪与脊髓具有较高的质子密度,具有比较短的 T_1 值,信号强度较大。脂肪和脊髓在 T_1 加权像上表现为高信号,脂肪和脊髓组织的界线明显,见图 8-2。

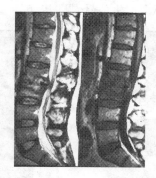

图 8-2　脂肪与脊髓

3. 肌肉

肌肉组织所含的质子明显少于脂肪和脊髓,具有较长的 T_1 值和短的 T_2 值,信号强度相对脂肪较低,其影像呈灰色,韧带和肌腱的质子密度低于肌肉,该组织也具有较长 T_1 值和短 T_2 值,其 MR 信号与肌肉相比呈等信号或较低的信号,见图8-3。

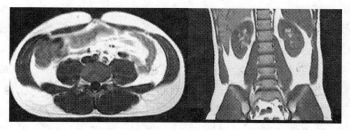

图 8-3　肌肉组织

4. 骨骼

骨皮质内含氢质子很少,它的质子密度信号近于零,骨皮质的信号很弱,无论在短 T_R 的 T_1 加权或长 T_R 的 T_2 加权均表现为低信号,在亮度图像上呈黑色,纤维软骨组织内的质子密度明显高于皮质,在 T_1 和 T_2 加权像上,信号强度不高,比皮质信号稍高呈中低信号,见图 8-4。透明软骨含水 $75\%\sim80\%$,有较长的 T_1 值,T_1 加权像上信号稍低,在 T_2 加权像信号强度则较高。

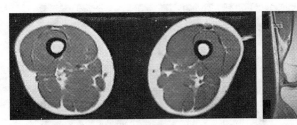

图 8-4　关节、骨骼

5. 淋巴

淋巴组织质子密度高,具有较长的 T_1 值和较短的 T_2 值。质子密度高,信号强度也大,见图 8-5。

6. 气体

气体中的质子密度相当低,其强度也趋向于零,故表现为黑色无信号区,在所有加权像中,无论如何改变 T_R,T_E 都不会产生信号,见图 8-6。

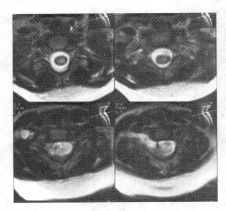

图 8-5　淋巴

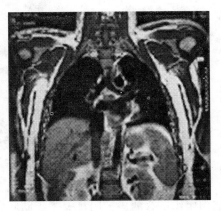

图 8-6　气体

8.1.2　常规加权像的参数设置原则

1. 质子密度加权像

如选用比受检组织 T_1 显著长的 T_R(1 500~2 500 ms),那么质子群磁化在下一个周期的 90°脉冲到来时已全部得到恢复,这时回波信号幅度与组织 T_1 无关,而与组织的质子密度和 T_2 有关。再选用比受检组织 T_2 明显短的 T_E(15~20 ms),则回波信号幅度与质子密度(即受检组织氢原子数量)有关,这种图像被称为质子密度加权像。

2. T_1 加权像

因各种生物组织的纵向弛豫时间约 500 ms 左右,如把重复时间 T_R 定为 500 ms,再选用较短 T_E 回波时间,对信号的影响主要是 T_1,回波信号反映的主要是组织不同的 T_1 信号强度的差别,即 T_1 加权像。

3. T_2 加权像

如选择比组织 T_1 显著长的 T_R(1 500~2 500 ms),又选用与生物组织 T_2 相似的时间为 T_E(90~120 ms),则两个不同组织的 T_2 信号强度差别明显;T_E 越长,这种差别越明显。

8.1.3　MR 成像参数的意义和调整范围

MR 图像显示解剖和病理的能力,取决于所选用的成像参数。改变技术参数可以改善图像质量。参数选择不但要考虑其特性,还必须采取兼顾的措施,合理选择各技术参数,以有利于获得高质量图像。

1. 重复时间(T_R)

重复时间指对同一质子群完成一次成功激励所花费的时间。T_R 范围为 $15 \sim$ 15 000 ms,在 SE 序列中长 T_R 值用于 T_2W 或质子加权成像,大部分组织的 T_1 弛豫在长 T_R 中已完成,取值范围一般大于 1 500 ms,所以图像中免除了 T_1 对比信号;显示 T_1 对比则选用短的 T_R,但信号强度减弱,信噪比也低,通常获取 T_1 对比图像的 T_R 值范围是 $400 \sim 600$ ms,在高场强下,T_R 值应稍长些。

2. 回波时间(T_E)

回波时间指停止激励到采集回波信号的时间,T_E 范围为 $8 \sim 3 000$ ms,视检查目的选取 T_E 值,T_E 越短,T_2 对比越小,如需 T_1W 则应选用短 T_E,T_1 加权的 T_E 值范围 $15 \sim 30$ ms,可以免除 T_2 的干扰,而且可以获得较强信号,图像有较好的信噪比,为了选择最佳 T_1 对比,要根据兴趣区组织的 T_1 值来确定,理想的 T_E 值应介于需要鉴别的两种组织的 T_1 值之间;随着 T_E 加长,T_2 对比增大,但如果 T_E 过于长,则可获得重度 T_2 加权像,所有组织横向磁化都衰减很大,可与水形成良好对比,对于 T_2 加权像,T_E 值范围一般在 $60 \sim 150$ ms。

3. 反转时间(T_I)

反转时间指施加 180°反转脉冲使磁化矢量反转到负 z 轴方向到施加 90°脉冲的时间,T_I 选择范围小于 2 500 ms。对大多数组织,T_I 值约为 400 ms,在使用短时反转恢复序列(STIR)时,T_I 值一般选在 100 ms,可获得良好对比,能使脂肪磁化保持在零的水平,以减少伪影。但 T_I 太短也会使组织失去对比,当选 T_I 值为 100 ms 时,比 100 ms 长的 T_I 值会使某些组织具有正向磁化,而某些组织具有负值磁化,这样会使图像信号混杂,无诊断价值。选用较长的 T_I 值时,仍能获得一定的 T_1 对比。使用尽可能短的 T_E 时间,可减少 T_2 对比的影响,见图 8-7。

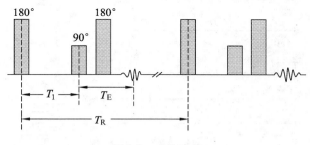

图 8-7　反转时间

4. 翻转角度

翻转角度指激励脉冲的持续时间使磁化矢量进动的幅度与 z 轴的夹角,在梯度回波序列中采用 10°～40°翻转角度,可获得 T_2 加权,若采用 45°～90°翻转角可获 T_1 加权像,若采用小于 10°的翻转角度,可使 T_1 缩短,在很短时间里获得准 T_2 加权像,翻转角度小,信号的信噪比较差。见图 8-8。

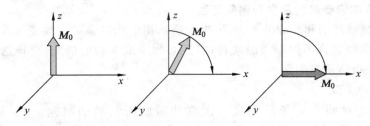

图 8-8　翻转角度

5. 回波次数

在获得最大回波幅度进行测量时可以通过反复施加 $180°$ 脉冲,多次产生回波。回波次数可选择 $1\sim128$ 次。第一次 $180°$ 脉冲产生一个回波,第二次 $180°$ 脉冲回波峰值要比第一次低,同样第三次峰值比第二次低,依此类推利用多次回波峰值点连成曲线,即 T_2 衰减曲线,回波次数增多,时间也延长,具有长 T_2 的组织信号强,短 T_2 的组织信号弱,实际应用中 SE 回波序列采用的回波次数一般为 $1\sim4$ 次。见图 8-9。

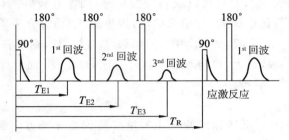

图 8-9　回波次数

6. 回波链长(ETL)

回波链长是缩短磁共振检查时间的一种技术,ETL(有的设备中标记为 TF,TURBO FACTER)是在一个脉冲周期内在不同的层面及不同的相位编码步中出现数个回波信号,在每次 T_R 周期的回波个数称为回波链长,见图 8-10。选择范围 $2\sim256$,常用于 SE 和快速翻转恢复脉冲序列,ETL 与成像时间成反比。

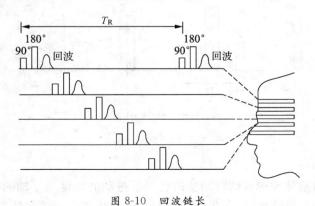

图 8-10　回波链长

7. 平均次数(NSA)

平均次数是指激励次数或采集次数、叠加次数,可有效控制信噪比,一般选择 $1\sim64$

次。缩短平均次数可减少扫描时间,增加平均次数可提高信噪比,减少部分运动伪影,但增加扫描时间而减少平均次数虽能缩短扫描时间,但图像清晰度降低。

8. 矩阵大小

矩阵分采集和成像矩阵两种。采集矩阵选择范围为(64×64)~(512×512),成像矩阵为(256×256)~(1 024×1 024)。增加矩阵可以提高影像空间分辨力,但增加了扫描时间和提高了信噪比。相反,若减少矩阵则降低了图像清晰度,减少了扫描时间,降低了信噪比,见图 8-11。

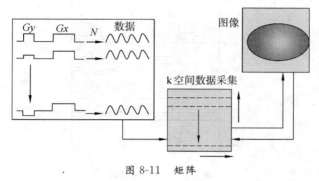

图 8-11 矩阵

9. 层面厚度

层面厚度可随意选择,一般情况下选择范围为 2~20 mm,有的设备中可以选得更薄。增加层厚可提高图像信噪比,但使容积效应增加,降低了空间分辨力,减少流入性增强效应,薄层可以减低容积效应影响,增加流入性增强效应,但信噪比差。

10. 层面间距

根据层面厚度的设定,决定层面间距,选择范围一般为 0~20 mm,也可视需要选择负间距。增加间距可使交叉影响减少,但容易失去介于层面中间的组织信息,使切层间距内病理信息的丢失机会增加,减少层间距可增加层面间的交叉机会。

11. 观察视野(FOV)

FOV 选择范围为 4~50 cm,增大 FOV 可提高图像信噪比,减少卷摺伪影,增加观测区域,但使图像空间分辨力下降;缩小 FOV 可提高图像空间分辨力,使卷摺伪影机会增加,观测区域缩小。矩形视野技术的应用会减小折叠方向上的视野,也会减少扫描时间,常用在脊柱、血管、四肢、儿童等的检查中,见图 8-12。

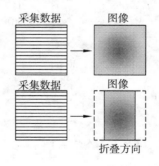

图 8-12 FOV

12. 扫描百分比

扫描百分比可以减少图像的相位编码步,从而在基本不影响主要图像信息的情况下,减少扫描时间,见图 8-13。该技术对于不合作的、烦躁的及高危的病人是非常有用的,它可以在最短的时间内尽可能地获取有用数据,但是会降低图像的空间分辨力,会引起振铃伪影。

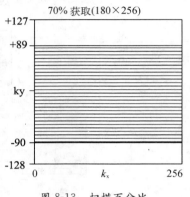

图 8-13   扫描百分比

其他:除上述参数还有一些技术如区域饱和(REST)、半扫技术(half scan)、移动抑制技术(SMART)、水脂位移(WFS)、流动补偿(FC)、折叠抑制以及动态扫描中要用到匙孔技术等。

8.1.4   MR 常规扫描方位

人体可成为 3 个面即横断面、冠状面、矢状面,见图 8-14。

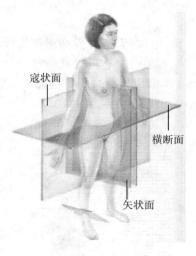

图 8-14   人体三个面

人体头颅的横断面、冠状面、矢状面，见图 8-15。

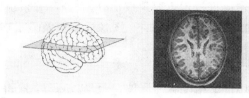

横断面

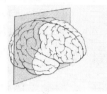 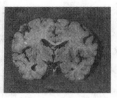

冠状面

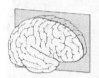 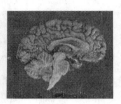

矢状面

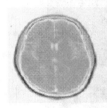 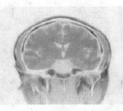 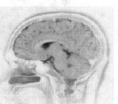

矢状面

图 8-15　人体头颅的 MR 横断面、冠状面、矢状面

8.1.5　MR 显示器的功能定位（图 8-16）

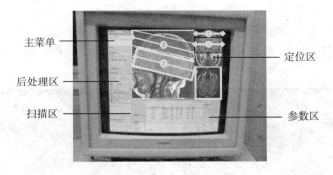

主菜单　　　定位区

后处理区

扫描区　　　参数区

图 8-16　显示器的功能区

8.1.6　MR 常用脉冲序列

脉冲序列是 MR 基本原理技术重要组成部分,它控制着系统施加 RF 脉冲,梯度磁场和数据采集的方式,并由此决定图像的加权、图像质量以及显示病变的敏感性。

1. SE 脉冲序列

(1)单回波

90°RF 激励脉冲 180°重聚相位脉冲回波。短 T_R、短 T_E 取得 T_1W_1,长 T_R、长 T_E 获取得 T_2W_1,长 T_R、短 T_E 获取 PDW_1。

(2)双回波

90°RF 激励脉冲 180°重聚相位脉冲回波(PDW_1)180°重聚相位。

2. 脉冲回波(T_2W_1)

(1)FSE 脉冲序列

在一次 90°脉冲后施加多次 180°重聚相位脉冲,取得多次回波:90°RF 激励脉冲 180°重聚相位脉冲回波 180°,重聚相位脉冲回波 180°……

(2)1R 脉冲序列

1RSE 脉冲序列:180°反转脉冲,90°激励脉冲 180°重聚相位脉冲回波取得良好的 T_1 对比,主要用于获取 T_1W_1。

3. GRE 脉冲序列

常规小于 90°或稍大于 90°激励脉冲读出梯度的反转回波,见图 8-17。

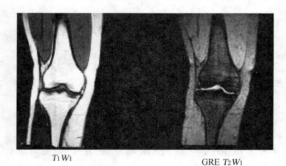

T_1W_1　　　　　　　　　GRE T_2W_1

图 8-17　GRE 脉冲序列

4. GRASS 脉冲序列

在该序列中增加一次相位偏码梯度反转,使剩余横向磁化叠加到新的横向磁化上(相干)得到的是 $T_2 \times W_1$,相位编码梯度反转使剩余横向磁化相位聚合,读出梯度反转产生 GRE,见图 8-18。

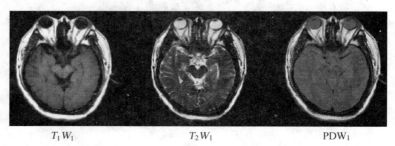

T_1W_1　　　　　　T_2W_1　　　　　　PDW_1

图 8-18　GRASS 脉冲序列

5. 扰相 GRE 脉冲序列

RF 破坏（SPGR）又称 RF 扰相，其使剩余横向磁化被删除，可获得 T_1W_1 和 PDW_1。梯度破坏（MPGR）又称梯度扰相，其使剩余横向磁化被删除，不如 RF 破坏彻底，因此信号中 T_2 成分相对较多。SSFP，F1ESTA，true FISP 和 balanced FFE 脉冲序列均属此类，见图 8-19。上述序列通过一系列梯度反转，使多种信号成分发生横向相干，产生明显的 T_2W_1 效果。快速 GRE 成像序列，常用的有 turbe FLASH FFE，fast SPGR，3D，RAGE 等。

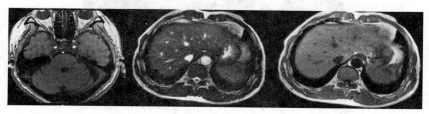

扰相GRE脉冲序列　　　　FIESTA　　　　FSPGR

图 8-19　扰相 GRE 脉冲序列

6. EPI 成像技术

目前成像速度最快的技术，本质上是一种数据采集方式，几乎可与所有常规成像序列进行组合，见图 8-20。

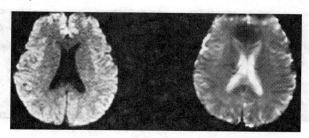

SE-EPI.T_1W_1　　　　　　GRE-EPI.T_2W_1

图 8-20　EPI 成像技术

8.1.7　MR 成像参数选择

1. 与图像 SNR 有关参数

（1）质子密度影响

低的区域产生低信号，如肺、致密骨。高的区域产生高信号，如脑、软组织，见图 8-21。

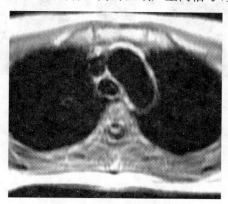

图 8-21　质子密度影响

（2）体素大小的影响

容积较大的体素含质子数量比容积较小的体素多,SNR 高、视野（FOV）层厚,体素容积成正比,SNR 成正比,像素面积与体素容积成正比,SNR 也成正比,矩阵大小与体素容积成反比,SNR 也成反比,见图 8-22。

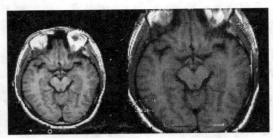

图 8-22　FOV 对图像 SNR 影响

（3）T_R,T_E 和翻转角度

增加 T_R 时 SNR 升高,减少 T_R 时 SNR 下降,增加 T_E 时,SNR 下降,减少 T_E 时 SNR 升高,翻转角度为 90°时产生的信号量最大,SNR 最高;反之,角度越小,产生的信号量越小,SNR 越低,见图 8-23。

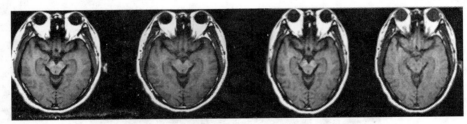

图 8-23　T_R 对 SNR 影响

（4）翻转角对 SNR 影响

翻转角 20° SNR 相对较低,图像较粗糙,翻转角 85° SNR 相对较高,图像较细腻,见图 8-24。

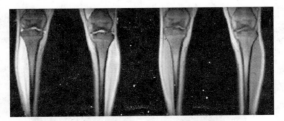

图 8-24　翻转角对 SNR 影响

（5）NEX 平均次数（NSA）

增加 NEX,可增加 SNR,但扫描时间延长。接收带宽,指读出梯度采样的频率范围和速度,一般情况下系统的接收带宽是固定的,少数情况下作调整,见图 8-25。

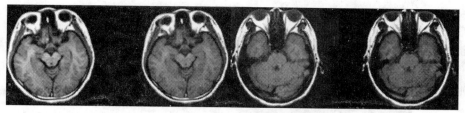

图 8-25　NEX 对 SNR 影响

（6）线圈类型

直接影响信号的接收量同时也影响 SNR，选择合适的线圈可使 SNR 增高，见图 8-26。

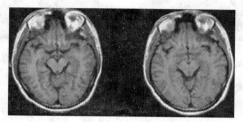

图 8-26　线圈类型对 SNR 影响

2. 成像参数选择表（表 8-1）

表 8-1　成像参数有关影响表

	选择参数	不利影响
最佳 SNR	NEX ↑	扫描时间 ↑
	矩阵 ↓	空间分辨力 ↓
	层厚 ↑	空间分辨力 ↓
	接收带宽 ↓	IE ↑，化学位移伪影 ↑
	FOV ↑	空间分辨力 ↓
	TR ↑	T_1 加权 ↓
	TE ↓	T_2 加权 ↓
最佳空间分辨力（方形 FOV）	层厚 ↓	SNR ↓，扫描范围 ↓
	矩阵 ↑	SNR ↓，扫描范围 ↑
	FOV ↓	SNR ↓，扫描范围 ↓，包裹伪影 ↑
	T_R ↓	SNR ↓，成像层数 ↓
最短扫描时间	相位编码次数 ↓	空间分辨力 ↓
	NEX ↓	SNR ↓
	容积采集层数 ↓	SNR ↓

8.1.8　流动现象的补偿技术

1. 流动状态主要类型

① 层流：有规律、稳定的流动状态，管腔中心流速快，贴管壁处流速相对慢。

② 紊流（湍流）：无规律的流动状态，含多种不同方向，流速层有抗波动的流动成分。

③ 涡流：层流流经管腔窄处时产生的一种流动状态，狭窄处流速加快，经狭窄处后呈漩涡状流动，见图 8-27。

2. 流动伪影的补偿

(1) 重像伪影补偿

流动伪影的补偿是血管内搏动性血流引起血重影,流动伪影的补偿又称为相位错位或相位重影,它是最常见的流动伪影,最常见于腹部轴位成像中,表现为腹主动脉前出现多个血管重影,采用饱和技术可消除重像伪影,见图 8-28。

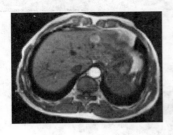 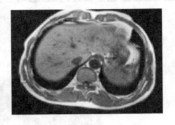

图 8-27　涡流　　　　　　　图 8-28　饱和技术消除重像伪影

(2) 伪影的补偿技术

伪影的补偿技术包括运动伪影、包裹伪影、化学位移伪影、化学性配准不良伪影、截断伪影、磁敏感性伪影、拉链伪影、交叉激励,见图 8-29。

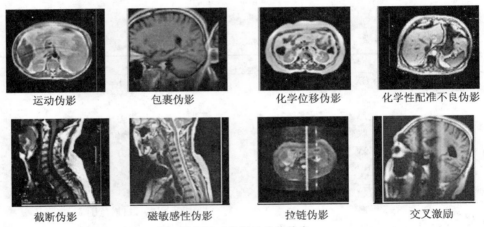

运动伪影　　　　包裹伪影　　　　化学位移伪影　　　化学性配准不良伪影

截断伪影　　　　磁敏感性伪影　　　　拉链伪影　　　　交叉激励

图 8-29　伪影的补偿技术

8.1.9　MR 对比剂应用

(1) 钆螯合物(Gd-DTPA)

进行增强扫描时,应该利用 T_1 效应特性,选择 SE,FSE 脉冲序列 T_1 加权,同时,还要加脂肪或者磁化传递成像 MTI,增强对比效果。

(2) 超顺磁性氧化铁(SP10)

形成 T_1,T_2 弛豫时间缩短,增强信号呈黑色低信号,对 T_1 的效果比较弱。

8.2　MR 成像技术

MR 成像技术主要用于 CNS、头颈部、骨关节、心脏大血管、腹部实质性脏器、纵隔、胸腹壁、盆腔及生殖系统、乳腺等。

主要技术有常用序列;补偿技术:流动补偿、伪影补偿;特殊成像技术:磁共振血管成像（magnetic resonance angiography，MRA）、磁共振水成像（magnetic resonance hydrography，MRH）、灌注成像（perfusion imaging，PI）、弥散成像（diffusion imaging，DI）、磁共振功能成像（functional magnetic resonance，fMRI）、化学位移成像（chemical Shift imaging，CSI）、磁共振波谱分析（magnetic resonance spectroscopy，MRS）。

8.2.1 MR 检查准备

检查禁忌:带有心脏起搏器者、金属植入物等严禁检查;带有脑动脉夹者、铁磁性植入物者、心脏瓣膜修复术后禁忌者。

禁忌物品:金属夹、胰岛素注射器、神经激励器、耳蜗植入物、关节替代物、假肢、金属碎片及其他。

检查之前的患者准备:更换磁性设施;解释检查项目、检查过程及事件处理,保持受检部位不动;确保金属及磁性物品没有带入检查室。常规检查方法为平扫与增强,使用 MR 对比剂是钆螯合物（Gd-DTPA）、超顺磁性氧化铁（SP10）。

检查限度:危重患者不宜检查;病灶钙化难以检出;胸腹部检查受到限制;骨皮质信号、肺部信号过低。

8.2.2 颅脑 MR 成像技术

使用头部线圈,或者多通道神经血管线圈。体位:仰卧、头先进,身体长轴与床面长轴一致,上肢置于身体两侧或双手交叉于胸腹前,头部置于线圈头托内使眶耳线与床面垂直,头线圈下端抵住被检者肩部,通过定位灯调整头位置;使矢状定位光标位于面部中线,轴位光标平行于双眼外眦,固定头位,锁定位置,进床使检查部位进入磁体孔中心,见图 8-30。

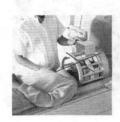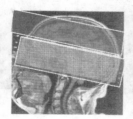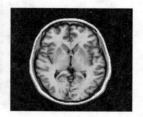

图 8-30 颅脑 MR

8.2.3 颈椎与颈髓 MR 成像技术

使用颈胸腰联合线圈,将线圈置于检查床上,被检者仰卧,头先进,身体长轴与床面长轴一致,尽量使颈部与线圈贴紧,固定头颈位置,矢状位定位光标应正对被检者鼻尖到胸骨柄切迹间连线。轴位定位光标对准甲状软骨水平,锁定位置后进床至磁孔中心,见图 8-31。

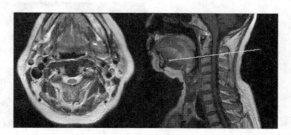

图 8-31 颈椎与颈髓 MR

8.2.4　胸部 MR 成像技术

使用体线圈成包绕式表面线圈,包绕式心脏表面线圈(检查心脏大血管)以及相控阵线圈。被检者左前胸或左后胸放置心电门控电极或安放外周门控指脉感压器,仰卧位,身体长轴与床面长轴一致,头先进,呼吸补偿感压器应放在呼吸幅度最大部位。所有导线不可接触到磁体,矢状位定位光标应正对集体中线,轴位定位光标正对胸骨柄水平,锁定位置,检查呼吸门和心门控波形显示良好后,进床至磁孔中心,再次检查门控波形显示正常后开始扫描,见图 8-32。

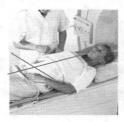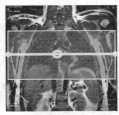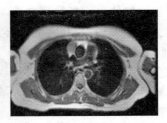

图 8-32　胸部 MR

8.2.5　腹部 MR 成像技术

使用包绕式体部表面线圈,相控阵线圈,检查前准备:口服 0.5 mmol/L Gd-DTPA 500~1 000 mL;使胃肠道充分显示,也可使用胃肠蠕动抑制剂。体位:仰卧,身体长轴与床面长轴一致,头先进,双臂上举过头或置于身体两侧,将呼吸补偿感压器置于上腹正中,加腹带时松紧适度,矢状位定位光标正对身体中线,轴位定位光标正对剑突中腹扫描时对准脐,锁定位置后进床至磁孔中心,见图 8-33。

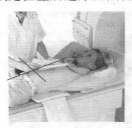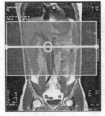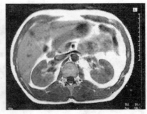

图 8-33　腹部 MR

8.2.6　肩关节 MR 成像技术

使用包绕式表面线圈,环形表面线圈,肩关节专用线圈等。将线圈包绕,覆盖在检查的肩部,用带子固定取仰卧位,头先进,身体偏斜卧于床面上,使肩部靠近床面中线,双臂应放置于身体两侧不要交叉胸于腹前,减少移动,定位光标中心正对检查侧肱骨尖内侧即线圈中心区,锁定位置后进床至磁孔中心,见图 8-34。

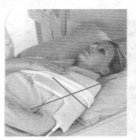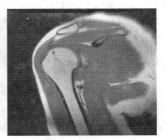

图 8-34　肩关节 MR

8.2.7 膝关节 MR 成像技术

使用膝关节专用线圈,体位:仰卧位,足先进,双下伸直,将检查侧的膝部置于线圈内,使线圈中心正对膝关节,膝部稍外旋时更利显示前交叉韧带,对侧膝部及双足加海绵垫使检查者体位舒适,轴位定位光标正对线圈中心,锁定位置后进床磁孔中心,见图 8-35。

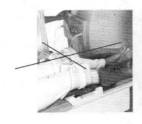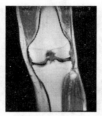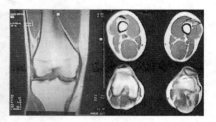

图 8-35　膝关节 MR

8.2.8 其他部位 MR 放置方法

(1) 盆腔及双髋(图 8-36)

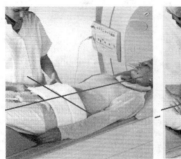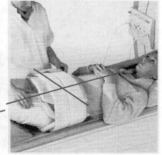

图 8-36　盆腔及双髋的放置方法

(2) 耳部(见图 8-37)

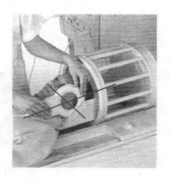

图 8-37　耳部的放置方法

（3）眼眶（图 8-38）

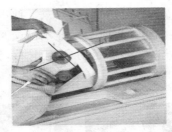

图 8-38　眼眶的放置方法

（4）鼻咽部（图 8-39）

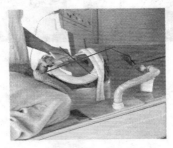

图 8-39　鼻咽部的放置方法

（5）喉及甲状腺（图 8-40）

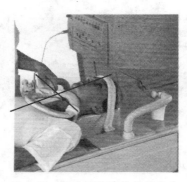

图 8-40　喉及甲状腺的放置方法

（6）长骨（图 8-41）

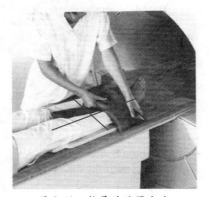

图 8-41　长骨的放置方法

（7）小关节（图 8-42）

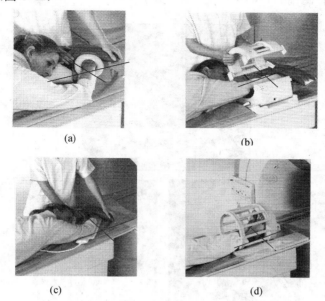

图 8-42 小关节的放置方法

（8）睾丸（图 8-43）

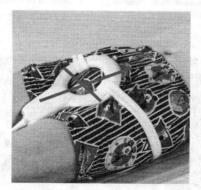

图 8-43 睾丸的放置方法

（9）乳腺（图 8-44）

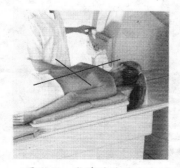

图 8-44 乳腺的放置方法

（10）脊柱与脊髓（图 8-45）

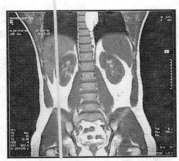

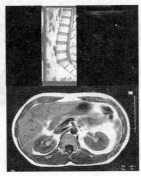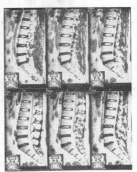

图 8-45　脊柱与脊髓扫描

（11）盆腔（图 8-46）

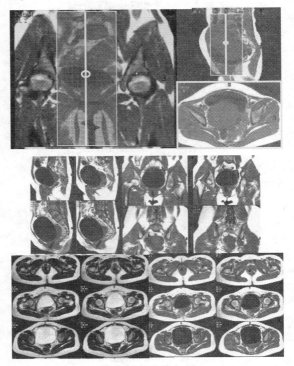

图 8-46　盆腔扫描

8.2.9　MRA 临床应用

1. TOF 法

（1）2DTOF 法

主要用于评估颈动脉分岐部和椎基底动脉形态，有无狭窄及闭塞，评估脑的静脉解剖，也可用于评估主动脉弓，周围血管如盆腔和下肢静脉等，见图 8-47。

（2）3DTOF 法

主要用于评估颈动脉及分岐部，血管形态及闭塞性病变，评估 willis 环，评估颅内 AVM，显示供血动脉和异常血管团，发现和评估颅内动脉瘤，对＞3 mm 的动脉瘤效果较好，可用于腹部血管检查。

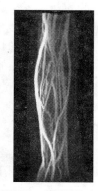

图8-47　2DTOF 法

2. PCF 法

（1）2DPCf

可作为扫描定位像，可显示颅内 AVM 和动脉瘤，快速血流和慢速血流，可进行血流方向和流速定量分析，门静脉和肝静脉状态等，见图 8-48。

（2）3DPC

可用于评估内 AVM、动脉瘤，显示颅内静脉畸形和静脉闭

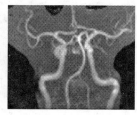

图 8-48　DPC 法

塞，进行全脑大容积血管成像，评估外伤后的颅内血管淤伤，用于显示肾动脉。

3. MRA

不依赖于流动现象成像，因而可任意方向 3D 采集，适用于所有动脉及部分静脉的大范围成像，一次扫描可以显示自腹主动脉至足部的动脉，在掌握好回流时间的前提下可以分别行动，静脉成像，见图 8-49。

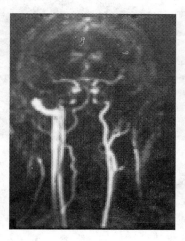

图 8-49　MRA

8.2.10　心脏 MR 检查

1. 成像方位

主要包括四腔心位，心脏短轴位，左室长轴位，右室长轴位等，其中最主要的是心脏短轴位，见图 8-50。

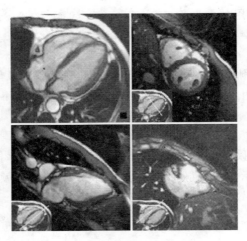

图 8-50　心脏成像方位

2. 主要检查方法

① 心脏电影成像和肌标记成像的心脏 MR 检查技术,主要用于评估心脏形态和运动功能。

② 心肌首过灌注成像和延迟增强,见图 8-51。

③ MRCA。

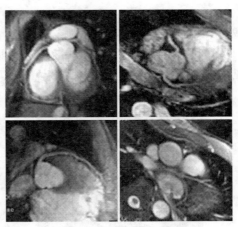

图 8-51　心脏延迟增强

8.2.11　MR 水成像技术及其临床应用

MR 水成像的基本原理是利用重 T_2W_1,即长 T_R,较长 T_E,并加用脂肪技术使含水器显影,后处理行 MIP 得到水成像图像。MR 水成像重 T_2W_1,水成像序列有 GRE,FFE,FSE,RARE。应用在脑室、脊髓、胆道、尿路、涎管、泪囊、输卵管等方位。

1. MRCP

用于胆总管末端病变导致的肝内外胆管、胆囊、胰管均扩张,见图 8-52。

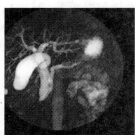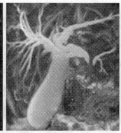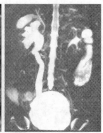

图 8-52 MR 水成像

2. MRU

用于两侧输尿管下段,左侧输尿管中下段狭窄,梗阻水平以上双侧输尿管,肾盂、肾盏明显扩张,见图 8-53。

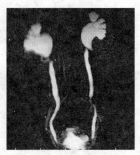

图 8-53 MRU

8.2.12 磁共振波谱成像技术

磁共振波谱(MRS)是一种利用磁共振现象和化学位移作用,对特定原子核及其化合物进行物质结构和含量分析的方法,是目前唯一无创性研究人体内部器官、组织代谢、生理生化改变的定量分析方法。MRS 应用于前列腺的图像,见图 8-54。

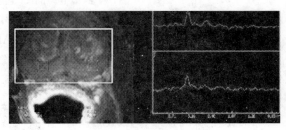

图 8-54 MRSI

8.2.13 功能性磁共振成像技术

1. fMRI

fMRI 的图像见图 8-55。

2. MR 灌注成像

将组织毛细血管水平的血流灌注情况,通过磁共振成像显示出来,并评价局部的组织活动及功能,即为灌注成像(PWI)。目前常用的方法为利用外源性示踪剂(顺磁性造影剂),作为弥散示踪物的动态对比,增强磁敏感加权灌注 MRI。

MR 灌注成像是反映组织血流动力学改变的功能性成像方法,可产生 Br,BF,MTT,

TTP,PS 等参数,并建立各种相应的功能图像,可用于脑血管病、脑肿瘤、颅内感染、外伤、脱髓鞘及变性疾病等的诊断,在全身其他部位如心脏、脾脏、肾脏、前列腺等也有应用,见图 8-56。

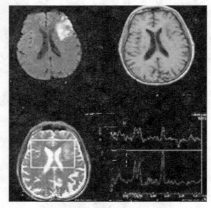

图 8-55　fMRI

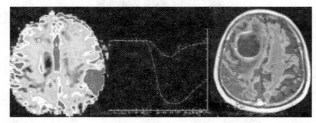

图 8-56　MR 灌注成像

3. MR 弥散成像

弥散成像(DWI)测定分子水平的质子移动,它是有生命的自由弥散组织与死的有限弥散组织间的组织对比,见图 8-57。在生物组织中,大多数的弥散测量称为表面弥散系数(ADC)测量,ADC 测定不仅反映组织水质子沿屏障的迁移,也反映团块移动,如脑脊液流动、脑搏动甚至被检者移动。由于移动可导致不必要的信号衰减,使 ADC 测定出现假象,所以对于躁动被检者弥散成像很难成功。该技术属于功能性磁共振成像技术的一种,是目前在活体上测量以及作分子弥散运动与成像的唯一方法,水分子弥散运动的速率与状态反映微米数量级的运动变化,与人体的细胞处于同一数量级。因此,弥散成像技术使 MR 对人体的研究深入到了更微观的水平,目前,最常使用的 MRI 弥散成像技术主要包括 DWI 和 DTI。

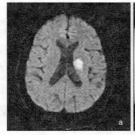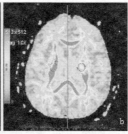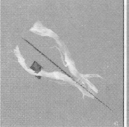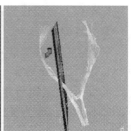

图 8-57　弥散成像

4. 脑功能定位成像(图 8-58)

刺激方式可分为组块设计和事件相关设计。组块设计特点:常用、方便、可靠,但持续和重复给予相同的刺激可引起被检者注意力改变和对刺激的适应,尽管可用于功能定位,却不能提供脑局部的反应特点。事件相关设计特点:可有效避免重复适应导致的神经元反应减弱,相对提高了实验的敏感性,可获得兴趣区局部血氧的变化曲线,但试验要求较高。

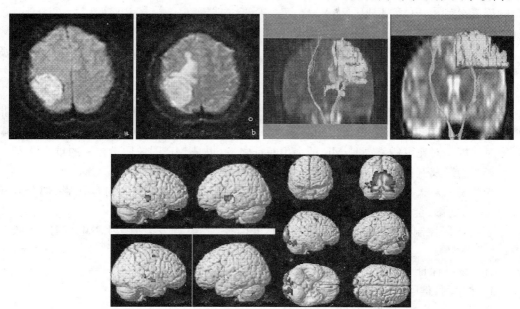

图 8-58　脑功能定位成像

5. 其他成像方法和技术

(1) 增强 MR 成像

应用对比剂 Gd-DTPA(钆—二乙烯五胺乙酸)进行增强扫描。

(2) 脂肪抑制技术

STIR,SPIR 在颅脑、颈部、眼眶、脊柱、腹部等中应用。

(3) MR 血管成像

应用量值法(TOF)、相位法(PC)及其他方法(黑血、速度补偿非补偿、绝热快速通过、长 TE 法等),在头颈部、胸腹部等应用。

(4) 化学位移成像

在人体内原子核并非独立存在,而是处于不同的分子环境中,核外电子云的作用,也会影响局部磁场的均匀,位于不同种类的化学键上的原子核由于核外电子结构不同会产生不同的频率信号。特定位置组织的共振频率受化学位移效应、磁场的均匀程度和磁化率的影响。不同分子环境中的共振频率相差几十至数百赫兹(Hz),采用特殊的成像序列有意利用和体现化学位移效应的 MR 成像方法称为化学位移成像。

6. 图像质量控制

(1) 磁共振图像质量指标

优质的 MR 图像,除了能准确地显示解剖结构和病理情况,提供足够的诊断信息,还必须兼顾图像数据的采集时间等方面的问题。MR 成像主要有 3 种质量控制指标:信噪比、空间分辨力及对比度与对比噪声比等。

（2）信噪比

信噪比为组织信号与随机背影噪声包括电子噪声的比值。信号是某一感兴趣区内像元的平均值。优化信噪比是获得满意 MR 图像质量的基础，也是衡量图像质量最重要的指标。为了提高信噪比，往往采取减少噪声干扰或提高图像信号强度的方法来解决。影响因素分别有 FOV、层厚、NSA、T_R、T_E、T_1、B_0、线圈。

（3）空间分辨力

MR 图像的空间分辨力是指影像系统对解剖细微结构的显示能力，也是 MR 图像质量控制的重要参数。

（4）对比度及对比噪声比

对比度是指两个相邻区域信号强度的相对差。在 MR 中，对比度指两方面，一个是指组织信号的对比度；另一个是指由磁共振信号转换成影像的对比。信号的对比度直接影响影像对比度。对比灵敏度高是 MR 的突出特征之一，也是 MR 图像质量控制的重要内容。

（5）伪影及其控制

伪影分类：设备伪影、化学位移伪影、卷摺伪影、截断伪影、交叉对称伪影、部分容积效应、运动伪影、金属异物伪影等。

运动伪影控制技术：ECG、PPU、RC、心电门控、心电触发、回顾性心电门控、呼吸门控、呼吸补偿等。

（6）设备保证

日常检测：信噪比、均匀度。

定期检测：线性、层厚、空间分辨力。

MR 质量检测的评价指标：信噪比、均匀度、线性、层厚、空间分辨力。

第 9 章　超声成像技术

9.1　超声成像技术概述

9.1.1　超声成像技术特点

超声成像技术安全无创;信息丰富,图像层次清晰;时间分辨力高,便于实时成像;囊性器官应用价值大,囊性病变检出敏锐;小病灶检出能力较强;断面方向可变性大,便于多方位观察与测量;设备轻便、操作简单、检查方便;可重复性高。

1. 主要用途

实质性脏器检查,囊性器官检查,心脏大血管及周围血管检查,病变性质鉴别,浆膜腔积液检查,药物、手术治疗后的随访观察,生殖系统、产科及乳腺检查,其他如四肢软组织疾病等的检查。

2. 主要内容

超声检查(ultrasound examination)的主要内容:超声解剖学和病变形态学显示、功能学检查、器官声学造影研究、介入性超声(interventional ultrasound)。

3. 检查限度

含气脏器以及骨骼等结构无法成像;图像缺乏特异性,病变定性困难。定位的局限性:小病灶或声阻抗差的病变容易遗漏;多普勒检查有其局限性;设备、人员的限制性。

4. 各种检查技术的综合应用

综合应用各种检查技术时要遵循准确原则、简单原则、无创或微创原则、安全原则、价廉原则。

9.1.2　超声 3D 成像原理

1. 静态 3D 超声成像的基本原理

静态 3D 超声成像通过多种扫描方式获得系列具有空间位置信息的 2D 图像,再借助计算机软件对上述 2D 图像按空位置进行重组,以显示脏器的 3D 形态,根据不同需要用表面显示法观察脏器的外部轮廓与切面上的组织结构图像,也可以用透明显示法观察实体器官内的血管分布走向,或胎儿骨骼支架的形态正常与否,主要应用于肝、肾、膀胱、子宫等脏器的成像。早期进行的心脏静态 3D 图像研究是在不同心动周期的同一时相上,从各个方位上采集系列具有空间位置信息的 2D 图像,然后在计算工作站以手动(或自动)勾画心内膜边缘,再由计算机将描绘的表面轮廓数字化并存储,并按空间位置信息进行重组,以薄壳样式网格状,表层显示心脏某一时刻点的 3D 静态图像,称为静态 3D 超声心动图。

2. 动态 3D 超声心动图基本原理

动态 3D 超声心动图主要用于心脏的 3D 形态显示,与静态 3D 超声成像图像相似,重要区别是在 2D 数据获取时,在一个系列空间位置上的每一方位上,获取一个完整心动周期内不同时间点的 2D 图像;利用计算机 3D 成像软件,按各图像的空间位置顺序与时间顺序将 2D 图像重组为不同时相的立体图像,再按心电图上收缩与舒张先后顺序依次显示,表示为动态的 3D 立体图像。

3. 实时 3D 超声心动图成像基本原理

实时 3D 超声心动图的成像条件:

(1) 控能器的压电晶体数目达 3 600 个,矩阵排列。

(2) 相控阵方式控制声束发射,实行了声束 3D 方位上的扫描转向,同时扫描线沿 x 轴进行方位转向,形成 2D 图像;沿 z 轴方法进行扇形立体仰角转向,使探头在获取数据时,直接在 x,y,z 三个轴上形成金字塔形 3D 图像数据库。

(3) 矩阵型换能器以 16∶1 并行处理方式快速扫描,获取相当于 2D 图像扫描线密度的实时 3D 心脏结构动态图像。

实时 3D 超声心动图有 3 种显示方式:实时 3D 显像模式、全容积显像模式、3D 彩色血流显像模式。

9.1.3　多普勒超声心动图

多普勒超声心动图是利用超声反射的频移信号,组成灰阶频谱和彩色图像,提供心血管系统血流信息,结合 2D 超声心动图提供的心血管系统解剖信息对心血管系统疾病作出无创性诊断。检查时,先进行 2D 超声成像,观察心内结构有无异常,然后用彩色多普勒——血流显像实时观察各断面的血流分布,发现异常血流,追溯其起源和途径,在彩色血流显像指引下再用脉冲及连续多普勒进行频谱分析,局部测定各项血流动力学指标,见图 9-1。

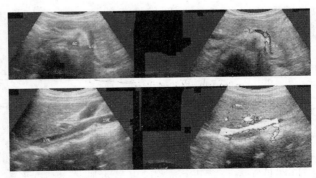

图 9-1　多普勒超声心动

9.1.4　多普勒超声心动图临床应用

1. 探测血流状态

层流:见于正常管径的血管、瓣口和心腔,血流无阻碍,频谱显示曲线窄细,回声密集,与零线间有一空窗,彩色多普勒显示为色彩单纯、中心明亮、边缘暗淡的血流束。

湍流:当血流通过狭窄处,进入宽大管腔后,流线放散,离散度增大,速度参差不齐,形成湍流,频谱曲线上呈单向充填的图像,彩色多普勒呈色彩明亮的高速血流束。

涡流:涡流血流速度参差不齐,方向紊乱,频谱曲线呈双向充填的波形,彩色多普勒上见五彩镶嵌的特征性图像。

2. 血流速度测定

由频移峰值可推算血流速度,利用测量程序直接测定峰值速度、加速度、平均速度等。

(1)测量血流容量:利用频谱多普勒测量血流速度、血流时间,利用 2D 超声心动图测算管腔面积,从而定量评估血流容量。

(2)估测压力表:根据简化伯努力(Bernoulli)方程,即 $\Delta p = 4v^2$ 依据频谱幅值推测的血流速度(v)可推算压力差(Δp),根据压力差的变化可评价瓣口狭窄程度及心脏压力的大小。

(3)判断返流与分流:利用 2D 超声心动图,结合频谱多普勒及彩色多普勒可以明确地判定返流与分流的解剖部位、血流方向、血流时相及返流与分流的程度和范围。

9.1.5 头颈部超声成像技术

1. 眼和眼眶

被检者仰卧于检查台上,轻闭双眼,眼睑皮肤涂耦合剂,用直接实时检查法,探头轻置于眼睑上,做横断面、纵断面、斜断面扫查,发现病变后可从多个位置和角度扫查,见图 9-2。眼和眼眶部位还有特殊扫描法:后运动试验、磁性试验、压迫试验、低头试验等。

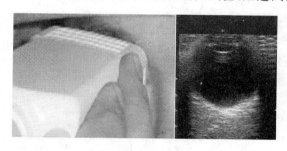

图 9-2 眼和眼眶超声

2. 甲状腺

被检者仰卧于检查台上,颈后垫一枕头,头低颈高位。扫描方法:探头置于甲状腺区,相当于颈前部与 5～7 颈椎水平,检查断面包括纵断面和横断面,扫描中全面了解甲状腺形态、大小、内部回声等情况,双侧甲状腺应对比检查。扫描方法有直接扫描法和间接扫描法。甲状腺超声测量方法是纵断扫描时测量上下径及前后径,横断扫描时测量左右径,见图 9-3。

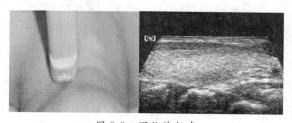

图 9-3 甲状腺超声

9.1.6　胸部超声成像技术

1. 胸膜腔检查

　　被检者坐位或骑坐于椅上,双臂放于椅背;重症不能坐者可卧位,两手置于头侧。先进行腋中线及腋后线的纵断扫描,再进行肋间横断扫描,有胸腔积液的无回声区时确定积液的上界,记录积液的最大深度和范围;需穿刺定位者,选择无回声区较深且低位处,用笔在皮肤上作标记,包裹性积液需在前、后侧胸壁滑行扫描。见图9-4。

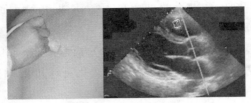

图 9-4　胸膜腔超声

2. 纵隔检查

　　被检者仰卧位于检查台上,两手抱头使肋间隙宽度充分展开,先在两侧胸骨旁进行纵断扫描,再沿患侧肋间逐一扫描,并进行两侧对比扫描。后纵隔病变取坐位或侧卧位于背部检查,探头置于脊柱两旁肋间隙扫描。

3. 肺部

　　体位根据病变位置而定,仰卧位适用于检查靠近前胸壁或侧胸壁者病变;探头在病变处体表做纵断、横断扫描,取俯卧位或坐位,适用于背部检查、靠近后胸壁病变。

9.1.7　心脏超声成像技术

　　被检者仰卧位于检查台上,必要时左斜位 30°～ 90°,心功能不全取半坐位或坐位。检查方法:选择心脏和胸壁接触的部位作为声窗。常规超声检查区域主要有胸骨旁区(胸骨左缘第3～5助间隙)、心尖区(心尖搏动处)、剑突下区和胸骨上窝(胸骨上切迹处)4 个声窗,见图9-5。

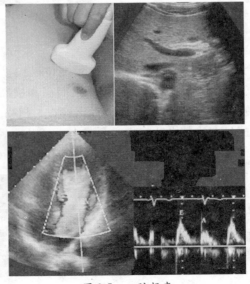

图 9-5　心脏超声

1. 2D超声心动图

通过密集的声束实时显示心脏不同断面的解剖轮廓、内部结构、房室大小及活动情况,常用标准断面。

左心长轴断面:探头置于胸骨左缘3,4肋间,扫描与心脏长轴平行,与前胸体表垂直纵断心脏,显示心脏纵断面结构,心底短轴断面;探头置于胸骨左缘2,3肋间,心底大血管的正前方,扫描平面与左肩左肋弓连线基本平行,即与心脏长轴垂直,与前胸体表垂直横断心脏,显示心底部心脏横断面结构。见图9-6。

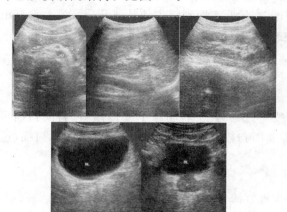

图9-6 2D超声心动图

2. 二尖瓣水平短轴断面

探头置于胸骨左缘3,4肋间,方向同心底短轴断面,显示二尖瓣水平心脏横面结构。

3. 乳头肌水平短轴断面

探头置于胸骨左缘4肋间,方向同心底短轴断面,显示乳头肌水平心脏横断面结构。

4. 心尖位四腔图

探头置于心位冲动处,探头方向指向右肩扫描平面,与前胸体表近于平行,即超声束从心尖向右上心底方向对心脏4个心腔做冠状断面扫描,同时显示左右心房、左右心室,房间隔、室间隔,二尖瓣、三尖瓣。

5. 心尖位二腔图

探头置于同心尖位四腔心断面,旋转90°沿左心室轴作纵断面扫描,显示左心房、左心室。

6. 主动脉弓长轴断面

探头置于胸骨上窝指向心脏扫描平面经过主动脉弓走行平面,显示主动脉弓全部及其主要分支与右肺动脉等。

9.1.8 肝脏超声成像技术

1. 体位

被检者仰卧位于检查台上,平稳呼吸,两手上举置于身体两侧。仰卧位,仅检查肝右后叶时用此位;左侧卧位或右前斜位有利于肝脏因动向左下移位。从右腋中线到腋后线间各肋间隙进行探测,重点观察肝右叶病变,这便于观察肝门部的管道结构及肝右叶膈面或肝肺交界处。

2．扫描技术

标准断面扫描法：分经右肋间斜断扫描，经右肋弓下及剑突下纵断扫描，经剑突下横断及斜断扫描，经右肋弓下斜断扫描，经右肋弓下斜断扫描。

3．肝脏超声测量

右肝最大斜径的测量：探头在右肋缘下扫描肝右叶膈顶部显示第二肝门冻结声图像，测量肝脏前下缘与后上缘间的最大距离。肝左叶上下径和前后径测量：在剑突下偏左肝清晰显示肝左叶和腹主动脉纵断面图像，冻结声图像后测量肝左叶顶部到下缘最大距离为肝左叶上下径；再测量肝表面到腹主动脉前肝后缘最大垂直距离为前后径测量。

9.1.9　胆管系统超声成像技术

1．体位

仰卧位、右前斜位、胸膝卧位、坐位、站位。

2．胆囊的观察

右肋缘下斜断扫描：将探头置于右肋缘下缓慢倾斜，斜向扫描可获得胆囊的纵轴断面，也可采用沿肋间隙斜断扫描，探头依次置于第 6～9 肋间扫描，适当转动探头角度可观察到胆囊图像。

3．肝外胆管的观察

观察肝外胆管有 3 种方法：肋间隙扫描探头置于第 6～9 肋间，移动探头可显示胆总管与门静脉主干呈平行关系且位于门静脉主干之前方，较门静脉细；用右上腹斜纵断扫描，右上腹斜断面可显示与肝门部门静脉伴行的肝外胆管，向下追踪至胰头；用上腹部横断面扫描；作胰腺纵轴断面可在胰头后外方显示图形胆总管。

4．肝内胆管观察

将探头置于剑突右侧肋缘下，向上扫描，可显示门静脉左右支，向左可显示门静脉左支矢状部；置于左外上、下支及左内侧支，向右扫描可显示门静脉右前支及右后支。检查时，被检者深吸气后屏气可使图像更加清晰。

9.1.10　脾脏超声成像技术

脾脏超声成像的体位与方法：

右侧卧位。可观察脾内部结构和脾门（测量脾上下径和前后径时，将探头放置在左侧第 8～11 肋间沿脾的长轴显示脾的纵断面，可沿长轴向两侧侧动扫描）。

仰卧位。测量脾上下径和前后径，探头置于左侧腋后线，声束指向脊柱，显示脾肾冠状断面，脾呈三角形可见上下缘的轮廓，该断面探头长轴若与腋后线平行，则第 8～10 肋骨可形成极长的三条声影，脾一半几乎掩盖，可避开声影在肋间扫描。当声束向前缓慢侧动时，即为前倾冠状断面，脾门出现仰卧位，重点观察脾与邻近器官的关系。

俯卧位。常在脾较小或在右侧卧位，用于仰卧位扫描图像显示不满意时或者脾显著肿大和腹膜后肿瘤鉴别诊断。

9.1.11　胰腺超声成像技术

1．体位与方法

（1）仰卧位：被检者仰卧双手自然放于身体两侧平静呼吸，需深吸气时使肝脏下移作为透声窗，有利于观察胰腺。

（2）侧卧位：分左侧卧位、右侧卧位，胰体尾部、胰头显示不清时可用右侧卧位。

（3）仰卧位：利用左肾和脾脏作为透声窗，在脾脏及左肾的右前方探查到胰尾。

2. 2D 灰阶超声成像

被检查者取仰卧位，探头置于剑突下，在 1～2 腰椎平面进行横断扫描腹部，然后上下移动，也可右低左高斜行扫描观察胰腺形态全貌。

9.1.12　胃肠道超声成像技术

1. 体位

仰卧位、饮水侧卧位：左侧胃底显示右侧胃窦和幽门部；坐位或站立位：显示胃后壁、大弯侧及幽门部。

2. 扫描方法

（1）直接扫描：空腹仰卧，探头置于胃肠道体表确定位置范围。

（2）胃肠充盈扫描：空腹观察胃形态、轮廓、胃壁厚度等。饮水或服用对比剂 400～600 mL，胃腔充盈后再扫描。继续小肠检查时，每隔 10～15 min 检查一次，直至回盲部。该法禁止用于胃肠梗阻、穿孔、胰腺类。

（3）结肠灌水法：用 37℃ 左右温水或生理盐水 1 000～1 500 mL 灌肠，先向消毒带气囊的双腔肛管内注入液体或气体约 20 mL 后夹闭通气管，使气囊压迫肛门防止液体外流，然后，经另一管道缓慢匀速注入液体到达盲肠区即可，将管夹闭对结肠进行检查。

9.1.13　泌尿腹膜后超声成像技术

1. 肾脏

冠状断面扫描：仰卧位或左右侧卧位 60°～ 90°，探头位于肋腹部，声束指向内前方，通过肝脾作为透声窗探查右肾和左肾，能更好地显示肾脏断面，探头前端稍向后倾斜。

仰卧位纵断面扫描，仰卧位，探头置于脊柱旁成一定角度，声束与肾长轴平行，如显示不佳可深吸气后屏气扫描。

上腹部横断面扫描：仰卧，声束垂直身体长轴或稍向上侧斜，可获肾横断面和肾门部血管长轴断面。

2. 输尿管

冠状面扫描：仰卧或左右侧位 60°～90°，探头位于肋腹部，声束指向内前方，先找积水的肾盂，再寻找扩张输尿管，向下追踪，可显示肾盂输尿管连接部到肾下极水平处的输尿管。

俯卧位扫描：寻找肾盂积水处向下追踪积水扩张输尿管，可显示上段输尿管直到髂嵴。

仰卧位下腹部扫描：先找到髂动脉长轴，在髂动脉前方寻找积水的输尿管横断面，找到后转动探头显示输尿管长轴。

仰卧位下腹部经膀胱扫描：探头置于耻骨上作横向扫描，借助于充盈膀胱为透声窗，在膀胱后方两侧可显示积水的输尿管，可向上纵向追踪扫描。

3. 膀胱

耻骨上经腹壁扫描仰卧位，探头置于耻骨上，作纵横系列扫描，观察膀胱。

4. 肾上腺

冠状断面扫描：仰卧位或 60°～90°左右侧位，探头位于肋膜部，通过肝脾为透声窗，先探查右肾、左肾，在肾上极上方纵向扫描，声束指向内侧前方。

俯卧位纵断面扫描：在背部先纵断扫描显示肾脏声束指向内侧，右侧扫描时在下腔静脉后方,右上极前方找肾上腺,左侧扫描时在左肾上极前方找肾上腺,背部扫描时可深呼吸显示肾上腺。

腹膜后:仰卧位包括腹部、盆腔;侧卧位可用于腹膜后肿物与肾及肾上腺肿物鉴别;俯卧位可作为前腹壁检查补充。

5. 扫描范围

临床上触及肿物的可重点对肿物进行各方向扫描,关注其与相邻器管关系;对未触及肿物检查有无腹膜后肿大淋巴结,需对整个腹部及盆腔进行系统扫描,重点观察腹部大血管及主要分支髂血管周围有无异常肿物及肿大的淋巴结。

观察内容:肿物位置、肿物内部回声、肿物的来源、肿物与邻近脏器的关系。

9.1.14 妇科超声成像技术

准备检查前适度充盈膀胱,显示子宫底部。

体位与方法:仰卧位,在下腹部作纵向、横向、斜向多种角度扫描。

纵向扫描:自腹正中线分别向左右两侧移动探头,纵断面图上子宫形态清楚。

横向扫描:在耻骨联合上平行移动探头,横断面可观察子宫、卵巢和肿物相互位置关系。对附件检查应作两侧对比观察,对后盆腔较小肿块采用直肠内水囊法,观察肿块的形态有无粘连以及与子宫附件关系。

9.1.15 骨关节及软组织超声成像技术

体位:仰卧位、侧卧位、俯卧位、坐位,检查关节时取伸直位,探头置于屈侧或取屈曲位,检查半月板挫伤时可用此位,肩关节取外展位。骨与关节病变扫描时包括沿骨长轴的纵断面和垂直于长轴的横断面,先从病变中心开始,再向两侧扫描,可进行多方位探查。对称肢体和解剖部位应两侧对比;对于软组织应纵向、横向,多方位扫描,重点观察病变区。

9.1.16 介入性超声成像技术

介入性超声是在超声设备引导下,进行穿刺活检、造影以及置管引流、抽吸、注药等操作,包括腔内超声、术中超声。介入性超声方法具有实时定位准确,无损伤,操作简便,费用低等优点。

1. 准备

检查前检血常规、出凝血时间、血小板计数。用超声扫描靶目标及周围区域确定最佳穿刺径路,配置各种不同口径针具和导管,并准备相应急救药品。

2. 方法

取不同部位穿刺最适宜体位,确定穿刺路径。局部皮肤消毒,用消毒穿刺探头校准穿刺点,局部麻醉。确定进针经路平面固定探头,将穿刺针沿针槽快速刺入皮肤,被检者暂时屏气边进针边观察直至靶目标。进入靶目标后,被检者可浅呼吸,即可进行抽吸活检、置管引流等操作。完成后迅速拔针,穿刺点局部消毒按压止血。

3. 超声引导下用途

超声引导可用于经皮经肝穿刺胆管造影、经皮经肝穿刺门静脉造影、经皮经肝穿刺、胆管置管引流、腹部脓肿穿刺与置管引流,超声在施行经颈静脉肝内门一腔分流术前、术中、术后也有监视作用。还可用于肝癌微波、消融等介入治疗、妇产科的介入诊断和治疗、心血管病介入诊断及治疗。注意:出血倾向血肿,急性胰腺类,疑动脉瘤嗜铬细胞瘤,肝表面血管瘤,禁止证及并发症。

第 10 章 核医学成像技术

10.1 核医学成像技术类型

核医学显像技术包括静态、动态、局部、全身、平面、断层、早期、延迟、阴性、阳性、介入显像。

静态显像:显像剂在脏器组织和病变内达到分布平衡时所进行的显像。

动态显像:显像剂引入人体后以一定速度连续或间断地多幅成像,这是由于显像剂随血流流经或灌注脏器,被器官不断摄取与排泄或在器官内反复充盈和射出等过程所造成的脏器内放射性在数量上或位置上随时间而发生的变化引起的。

局部显像:显像范围仅限于身体某一部位或某一脏器。

全身显像:显像装置沿体表从头至脚做匀速移动,将采集全身各位部的放射状显示成为一帧影像。

平面显像:显示某脏器的影像为平面显像。

断层显像:显像设备围绕被检者做 180°～360°自动旋转,连续或间断采集多体位的平面信息,或用环状排列探测器设备获取多方面信息,再由计算机处理重组断层影像。

早期显像:剂注入体 2 h 内产生影像。

延迟显像:剂注入体 2 h 后进行显像。

阴性显像:是指病变的脏器和组织失去正常组织细胞功能不能摄取显像剂,呈放射性分布稀疏,或者缺损,又称冷区显像。

阳性显像:是指病变部位的放射性活度高于正常脏器组织的显像,又称热区显像。

介入显像:是指在常规显像条件下,通过药物或生理刺激等方法,增加对某个脏器的功能刺激或负荷,观察脏器或组织对刺激的反应能力,判断病度组织的血流灌注储备功能情况,增加正常组织与病变组织之间放射性分布差别,提高显像诊断灵敏度的一类显像。

10.1.1 脑血流成像技术

方法:使用显像剂^{99m}T$_C$-双半胱乙酯(ECD)20～30 mCi/1～2 mL 弹丸式静脉注射^{99m}T$_C$-六甲基丙烯胺肟(HMPAO)20～30 mCi/1～2 mL 弹丸式静脉注射,注射前 30 分钟至 1 小时空腹口服过氯酸钾,封闭甲状腺、脉络丛和鼻黏膜,减少^{99m}T$_C$O^{4-}吸收和分泌。

视听封闭:被检者闭目带黑色眼罩,用耳塞塞住外耳道口,5 min 后由静脉弹丸式注射显像剂。调节探头的旋转半径和检查床的高度,达到检查要求。被检者平卧检查床,头部枕于头托中,固定体位保持不变,采用体外 OM 线显像时,调节头托使眼外眦和外耳道的连线与地面垂直。使用 D-SPECT 时,接通呼吸机,戴上呼吸面罩,防止 $^{133}X_e$(中性脂溶性惰性气体)泄漏。调节灯光亮度保持安静。

10.1.2　甲状腺静态成像技术

利用甲状腺有选择性摄取浓聚放射性碘或 $^{99m}T_C$ 过锝酸盐功能通过显像设备显示甲状腺位置、大小、形态、功能。用 $^{99m}T_C$ 时被检者无需准备,用 $^{133}I^-$(碘化钠溶液)则需停用含碘食物及影响甲状腺功能药物一周以上,空腹检查。

$^{99m}T_CO_4$ 静脉注射 2～5 mCi,$^{133}I^-$ 碘化钠溶液常用口服 50～100 mCi、转移灶检查口服 2～4 mCi、空腹口服 200～400 mCi。

方法:甲状腺 $^{99m}T_CO_4$ 显像,静脉注射显像剂 20～30 min 显像,取仰卧位,肩下垫一枕头,颈部伸展,充分暴露甲状腺,采用低能通用准盆器或针孔准直器,能峰 140 Kev,窗宽 20%,矩阵 128×128,256×256,放大 2～4 倍。采用定时定计数采集图像,根据计数率大小确定采集时间,常规采集用前位像,可加用斜位、侧位。

10.1.3　甲状腺癌转移灶和异位甲状腺成像技术

用 $^{133}I^-$ 显像:空腹口服 24 h 后进行颈部甲状腺和异位甲状腺显像。范围包括颈部和胸骨后,寻找甲状腺癌转移灶显像时,空腹口服 $^{133}I^-$ 后 24～48 h,进行前位和后位全身显像或颈区局部显像,必要时加做 72 h 显像,取仰卧位,用高能平行孔准直器,能峰 364 Kev,窗宽 20%。

甲状腺断层显像:静脉注射 $^{99m}T_CO_4$(8～10 mCi)后 20 min 进行断层显像,用低能高分辨准直器,矩阵 64×64 或 128×128,放大 2 倍。探头旋转 360°,共采集 64 帧,可重组横断面、矢状面、冠状面影像。

10.1.4　心肌灌注成像技术

1. 心肌灌注显像

正常心肌细胞有摄取某些显像剂功能显像,而病变心肌细胞摄取功能减低或丧失,表现为节段性放射性分布减低或缺损。TI 心肌摄影取显像剂量与心肌血流灌注呈正相关,用于冠心病诊断、判断、预后。显像剂:$^{201}T_I$(氯化铊)—$^{99m}T_C$—MIBI(甲氧基异丁基异腈)、$^{99m}T_C$ 标记的其他化合物等。

方法:$^{201}T_I$ 运动再分布显像法,运动高峰时静注 $^{201}T_I$ 2.5～3 mCi,5 min 后进行早期显像,2～4 h 行再分布显像,如判断心肌活动在分布显像后再注射 74 MBq,5 min 进行静息显像。

$^{99m}T_C$～MIBI 运动静息隔日显像法:运动高峰静注 20～25 mCi,0.5～1.5 h 显像,隔日再注射 740 MBq,1～1.5 h 静息显像。

$^{99m}T_C$～M1B1 运动—静息显像一日法:休息时注射 8～9 mCi,1～1.5 h 行静息显像,1～4 h 后运动试验,再注射 22～25 mCi,0.5～1.5 h 显像。

2. 双核素显像

休息时注射 $^{201}T_I$(3 mCi),15 min 显像,第 60 min 进行运动试验,再次注射 $^{99m}T_C$～M1B1(25 mCi),15 min 后显像。采集条件:平面显像时取前后位,左前斜 30°～ 45°,左前斜 70°。探头低能或高分辨率准直器,$^{201}T_I$ 为 80 Kev,多通道可用 167,135 Kev,窗宽 25%;$^{99m}T_C$ 为 140 Kev,窗宽 20%,矩阵 128×128,256×256,采集时间 5～10 min。断层

显像时仰卧位,双上臂抱头固定,探头贴近胸壁、视野包括全心脏,探头从右前斜位 45°至左后斜位 45°旋转 180°,360°采集,共采 30～60 帧。

3. 门控心肌显像

用 ECG 作为门控信号,平面像每个心动周期采集 16 帧,R～R 窗宽为 15％,矩阵 128×128,复心动周期采集 9～12 帧,R～R 窗宽为 20％,矩阵 64×64。

10.1.5　胃肠道出血成像技术

静脉注射 $^{99m}T_C$ 显像剂后,正常胃肠壁含血量不显影,如有出血灶,可形成病变部放射性浓聚,可对胃肠出血诊断并定位。

方法:① 采用体内标记红细胞法,注射显像剂前 30 分钟口服 $KClO_4$,200 mg 封闭胃黏膜,静注亚锡焦磷酸盐 1 支,15 min 后取仰卧位,探头自前位对准腹部,矩阵 128×128。静脉注射 $^{99m}T_CO_4$ 淋洗液(10 mCi),动态采集 2～5 min 一帧,采集 60 min,必要时可延时显像。② 采用 $^{99m}T_C$ 标记硫胶体或植酸钠显像法,静注 $^{99m}T_C$(5～10 mCi),动态采集,分两个时相,第一时相每 2 s 一帧,连续采集 60 s,第二时相 1 min/帧,共采集 16 帧,必要时延时 60 min 即可。

10.1.6　异位胃黏膜成像技术

正常胃黏膜是有快速摄取过锝酸盐($^{99m}T_CO_4$)的特性,而异位胃黏膜会很快聚集 $^{99m}T_CO_4$ 形成放射性浓聚灶而被探测,检查阳性结果具有定位和提示病因的意义。

显像剂: $^{99m}T_C$ 过锝酸盐淋洗液(10 mCi)静注给药。

方法:检查前禁食(>4 h),不得使用有抑制刺激胃液分泌药物。

体位:取前位,必要时左、右侧位。

探头范围:以剑实为中心显示食管,从剑突到耻骨联合检查肠道病变,矩阵 128×128,256×256,采用动态或间隔显像方式检查,动态相可 5 min/帧,持续 30 min,60 min 再采集一帧,也可分别 0.5,10,30,60 min 显像,观察时间 60～120 min,500～1000 千次/帧,食管显像可于病灶显示后饮水 200～300 mL,重复显像。

10.1.7　肝胆动态成像技术

显像剂能被肝细胞摄取并经胆道进行排泄的放射性药物,是通过近似于胆红素的代谢过程,将其分泌入胆汁继而经由胆道系统排泄至肠道,动态显像可观察药物被肝脏摄取、分泌排出至胆道和肠道过程,能了解肝胆系统的形态结构和功能。检查前禁食 4 h,显像剂 $^{99m}T_C$-EH1DA(二乙基乙酰苯胺亚氨二醋酸) $^{99m}T_C$·DISIDA(二异丙基乙酰苯胺亚氨二醋酸)等静注。成人血清胆红素<2 mg/dL(5 mCi),2～10 mg/dL(7.5 mCi),>100 mg/dL(10 mCi)。采用仰卧,以剑突脐连线中点作为显像中心,低能平行孔准直器,能峰 140 Kev,窗宽 15％,弹丸注射显像剂。

动态采集:注射后即刻每秒一帧采集 60 s,然后每分钟,一帧采集 60 min。

静态采集:前位 500～1 000 千次计数,然后同时间每 5 min 采集一帧,至 60 min。

断层采集:360°采集,3°～6°一帧,每帧采集 10～30 s 或计数达 100 千次。

10.1.8　肺灌注成像技术

肺灌注显像又称肺血流显像,这种技术利用放射性颗粒在肺毛细血管内暂时嵌顿,得到肺血流灌注平面影像或断层影像。放射性颗粒在肺内的分布与肺动脉血流灌成正比,因而肺灌注显像代表肺动脉血流分布。肺血管发生病变时,肺影像相应区域出现放射性分布,稀疏或缺损,可协助诊断肺部疾病。

显像剂:核素标记大颗粒聚合人血清白蛋白(MAA)或微球(HAM)等。

方法:安静平卧,或吸氧 10 min,静注^{99m}Tc-MAA(3~10 mCi),注射 5 min 后可显像。

体位:平面显像 6 个体位,前后位(ANT)、后位(POST)、左侧位(LL)、右侧位(RL)、左后斜位(LPO)30°和左后斜位(LPO)30°。必要时左前斜位(LAO)30°和右前斜位(RAO)30°。将双肺同时包括在探头视野内,低能高分辨力或低能通用型准直器,每个体位计数 500 千次,矩阵 128×128,256×256,能峰 140 Kev,窗宽 20%。

10.1.9　肺通气成像技术

肺通气显像是将放射性气体或气溶胶经呼吸道进入双肺,其在肺内的分布与肺的通气量成正比,通过体外放射性显像设备,显示双肺各部位的放射性分布及动态变化影像;并可应用影像数据处理计算局部通气功能参数估价肺的局部通气功能、气道通畅及肺泡气体交换功能状况,应用气溶胶显像,还可对支气管黏膜纤毛廓清功能、肺上皮细胞通透性等进行评估。

1. 放射性惰性气体通气显像

安静,取坐背靠探头视野包括全肺,戴上呼吸面罩接通肺活量计,自然呼吸由呼吸机供给气体,使其适应。

单次吸入显像:被检者深吸气至肺最大容量,再深呼气至残气量,再次开始深吸气时,由呼吸机注入口快速注入^{133}Xe(放射性气体)至最大肺容量时屏气 10~15 s,同时启动显像采集平面影像 1 帧,图像矩阵 256×256,像素计数 300~500 千次。

2. 平衡期显像

被检者转为潮式呼吸,呼吸机改变供气方式,使检者反复吸入^{133}Xe 与空气混合气体,约 3~5 min,待平衡后,深吸气至最大容量后屏气,启动显像采集平面影像 1 帧,图像矩阵和计数与单次吸入显像相同,清除显像改变呼吸机控制阀,进气管只吸入室内新鲜空气,呼出含有^{133}Xe 的气体,经^{133}Xe 回收装置吸附,启动动态影像采集,图像矩阵 128×128,像素 5~10 秒/帧,采集时间 5~10 min,必要时延时 10 min 后清除显像。

3. 放射性气溶胶,通气显像

放射性气溶胶^{99m}Tc-DTPA 溶液(20~40 mCi)体积 2~4 mL,注入雾化器控制气流量为 8~10 L/min,吸入时间为 5~8 min,图像采集卧位,前位、后位、左、右侧位,4 帧影像或增加前后斜位共 6~8 帧图像。

10.1.10　骨成像技术

以一次显像提供全身骨骼情况。显像剂:含 P-C-P 键的磷酸盐化合物,^{99m}Tc-MDP(15~25 mCi)静注,全身扫描在注射显像剂后 2~5 h 内进行低能高分辨准直器,能峰 140 Kev,窗宽 20%,矩阵 256×256,256×1024,全身扫描速度 10~20 cm/min 左右,全身分段显像,每个部位采集 2 min 以上,采集完后拼接成全身图像,或对图像分段拍摄。体位:仰卧,前后位和后前位。

10.1.11　骨髓成像技术

骨髓显像可对骨髓组织中的红细胞生成类细胞、网状内皮类细胞和粒细胞生成类细胞进行显像,放射性胶体骨髓显像方法是骨髓间质中的单核吞噬细胞,具有吞噬和清除注入血液内的放射性胶体的功能而使骨髓显像,其不仅能直接显示全身骨髓的分布和造血组织的总容量,而且还能显示身体各部位骨髓造血功能变化。

$^{99m}T_C$ 硫胶体:静注$^{99m}T_C$(555～740 MBq)后 20 min～2 h 进行全身前位和后位显像,骨髓的单核吞噬细胞系统可被显影。局部显像时,第一幅显像取胸廓后位 128×128 矩阵 700 千次/帧,以后图像采集时间与第一幅相同。抗粒细胞单克隆抗体:$^{99m}T_C$ 标记的抗粒细胞单抗用于骨髓显像及炎症感染灶定位显像。静注 370～740 MBq/0.25～0.5 mg 99 mTC 后 4～5 h 进行骨髓显像。应避免使用长半衰期或有 α 射线的核素成标记物。

10.1.12 肾动态成像技术

肾动态显像是检测泌尿系统疾病的常规核素检查方法,包括肾血流灌注显像,肾功能动态显像,可提供双肾血流大小、形态、位置、功能、尿路通畅状况。

方法:检查前 30～60 min,饮水300～500 mL,显像前排空膀胱,坐位或仰卧位,后位采集移植肾的监测,仰卧位前位采集,静注弹丸注射显像剂,同时启动采集开关,行连续双肾动态采集 20～40 min,采集分两时相进行,肾血流相每 1～2 s 采集一帧,连续采集 60 s,肾功能相每 15～60 s 采集一帧,连续采集 20～40 min。使用$^{99m}T_C$ 显像剂,探头低能通用型准直器,能峰 140 Kev,矩阵 64×64,128×128,30～60 s/帧,图像处理应用兴趣区技术分别勾画出双肾区及腹主动脉区或心影区,获取双肾血流灌注和功能曲线及相关定量参数。

^{18}F-FDG 为葡萄糖代谢示踪剂,与葡萄糖分子结构相似,同时在人体内的生物学行为与葡萄糖相似,注入体内后通过与葡萄糖相同的摄取转运过程进入细胞内,与葡萄糖同样在己糖激酶的作用下被磷酸化形成 6-磷酸^{18}F-FDG(6-P-^{18}F-FDG),但不能进一步代谢,而滞留堆积在细胞内,细胞对^{18}F-FDG 的摄取量与其葡萄糖代谢率成正比。故体内葡萄糖代谢越高的器官组织,摄取聚集^{18}F-FDG 越多,恶性肿瘤细胞的代谢特点之一就是高葡萄糖代谢,故能聚集更多的^{18}F-FDG。

方法:检查前禁食 4～6 h,血糖过高者需控制血糖在允许范围内,安静状态下静注^{18}F-FDG10 mCi,显像前排空尿液,图像采集 50～60 min 后进行全身发射扫描和透射扫描,断层图像重组。

10.2 PET/CT 成像技术

PET/CT 就是将 PET 和多排螺旋 CT 整合在一台设备中,二套系统可各自独立使用或者联合使用,一次扫描可获得 PET,CT 以及 PET 与 CT 的融合图像。PET/CT 主要应用在肿瘤的诊断和疗效的分析,CT 可以清晰地显示肿瘤的形态、大小和部位,使用^{18}F标记的脱氧葡萄糖,代谢活性增加。PET 扫描应用于恶性肿瘤的定性诊断,TNM 分期,治疗方案、疗效的监测和分析。同时,PET/CT 设备对炎性病变、脑血流灌注、心肌活性检测以及冠状动脉狭窄的关系等都有应用。PET/CT 设备能同时显示解剖和功能图像。PET/CT 成像主要依靠肿瘤的代谢产物和酶解物与正常细胞的代谢产物和酶解物的不同,鉴定和区分肿瘤细胞与正常细胞。

10.2.1 PET/CT 在肿瘤中的应用

1. PET/CT 成像技术适应证

（1）鉴别良、恶性肿瘤。

（2）寻找肿瘤原发灶。

（3）肿瘤分期、治疗疗效检测。

（4）肿瘤复发检测、治疗后状态鉴别。

（5）确定肿瘤的活检部位以及放疗计划制订。

（6）可在感染性疾病、动脉粥样硬化中应用。

2. PET/CT 成像技术准备工作

（1）注射示踪剂前禁食物 4～6 h，不能饮用饮料，显像前 24 h 内多饮水。

（2）碘过敏者、糖尿病服药者不宜增强。

（3）检查前排空小便。

（4）排除体表金属物品。

3. PET/CT 成像技术操作步骤

（1）静脉注射[18]F-FDG10～20 mCi，注射部位病变对侧肢体，注射后要静养休息，避免紧张。

（2）图像采集在注射药物 1 h 以后进行，脑显像进行 2～30 min 以后进行，脑肿瘤进行 2～3 h 延迟显像，乳腺、胰腺、肝脏肿瘤注射 90 min 后采集。

（3）体位取仰卧位，双手上举抱头（头颈部除外）。

（4）被检者平静自由呼吸。

（5）PET 扫描为 3D 采集。

（6）增强者在 PFT/CT 完成 PET 检查后进行，以避免对比剂引起的伪影。

10.2.2 PET/CT 在心血管中的应用

使用示踪剂以非损伤性的手段测定心肌血流和代谢，通过测量吸收值来测定心肌血流注量，可以充分地比较和评估介入治疗的效果。

冠心病诊断就是依靠药物负荷时发现冠状动脉血流减少的余量或冠状动脉窃血而定的。

10.2.3 PET/CT 在脑血管中的应用

脑血流动力学、代谢功能和自动调节，可通过[15]O 和[18]FDG 可进行测定，评估参数包括局部脑血流、局部脑血容量、局部脑氧代谢率、局部氧提取率、局部脑葡萄糖代谢率。

在急性脑中风时，局部脑血流开始减少并伴有局部脑血容量的增加以保持血流，当局部氧提取率达到较低的水平时，伴有局部脑氧代谢率的降低，降到临界值时，可出现不可逆性组织损害。在 PET/CT 中[18]FDG 和[15]OPET 可提供中风病理生理、变化的信息，也可作为药物介入治疗后疗效随访的客观指标。

10.2.4 PET/CT 在神经系统中的应用

1. 癫痫在发作间歇期

典型的[18]FDG PET/CT 成像可揭示与癫痫病源灶对应的低代谢区，发作期显示高代谢区。

2．阿尔茨海默病

^{18}FDG PET/CT 表现为双侧性顶颞叶皮质的摄取减低后扩展到额叶皮质。

3．神经精神病

PET/CT 成像通过图像显示代谢的能力,提供了若干无结构异常的功能性精神错乱和神经化学改变之间的联系。

4．儿童多动症

尾状核和中央额叶局部氧提取率呈低灌注,枕叶呈相对高灌注。

5．儿童脑瘫

局部氧提取率显示为大脑轮廓明显不完整,右额叶、顶叶、颞叶、枕叶有明显放射性缺损区,皮层下基底神经节显影不佳。

10.2.5　PET/CT 在特殊病种中的应用

1．结节性硬化症

局部脑血流灌注低下与 MR 证实的皮质结节病变部位一致。

2．肝豆状核病变

几乎整个大脑皮质葡萄糖代谢低下。

10.2.6　核医学图像质量控制

影响核医学图像质量的因素有 3 个:放射性示踪物;核医学显像设备质量控制;工作人员技术水平和临床训练。这里主要讨论以下两个。

1．放射性示踪药物质量管理和控制

(1) 理化性质:物理外观为颗粒状或者真溶液。粒子大小为 $1\sim100\ \mu m$(超高显微镜观察),$10\sim100\ \mu m$(光学显微镜观察)。pH 在 $2\sim9$ 范围内。放射性核纯度,指放射性药物中要求的放射性核素占放射性比重。放射化学纯度,指放射性药物中要求的化学形式的放射性占总放射性比重。

(2) 生物学试验:无菌、热原、毒性、生物分布。

(3) 加速器放射性药物质量控制:指超短半衰期正电子放射性药物的质量控制需管理新内容,如:^{15}O,^{13}N,^{11}C,^{18}F,物理半衰期只有 $2,10,20,110$ min,必须在制成后在质控时间内给药,要重视生产工艺流程、化学纯度、放射性核纯度、放射化学纯度、比活度、使用的有效期、无菌无热源。

2．核医学设备质量控制

核医学设备质控,保证设备的正常性能,识别和消除各种影响因素,因此获得准确结果。

(1) SPECT 质控和性能指标

物理机械方面:用水平测量仪检查,设备各部分在垂直和水平方向上是否倾斜,有无损坏,运行是否正常。

像素大小的测量:放置两个点源,直径<2 mm,在准直器的 x 轴和 y 轴上分别测量两者中心的距离和平面显像的像素,用已知的距离除以像素数可得每一个像素的大小。

旋转中心偏移的检查,旋转中心应与各方向上的投影面的矩阵中心一致,设备一般有校正程序,校正后偏差应在 1.5 mm 范围内。

断层均匀性测量,用体模与旋转轴平行,断层采集 $360°$,共 64 帧,投影图像。矩阵

64×64, 128×128,重建其断层图像后分析影像。

断层分辨力:将扫描床置于设备旋转轴上,置点源于旋转中心,旋转半径为 15 cm,常规采集图像,再将点源于旋转中心 10 cm 处。重复以上显像,对点源做水平和垂直两个方向的剖面曲线分析,计算出各自的 FWHM 即为断层分辨力。

总体性能评价:可采用内含无放射性阴模和在放射性的阳模分别确定各自极限值。

(2) PET/CT 质量控制和性能指标

CT 质控:包括对比度、分辨力、噪声、均匀度、层厚定位灯精度。

体积配准质控 VQC:检查 CT 与 PET 重组图像体积配准情况,首次安装后使用 PET 机架或诊断床后进行,测试时间 10 min,使用模型体积配准质控模 VQC,条件应在 VQC 测试前进行 40 min,空白扫描采集处理运行程序包括一系列测试。

定位 VQC 模型:将 VQC 模型定位在床板上的 VQC 模型位置上。确定模型已对准其上、下、左、、前、后标记,然后扫描重组 VQC。

PET 质控:空间分辨力、散射、灵敏度、计数特性随机符合,均匀性,散射校正精度,测试核素用 ^{18}F。

测试模型和放射源:用测试体模可灌注点源不大于 2 mm 的液体源,也可灌注线源不锈钢制作,长度至少等于轴向 FOV,其他尺寸不超过 2 mm。

(3) PET 性能测试的具体项目

空间分辨力:横向分辨力测试,悬挂在空气的线源其平行于断层长轴,置于垂直于断层长轴的坐标(x, y)轴 $r = 0$ mm,10 mm,50 mm,100 mm,150 mm,200 mm 的位置(L)。

轴向空间分辨力:悬挂在空气中的点源置于 $r = 0$ mm,10 mm,50 mm,100 mm,150 mm,200 mm(y 轴上 5 个位置)分别进行不同位置的空间分辨力的测试。

散射测试:散射分数以 SF 表示,模型注入无放射性水作为散射介质,在测试模型内依次在 0 mm,45 mm,90 mm 半径位置插入线源插件。模型置于 FOV 轴向和横向中心,对一切面测试进行分析,得到 SFI 列表,取 ST 平均值得到均匀放射系统散射分数 SF。

灵敏度测试:在忽略计数率丢失情况下,一定放射性活度的放射源产生符合事件的探测率。在任何探头灵敏度变化校正之前,测试 PET 每一个图像平面的平均灵敏度。

均匀性测试:系统均匀性描述在 FOV 内测量不依赖于位置的能力,测试前进行自衰减校正、通过一个或多个外部源的穿透测量。

衰减校正:PET 对 FOV 内任意分布的衰减介质通过穿透测量可以进行明确的校正,对穿过非均匀衰减介质的外部辐射穿透量进行处理;用衰减校正矩阵,测试模型放 FOV 轴向中心位置偏离中心轴 25 mm 处,三个 50 mm 的插件放置模型中轴 160 ± 3 mm 半径,间隔 120°位置,三个插件分别为空气、注水、实心插件。

计数丢失和随机符合测试:主要观察 PET 对高活度源的测量精度和重复性,测试不同放射性活度水平,测试模灌满水,排气泡加入已测定活度的核素,模型置于横向和轴向后 V 中央,数据采集间隔要小于核素半衰期的一半,并直到真实事件的计数丢失率少于总计数的 1% 和随机率少于真实计数率的 1%,各次的采集持续时间少于半衰期的 1/10,并要在足够高的计数率下至少测试 3 次,并要有足够长的采集时间,为数据的合理统计避免误差提供条件。

第 11 章　医学影像成像新技术

11.1　医学影像成像新技术概述

医学影像设备的不断发展,促进了医学影像成像新技术的产生。为了更好地利用新设备、新技术来诊断疾病,对新技术应用的同时开展的特色性、研究性技术讨论,为不断深化和证实新技术对诊断水平的提高作出了贡献。下面对常用新技术特色性和研究性技术作讨论。

11.1.1　医学影像成像特色性技术

1. 冠状动脉低剂量成像技术

冠状动脉低剂量成像技术包括心电门控毫安调制技术、前门控电子束式冠脉成像技术、体重指数(BM1)选择扫描条件降低剂量技术、控制图像噪声指数调节毫安技术。

① 心电门控毫安调制技术

这个技术的要点在于心动收缩期采用低毫安,舒张期采用高毫安。用此技术的有效剂量为 12.62 mSv 比常规心脏成像的有效剂量 18.19 mSv,降低了 31.6%。

② 前门控电子束轴扫冠状动脉成像技术

心电门控技术曝光曲线可以自动调控,平均剂量为 15～20 mSv,而前门控电子束扫描方式在收缩期不曝光,只在舒张期曝光,平均剂量为 1～3 mSv。用心电门控技术与前门控电子束技术在同一部位扫描比较,心电门控剂量为 15.9 mSv,前门控电子束剂量为 1.9 mSv,大约降低 88%,同一位置、同一角度前门控电子束显示的图像比心电门控方式还要清晰。

③ 体重指数(BMI)选择扫描条件降低剂量技术

扫描参数是严格根据检查者个体的差异体型以及身高体重而设定的指数即体重除以身高的平方。

毫安秒和射线剂量呈线性关系,血管电压 KV 和射线剂量呈指数关系,因此,在实际操作中在 kV 上适当降低毫安秒,可显著降低身线剂量,把常规 120 kV 降到 100 kV,观察支架同样可以比较清晰地看像。总体来说,如果把扫描电压降到 100 kV 以下,平均剂量在 1 mSv,剂量是相当低的。

④ 常规自动毫安的有效利用技术

在做前门控电子束扫描方式时,要根据具体情况调节曝光时间,略微少一点剂量可降 90%,最低剂量 0.39 mSv。

⑤ 控制图像噪声指数调节毫安技术

采用 BMI 等技术都会存在差异,而通过控制图像噪声指数来降低剂量,利用定位像计算得到毫安值,进行心脏扫描能够在保证噪声指数一致的前提下有效地降低辐射剂量,同时比利用 BMI 技术得到更有助于获得噪声数一致的图像,此方法也可同时用于电子束扫描和螺旋扫描成像。

无创性冠状动脉成像有广泛的临床需求,低剂量是 CT 冠状动脉成像发展的关键,电子束扫描技术使平均剂量降低了 80%,再加上 BMI 技术可使剂量降低到 1 mSv 以下。

2. 宝石 CT 的能谱应用技术

它的高能和低能的能量切换时间只需 0.5 ms,这对于减影技术来说具有先天条件,扫描中可以另用一种扫描方案,这样可根据临床不同需求获得不同图像。

3. DR 自动图像无缝拼接成像(image pasting)

放置专用屏风,被检者站立于屏风的踏板上,将 X 线球管放置于感兴趣区解剖部位中心位置,定义最高及最低位置,曝光条件选择设置后曝光,球管实现成角的转动,而平板探测器上下垂直运动,获 2~3 幅图像。

4. 断层容积成像(volume rad)

体位:(站立位、卧位),用普通 DR 摄片定位,然后进行容积成像,球管会自动跟踪定位,实现摆角依次曝光获得序列图像。平板保持固定位置,可进行图像后处理。

5. 双能量减影成像(dual energy,DE)

高低能量 X 线 60~80 kV,110~140 kV,两次曝光时间 150 ms,直接采集形成图像,自动后处理,出 3 幅图像:普通胸片、软组织像、骨像。

6. 复合 3D 超声成像

应用 3D 超声成像系统,探头为凸阵 3D 容积探头,频率 4.0~8.0 MHz,对感兴趣区进行常规 2D 超声扫描,获 2D 图像后,选择适当大小的 3D 取样框,对感兴趣区进行 2 类图像采集,分别采集灰阶信息(用于分析立体的组织结构)和彩色多普勒血流信息(用于分析立体血管构型)。利用各种成像技术,壁龛模式,透明成像模式,表面成像模式,对每个病灶进行 3D 成像后,再根据图像调整阈值及 Gamma 曲线,调整表面、光滑、纹理模式的比例,应用 Migcut 功能去除遮挡结构,获 3D 图像调整 x,y,z 轴或移动 A,B,C 平面,从任意方向对病灶观察,利用 3D 彩色多普勒血管成像技术分析肿瘤内血管构型,利用 VOCAL 软件进行肿瘤体积测试,手动选择待测组织边界径线最大的平面,并按 30°的旋转角旋转,系统自动积分求出待测体积,最后做成视频动态图。

7. 频谱合成超声成像

频谱合成成像即频率转换技术(frequency convert technology,FCT),利用超宽频探头、数字化处理和超大容量计算机,可将回波信号分解为多个频带进行并处理,然后再按频谱合成为最后的信号,因此亦称为频谱合成成像,由此获得的图像分辨率力高,对比度更大,噪声伪像更低。

8. 二次谐波超声成像

1995 年以来,二次谐波成像(second harmonic imaging,SHI)技术逐步趋于成熟,近几年开始用于心外脏器和组织的检查。应用于临床的谐波成像分自然组织谐波成像(native tissue harmonic imaging,NTHI)和造影剂谐波成像(contrast agents harmonic imaging,CAHI)两种。

9. 能量造影谐波超声成像(power contrast agent harmonic imaging,PCAHI)

在接收返回的谐波信号时,主要对回波的功率(振幅)信息进行分析处理,并利用该信息进行成像。

10. 脉冲反向谐波超声成像(pulse inversion harmonic imaging)

该技术是系统在发射正向脉冲波的同时发射一个相同的反向脉冲波,并且全数字化存储返回的基波信号和谐波信号,经处理使正向和反向的基波信号叠加而抵消,而结合谐波成分产生纯净的宽频谐波信号,克服了常规谐波成像频带的局限性,提高了图像的分辨力,并可减少对比剂的用量。

11. 组织多普勒超声成像

常规多普勒成像采用高通壁滤波器,提取血流的多普勒信号;组织多普勒成像(tissue Doppler imaging,TDI)则采用低通壁滤波器,单独提取运动器官的低速多普勒信息,并以适当参数予以显示。

12. 超声背向散射积分超声成像

声学密度定量分析是通过定量地分析某些声学参数来研究组织特性以达到组织定征的目的。超声背向散射积分成像(integrated backscatter,IBS)技术作为声学密度定量分析新技术,为组织原始回声信号的定量分析提供了新方法。

13. 声参量超声成像

此技术临床应用尚不普及,有的还处于理论阶段。3D 成像法是近年来发展起来的医学影像技术,能显示直观的立体图像,可提供比 2D 超声更为丰富的信息。该法主要用于心脏疾病的研究与临床诊治,在妇产科、眼科、腹部及周围血管成像等方面有一定的应用。

14. 3D 超声成像法

该法是近年来发展起来的医学影像技术,能显示直观的立体图像,可提供比 2D 超声更为丰富信息。主要用于心脏疾病的研究与临床诊治,在妇产科、眼科、腹部及周围血管成像等方面有一定的应用。

11.1.2 医学影像成像研究性技术

1. 容积穿梭 CT 器官灌注成像研究

CT 灌注成像为组织器官形态学和功能学的评估提供可量化的图像,更能够通过探测血流速度、血容量和毛细血管通透性等参数来评估疾病。容积穿梭可以在一次对比剂团注后,扫描床两个位置间往复快速扫描,从而测量并准确分析对比剂从血管及组织流入和流出时间,它的硬软件要求:64 排,0.625 mm 单元排列的 40 mm 宽探测器。实时同步调节球管与扫描床的移动,高级图像重建算法、分抑算法和灌注软件、轴扫描,机架旋转速度为0.4 s。层厚 2.5 mm×32i 或 5 mm×16i,80 kV,500 mA,曝光时间 13.6 s,扫描范围80 mm,对比剂类型 300 碘浓度,速率 4 mL/s,总剂量 40 mL,30 mL 盐水冲刷 4 mL/s。辐射剂量:DLP=1865.14 m Gy cm,DOSE:4.29 mSv。

2. 64 排螺旋 CT 增强扫描成像参数研究

(1) 颈部

扫描层厚 2.5 mm, kV/mA/s :120/250/0.5 ,准直器宽/螺距:32×0.625 mm/

0.984,扫描范围:眼外眦至胸廓入口,对比剂:300 碘浓渡,流率 3.0 mL/s 流量 60～65 mL,延迟时间 30 s,重组层厚/间隔 5 mm/5 mm。

（2）胸部

扫描层厚 5 mm,kV/mA/s:120/500/0.4,扫描范围:肺尖至肺底,准直/螺距:64×0.625 mm/1.375,重建层厚/间隔:5 mm/5 mm,对比剂:300 碘浓度,流率3～3.5 mL/s,流量 80 mL 延时 35 ～50 s。

（3）上腹部

KV/mA/s:120/350(可调节)/0.6。扫描范围:膈顶至腰椎体。体位:仰卧足先进,必要时俯卧位、侧卧位,分 EA 期、LA 期、V 期、D 期,准直器宽 0.625 mm×64,重组层厚/间隔 5 mm/5 mm。螺距 0.984～1.375,口服阴性对比剂,对比剂:300 碘浓度,流率 3～3.5 mL/s,流量 80 mL,延时 EA 期 ROI 置于腹主动手动触发,LA 期 35 s,V 期 65～70 s,D 期 300 s 以上。

肝脏:动脉期 25～30 s,门静脉期 60～70 s,实质平衡期 120 s。胰腺:动脉期 25～30 s,实质期 60～70 s。肾脏:皮质期 30～35 s,实质期 70 s,肾排泄期或肾盂期 5～10 min。

（4）胸腹联合成像

kV/mA/S:120/350/0.5,分 EA 期、LA 期、胸部 V 期。准直器:0.625～1.25 mm,重组层厚/间隔:5 mm/5 mm,螺距:1.375,口服阴性对比剂,对比剂:300 碘浓度,流率 3.0～3.5 mL/s,流量 90～10 mL,延时:EA 期 ROI 置于腹主动脉自动触发,LA 期 35 s,胸部期 10 s,V 期 65 s。

（5）肾脏

kV/mA/s:120/500(可调)/0.5,扫描范围:胸 11 椎体至腰 3 椎体下缘,分 A 期、V 期、D 期,准直器宽 64×0.625 mm,重组层厚/间隔 5 mm/5 mm、螺距 0.984,口服阴性对比剂,静注对比剂:300 碘浓度,流率 3.0～3.5 mL/S,流量 70～80 mL,延时:A 期 ROI 置于腹主动脉手动触发,V 期 45 s、D 期 150～200 s。

（6）肾上腺

kV/mA/s:120/500(可调)/0.5,扫描范围:胸 11 椎至腰 2 椎体上,分 A 期、V 期,准直器宽 64×0.625 mm,重组层厚/间隔 3 mm/3 mm,螺距 0.984,口服阴性对比剂,对比剂静注:300 碘浓度流率 3.0～3.5 mL/s,流量 70～80 mL。延时:日期 45 s,V 期 120 s,冠状面重组层厚 2 mm。

中下腹部扫描范围:胸 12 椎体至髂翼下缘,kV/mA/s:120/400(可调) /10.6,分 A 期 V 期,准直器宽 64×0.625 mm,重组层厚/间隔 5 mm/5 mm,螺距 1.375,口服阴性对比剂,对比剂静注:300 碘浓度,流率 3.0～3.5 mL/s,流量 90～100 mL,延时 A 期 28 s,V 期 60～80 s。

（7）盆腔

kV/mA/s:140/420/(可调)/0.6,扫描范围:髂翼下缘至耻骨联合下缘,分对比期、延时期。准直器宽 64×0.625 mm。重组层厚/间隔 5mm/5mm,螺距 0.9,口服阴性对比剂或饮水憋尿。静注对比剂:300 碘浓度,流率 3.0～3.5 mL/s,流量 90～100 mL,延时对比期 45 s,延时期 300 s。

（8）肾与膀胱

扫描范围：胸 11 椎体至耻骨下缘。KV/mA/s：120/400/0.6，准直器宽 64×0.625 mm，重组层厚间隔 5 mm/5 mm。螺距 0.9，口服阴性对比剂，静注 300 碘浓度，流率 3.0～3.5 mL/s，流量 90～100 mL。延时：A 期 ROI 置于腹主动脉的自动触发，V 期 28 s，D 期 130 s，B 期 120 s。

（9）四肢

kV/mA/s：120/250/0.5，扫描范围包括病变外尽可能包入一侧关节，准直宽 64×0.625 mm，螺距 0.984：1，重组层厚/间隔 3～5 mm/3～5 mm，静注对比剂：300 碘浓度，流率 3.0～3.5 mL/s，流量 90～100 mL，延时 35 s。

3. 64 排冠状动脉成像技术研究

冠状 CTA 成像技术过程包括被检者准备、对比剂应用、高压注射器准备、扫描前准备扫描技术、扫描后后处理、药物过敏处理等。

（1）检查者准备

稳定心率准备，包括心率过快者用药物适当调整。心率≥80 次/min，口服倍他乐克 100～150 mg，1 小时左右心率为 65 次/min，心率≥7～79 次/min；口服倍他乐克 50～100 mg 40 min 左右降至 65 次/min，心率≤69 次/min，口服倍他乐克 25～50 mg；20 min 左右降至 65 次/min，才能做 CT 扫描。呼吸训练：训练被检者屏气能力，反复呼吸训练，保持一致平稳呼吸。心理疏导：缓解紧张情绪，减少过度紧张因素。

（2）对比剂准备

选择高浓度非离子型对比剂后注射匹配的生理盐水。对比剂注射反应告之：碘过敏、严重心律不齐、脾肾功能不全失代偿心功能不全者禁止注射。采用 18G 静脉置针，肘正中注射，使用双通路高压注射器。

（3）扫描准备

注意辐射剂量，使最低剂量下降到 1 mSv 以下，采用心脏滤线器。ECG 自动毫安等技术，提高 X 线利用率，降低辐射剂量。提高转速 0.35 s/r，使用 40 mm 宽探测器增加时间分辨力，提高容积覆盖范围。使用电子束 CT 扫描方式，实时调节曝光与检查床的运动，心电编辑消除心电波动对图像质量的影响，使用心脏滤线器，ECG 心脏自动毫安调控技术，使用个性化扫描方案，降低 X 线剂量。

（4）扫描方式

心脏扫描：范围 120～150 mm，采集 5～6 s，350～650 mA，120 kV，管旋转时间 0.35 s/周，Pitch：0.16～0.24。采用非离子型对比剂（350 mg/mL 利用滚子泵型数控高压注射器分两个时相注射，总量 45～50 mL，流速 4.0 mL/s。采用 Timing，Bolus 扫描模式，准备测量个体循环时间，保证图像采集和对比剂增强，同步化并决定对比剂用量，对于缺血性心肌病、心脏肿瘤实行晚期（5～20min）扫描，观察心肌灌注、肿瘤供血和染色。扫描完毕后半小时观察，增强前做碘过敏试验，如遇药物过敏则终止检查，采取相应措施处理。

4. CTA 成像研究

（1）头颈 CTA

kV/mA/s：120/400/0.5，扫描范围：主动脉弓下缘至颅顶，准直宽 32×0.625 mm，

螺距 0.969∶1,重组层厚间隔 5 mm/5 mm,对比剂∶350～370 碘浓度,流率 4.0 mL/s。

流量∶峰值测定 Ca 20 mL,NaCl 20 mL;扫描 Ca 60～70 mL,NaCl 40 mL,延时∶CTA 按峰值测定结果。重组方法∶VRC 减影加血管重组/MIP。

（2）上腹部 CTA

临床应用肝癌,胰腺癌血管 3D 重组。kV/mA/s∶120/460(可调)/0.5,扫描范围∶膈顶至腰 3 椎体,分 A 期、P 期、V 期,准直宽 64×0.625 mm,重组层厚/间隔 5 mm/5 mm。螺距 0.984,口服阴性对比剂,对比剂静注 350～370 碘深浓度,流率 CTA3.5～4.0 mL/s,CTPV4 mL/s,2.5 m/s,流量 CTA90～100 mL,CTPV80 mL,40 mL。延时 A 期 R01 置于腹主动脉自动触发 P 期 25 s、V 期 25 s。重建方法为 MIP/VR。

（3）主动脉 CTA

临床应用,腹主动脉瘤/主动脉夹层。kV/mA/s∶120/600(可调)/0.5,扫描范围∶主动脉弓至腹主动脉分叉或髂动脉分叉。准直宽/螺距 64×0.625 mm/0.5～0.9∶1,重组层厚/间隔 5 mm/5 mm,口服阴性对比剂,静注对比 350～370 碘浓度,流率 4.0 mL/s,流量 90～100 mL,延时∶使用 Smart Drep Rx ROI 置于腹主动脉 CT 值达到 80～100 Hu 手动触发。重组方法∶MPR(层厚/间隔 5 mm/5 mm),VR/MIP。

肺栓塞∶kV/mA/s∶120/580(可调)/0.5,扫描范围∶肺底至肺尖,准直宽/螺距 64×0.625 mm/1.375。重组层厚/间隔 0.625 mm/0.625 mm,静注 350～370 碘浓度,流率 4.0 mL/s,流量 60～80 mL,延时∶ROI 置于动脉,触发值 80HU。重组方式 MIP/MPR。

（4）下肢 CTA/CTV

kV/mA/s∶120/400(可调)/0.5。临床应用∶下肢动脉病变,下肢深静脉血栓。

下肢 CTA∶体位为仰卧足先进。扫描方向∶头→足,扫描范围∶肾上极至双足,准直器宽/螺距 64×0.625 mm/0.984,重组层厚 5 mm,口服阴性对比剂,静注对比剂∶350～370(1∶3 稀释)碘浓度,流率 4.0 mL/s,流量 80～90 mL,延时∶ROI 置于腹主动脉,延迟 10 s 后触发扫描,重组方式为 VR/MIP(自动去骨)。

下肢 CTV∶仰卧足先进。扫描方向∶足→头,扫描范围∶肾上级至膝关节下,准直宽/螺距 64×0.625 mm/1.375,重组层厚/螺距 5 mm/0.625。

阴性对比剂∶流率 2.0～3.0 mL/s,流量 100～120 mL。延时∶足远端止血带扎住,深静脉团注对比剂 10～15 s 扫描。

（5）上肢 CTA

kV/mA/s∶120/400(可调)/0.5,临床应用∶上肢动脉病变。体位∶仰卧头先进,身体偏向一侧,保证患侧在床正中。扫描方向∶头→足,扫描范围肩部至手指尖,准直宽/螺距 64×0.625 mm/0.984,重组层厚/间隔 5 mm/0.625 mm,口服阴性对比剂,静注 350～370 碘浓度,流率 4.0 mL/s,流量 80～90 mL,延时∶ROI 置于锁骨下动脉,延时 10 s 后触发扫描。重组方法为 VR/MIR(自动去骨)。

（6）冠状动脉 CTA

准备工作∶了解既往史无严重心律不齐,控制心率(40～75 次/min regular),交代检查过程及增强注意事项进行呼吸训练(屏气 10 s,搭桥术 15 s),扫描范围为隆突下 1 cm 至心脏膈面下方,搭桥术后,锁骨下缘至心脏膈面下方胸痛三联征,主动脉弓至心脏膈面下方。kV/mA/s∶120/400～600(可调)/0.35,准直宽 64×0.625 mm。扫描方式∶冠动脉 CTA 轴扫,搭桥术心脏螺旋,三联症心脏螺旋。重组时相:Padding time 自动匹配,70%～80%间隔 50%,30～80%,间隔 10%,螺 0.16～0.24,对比剂:静注 320～350 碘浓度,搭桥术在桥血管对侧上肢扎针,流率 5.0 mL/s,5.0 mL/盐水。搭桥式三联 5 mL/s,3 mL/s,3 mL/s(盐水),流量 60～80 mL,40～50 mL(盐水)搭桥式三联 90～100 mL,50 mL(盐水),冠脉延时峰值时间加 4 s 左右,三联延时峰值时间加 2 s 左右,重组 VR/MIP/血管分析,MIP 重组,LAD 血管分析,VR 重组,RCA、LCX,蜘蛛位:观察 RCA、LCA 开口。

5. 脑灌注成像参数研究

选择 shuttle 方式进行 80 mm 灌注。kV/mA/s:80/200/1.0,扫描范围:以基底节层面为中心 2.5 mm×32i 或 5 mm×16i,重组层厚/间隔 2.5 mm 或 5 mm,静注对比剂:350～370 碘浓度,流率 4.0～6.0 mL/s,流量 45～50 mL,延时 5～8 s。

6. 肝灌注成像参数研究

kV/mA/s:80/200/1.0 选择 shuttle 方式进行 80 mm 灌注。扫描范围:感光区为中心 2.5 mm×32i 或 5 mm×16i,重组层厚/间隔,2.5 mm 或 5 mm,层间隔 0 mm,静注 350～370 碘浓度,流率 4.0～6.0 mL/s,流量 45～50 mL,延时 8～10 s。

7. CT 同步减影技术研究

同步减影技术有良好的去骨效果,简便可行的高效后处理流程,与其他减影方法比较,如匹配蒙片骨去除法及多方法配准骨减影法,该技术是有不可替代的优势,是一种成熟实用的 CT 扫描后处理技术。目前 CT 同步减影技术已从早期的相同能量、同步减影发展到双能量同步减影,降低辐射剂量同时,依然保证了良好的减影效果,应用范围从头部同步减影发展到头颈部联合同步减影,颈部血管双能量同步减影。在头颈部应用一种容积 CT 同步减影血管造影(synchronous subtraction CTA, SSCTA)的方法去除颅骨完全,全脑血管成像脑血管图像质量清晰,小血管分辨力高(<1 mm)。这解决了 CTA 技术存在的问题:去骨不理想,不能全脑血管成像,图像质量不高,脑血管分辨力不高,不能显示脑小血管及后处理方法复杂等因素。

为了实现同步条件,保证两次扫描的球管曝光起始角度相同,将平扫和增强扫描设置在同一序列中,注射对比剂后开始扫描,有利于缩短两次扫描之间的间隔时间,减少被检者运动发生;再通过计算来设置扫描参数,满足平扫扫描时间加平扫和增强扫描之间的延时时间等于机架转速的整数倍,以 0.4 s 转速进行扫描,平扫时间 1.7 s,加上注入对比剂时间选择两次扫描之间的延时时间为 16.3 s,两者为 18 s(转速 0.4 s 的整数位)满足同步条件,在增加扫描时间时降低剂量,降低平扫 kV,mA 的输出,在保持减影图像质量的同时选择 kV,mA 最佳组合。

扫描方法:64 排 VCT,扫描参数,电压 120 kV,管电流平扫 120 mA,增强为 335 mA,平扫管电流为增强管电流 1/3,要求管转速 0.5 s/rad,螺距为 0.516:1,准直为 64×0.625 mm,先行预扫描确定头颈部 CTA 扫描时的准确延时时间,10 min 后进行同步螺旋减影 CTA 扫描,对比剂采用双筒高压注射器,4 mL/s 流率,注射 350 mg/mL 碘佛醇 54±12 mL,继之同样流率注入生理盐水 30 mL,注射开始 5 s 内行平扫,然后根据预扫描得到头颈部 CTA 的准确延迟时间进行增加扫描,必要时可做双期更有利于病变在不同时期内观察,使用 GE 的 Add/Sub 软件用增强的图像减去平扫图像就得到纯血管的图像。

8. CT 结构造影成像(CT holography,CTC)研究

准备:检查前 1 天晚饭后口服 50%硫酸镁 50 mL,饮水 1 500~2 000 mL 清洁肠道,CT 检查前 10 min 肌注(654~2)10~20 mg,左侧卧位经肛门注入气体 1 000~1 500 mL,采用仰卧或仰卧位扫描,120~140 KN/200~280 mA,层厚 3.0 mm,重组间隔 1.5 mm,螺距 1.7~2.2,扫描范围 20~40 mm。以螺旋 CT 横轴图图像作为原始图像,采用表面覆盖成像(SSD)技术获得 3D 重组图像,运用切割(CUT)软件适当切除阻挡病变的肠管,充分暴露病变,对偏侧性病变切除病变对侧肠壁,自肠管内观察病变,用旋转功能沿横纵及垂直轴旋转,改变放大(zoom)使病变细节显示更清晰。

9. MR 脑功能分析及成像研究

(1) 磁共振波谱

磁共振波谱(MRS)是一种利用磁共振现象和化学位移作用,对特定原子核及其化合物进行物质结构和含量分析的方法,是目前唯一无创性研究人体内部器官、组织代谢、生理生化改变的定量分析方法。选择某一种分子的特定化学位移值,显示这个值的空间分布称化学位移成像(CSI)。水分布、脂肪分布,在样品中各种分子的化学位移互不干扰,化学位移成像代表这种分子的空间分布,称分子影像。MRI 谱显示法:图像是以图像和波谱共同存在的形式在图像中表现出来,见图 11-1。

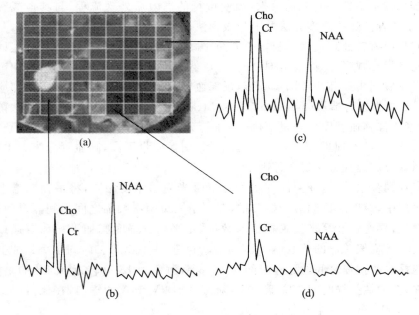

图 11-1 MRI 波谱表示法

图 11-1 中(a) 为 MRI;(b) 为感兴趣化学位移谱;(c) 为 MRI 正常区化学位移谱;(d) 为肿瘤区化学位移波谱中,NAA 为氢-乙酰天门冬氨酸,Cr 为肌酸,NAA 几乎消失为研究肿瘤代谢 MRSI 提供了方法。

(2) 弥散成像

弥散成像(DWI)测定分子水平的质子移动,它是有生命的自由弥散组织与死的有限弥散组织间的组织对比。在生物组织中,大多数的弥散测量称为表面弥散系数(ADC)测

量,ADC 测定不仅反映组织水质子沿屏障的迁移,也反映团块移动,如脑脊液流动、脑搏动甚至被检者移动。由于移动可导致不必要的信号衰减,使 ADC 测定出现假象,所以对于躁动患者弥散成像很难成功。

(3) 灌注成像

将组织毛细血管水平的血流灌注情况,通过磁共振成像显示出来,并评价局部的组织活动及功能,即为灌注成像(PWI)。目前常用的方法为利用外源性示踪剂(顺磁性造影剂)作为弥散示踪物的动态对比,增强磁敏感加权灌注 MRI。

(4) 化学位移成像

在人体内原子核并非独立存在,而是处于不同的分子环境中,核外电子云的作用,也会影响局部磁场的均匀,位于不同种类的化学键上的原子核由于核外电子结构不同会产生不同的频率信号。特定位置组织的共振频率受化学位移效应、磁场的均匀程度和磁化率的影响。不同分子环境中的共振频率相差几十至数百赫兹(Hz),采用特殊的成像序列有意利用和体现化学位移效应的 MR 成像方法称为化学位移成像。

11.1.3　心脏与血管成像图像后处理临床应用

(1) 多平面重建(MPR)

MPR 是从原始横断面图像获得人体相应组织器官任意层面的冠状、矢状、横轴面和斜面的 2D 图像的后处理方法。对判断心血管等解剖结构复杂部位的病变性质、侵及范围、彼邻关系具有明显优势。

(2) 曲面重建(CPR)

CPR 是 MPR 的一种特殊方式,适用于展示人体曲面结构的器官(如体内走行迂曲的心脏及颅脑血管等)的全貌。

(3) 最大密度投影(MIP)

MIP 是利用容积数据中在视线方向上密度最大的全部像素值成像的投影技术之一。

其主要优势是可以较真实地反映组织的密度差异,清晰确切地显示经对比剂强化的血管形态、走行、异常改变和血管壁的钙化以及分布范围。

(4) 最小密度投影(MIN-IP)

MIN-IP 是利用容积数据中在视线方向上密度最小的元素成像的投影技术。

(5) X-RAY 模拟投影

它是利用容积数据中在视线方向上的全部像素值的投影技术。

重建后的图像效果类似于 X 线片。优势是多角度、多方位投影;可去除与靶器官重叠的组织器官影像干扰。

(6) 透明化 X-RAY 模拟投影(4D)它是由 X-RAY 模拟投影技术衍生出来的透明方式的图像,可优势显示空腔器官,如充气肺组织,充气胃肠道等。

(7) 表面重建(SSD)

(8) 3D 容积漫游(VRT)

可以清晰显示组织器官的完整形态。

(9) MSCT 仿真内窥镜(CTVE)

它是一种特殊的 3D 图像后处理技术,由于该技术重建后的图像效果类似于纤维内窥镜所见,所以称为 CT 仿真内窥镜。

优势是图像清晰、3D空间关系明确、多角度显示腔内状态、可以观察空腔器官组织留，无创伤、无痛苦。

（10）彩色透视技术

它可将不同的组织用不同颜色标记显示。常用于智能分割左右心腔与心脏动静脉血管，可同时显示血管与肌肉，更加直观明确的显示血管的营养范围。

（11）类血管内超声

它可清晰显示冠脉血管钙化与斑块，并直观显示冠脉血管狭窄程度。

① 容积漫游VTR，清晰直观地显示所观察器官组织的完整解剖学形态，见图11-2。

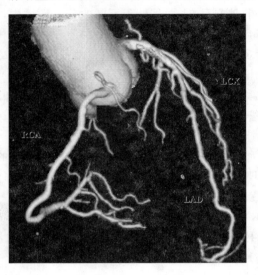

图11-2　容积漫游VRT

② 曲面重CPR，弯曲迂行的血管可以在同一个平面上进行显示，可清晰显示整条血管的管腔内对比剂充填情况，能对疾病作出更加准确的诊断，见图11-3。

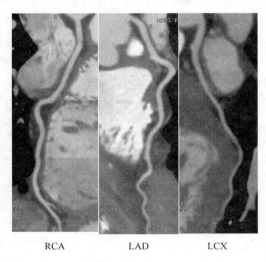

RCA　　　　LAD　　　　LCX

图11-3　曲面重建CPR

③ TREE-VR 可清晰显示变异的回旋支的完整解剖学形态,见图 11-4。

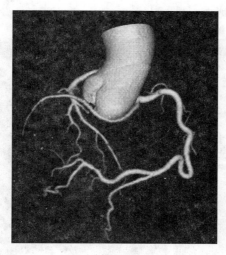

图 11-4 TREE-VR

④ CPR 可以把整只变异的回旋支血管在同一个层面完整显示,有利于疾病的诊断,图 11-5。

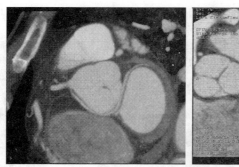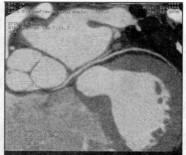

图 11-5 CPR

⑤ 双右冠变异的成像见图 11-6。

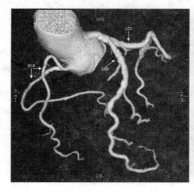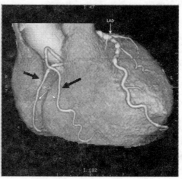

图 11-6 VRT 显示的双右冠变异

⑥ 彩色透明技术的使用,可以清晰地显示病变,病变的动静脉血管分支显示更加直观。冠状动脉瘘的 VRT 成像,见图 11-7。

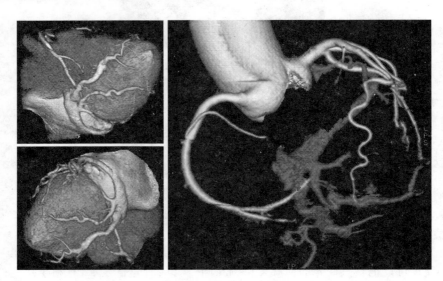

图 11-7　VRT 显示的冠状的动脉瘘

⑦ CPR 可清晰显示肌桥,并能准确测量被肌桥环绕的分支血管长度,见图 11-8。

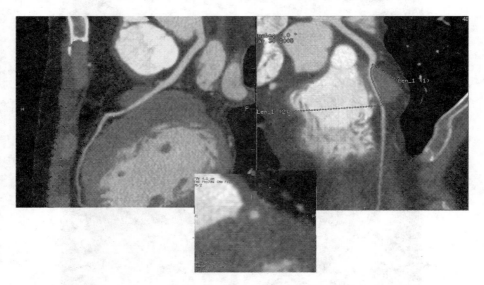

图 11-8　CPR 显示的冠脉肌桥

⑧ VRT 只能显示心脏血管的表面形态,不能发现心肌桥的存在,而 CRP 不但可以发现问题而且能清晰明确地显示心肌桥的范围,见图 11-9。

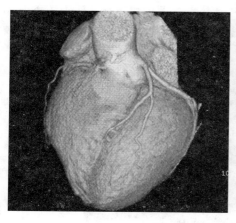
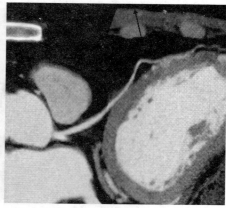

图 11-9　VRT 显示的心肌桥

⑨ CPR 在同一层面完整显示血管走行，彩色编码根据组织 CT 值的不同，把不同 CT 值范围用不同的颜色来标示，可以更加直观明确地显示所观察兴趣区（ROI）的不同成分，有利于疾病的诊断，见图 11-10 和图 11-11。

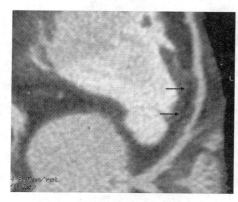
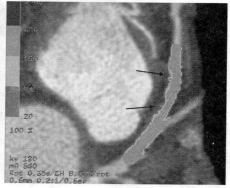

图 11-10　曲面重建和彩色编码显示软斑块形成

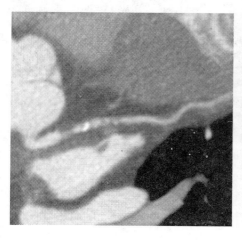
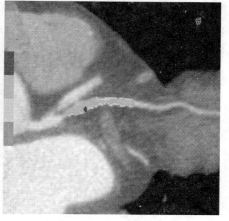

图 11-11　曲面重建和彩色编码显示混合斑块

⑩ 左冠支架置入术后出现再狭窄，左、右冠脉均可见斑块形成，VRT 不能显示斑块造成的血管狭窄程度，而 CPR 能完美地解决这个问题，并能观察支架内部有无再狭窄的情况出现，见图 11-12。

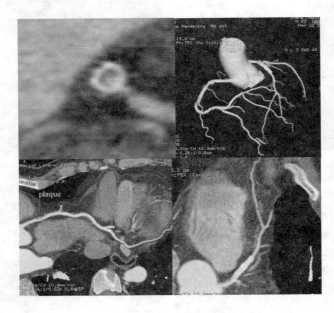

图 11-12　VRT 和 CPR 显示血管图像

⑪ MPR 可清晰显示支架内阻塞情况，见图 11-13。

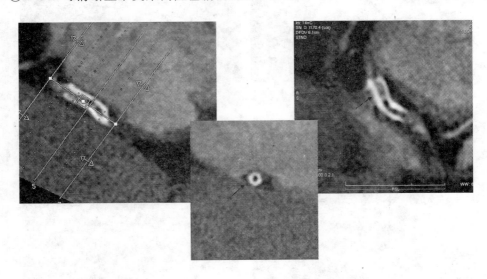

图 11-13　右冠远端支架阻塞

⑫ 曲面拉直:(CPR 功能延伸)可清晰显示血管全程走行,更加直观准确的显示血管的狭窄情况,见图 11-14。

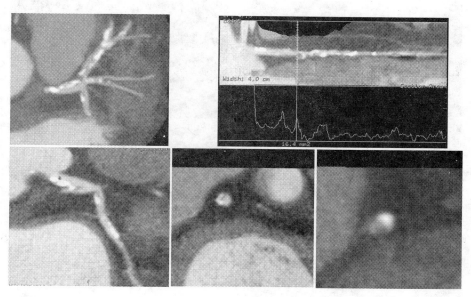

图 11-14　曲面拉直

⑬ VRT 直观地显示所有搭桥血管,CPR 清晰显示局部血管管腔内情况。冠脉搭桥术后,一支动脉桥,四支静脉桥,见图 11-15。

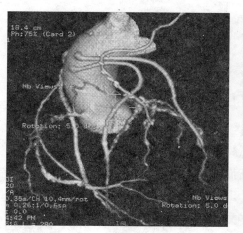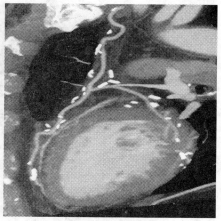

图 11-15　冠脉搭桥术图像

⑭ 冠状动脉支架(PTCA＋Stent)术后,VRT 显示支架位于前降支,CPR 提示支架前后管腔通畅,支架内可见造影剂均匀充盈,支架远端通畅,见图 11-16。

彩色透视技术智能分割左右心腔与心脏分支大血管,并做透明显示。

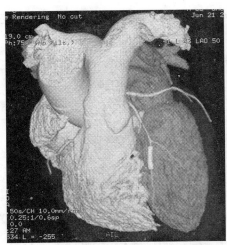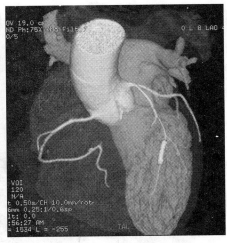

图 11-16　冠状动脉支架术后图像

⑮ 彩色透视技术只能分割左右心腔与分支大血管,CPR 负片显示可清晰显示支架内部的轻度再狭窄,见图 11-17。

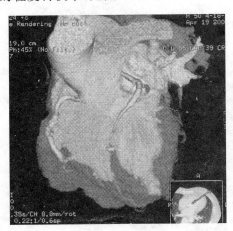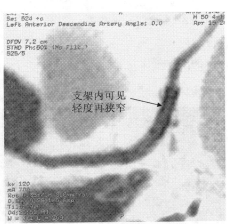

支架内可见
轻度再狭窄

图 11-17　左前降支支架放置术后图像

⑯ CPR 可在同一层面显示全部病变断面并可精确测量病变大小,VRT 清晰完整显示所有病变的表面状态,见图 11-18。

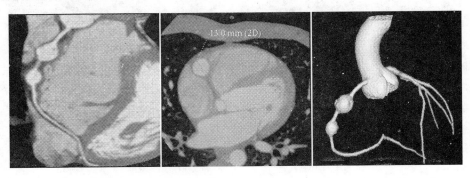

图 11-18　儿童川崎病(冠状动脉瘤形成)

⑰ 先心病图像见图 11-19。

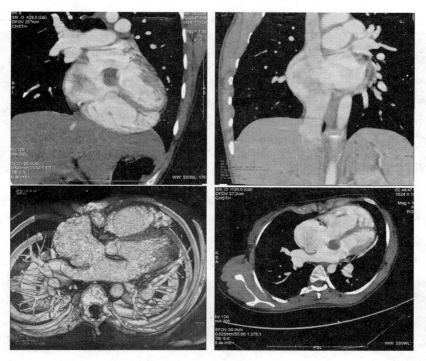

图 11-19　先心病图像

⑱ 彩色透视技术可以更直观地显示病变形态及大小,见图 11-20。

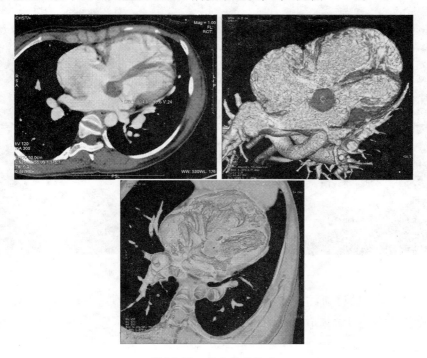

图 11-20　彩色透视技术

⑲ 如图 11-21,横断位显示心内膜垫缺损,冠状位显示完全性肺静脉畸形引流(心上型),斜位显示右室双出口。

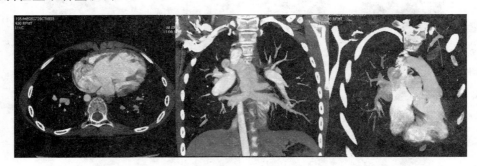

图 11-21　先天性心脏病

⑳ VRT、透明化 X-RAY 模拟投影、彩色透视技术的综合应用,可清晰直观显示冠状动脉,主、肺动脉及其分支血管;肺组织轮廓的显示,可以更直观地显示各个肺动脉分支的供血范围,见图 11-22。

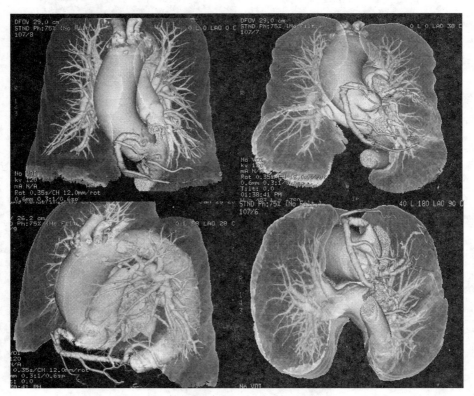

图 11-22　肺动脉分支

㉑ 完全冻结心脏搏动,清晰显示主动脉瓣和二尖瓣,通过 CPR 的任意角度旋转图像,能避开金属伪影的干扰清晰显示病变,见图 11-23 和图 11-24。

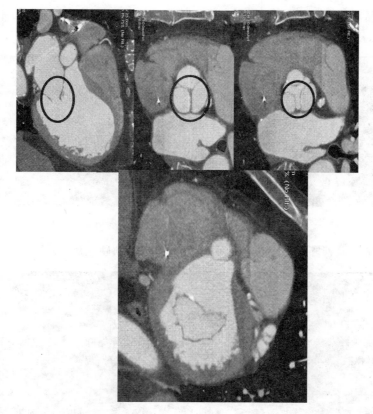

图 11-23 充血性心力衰竭,心脏起搏器患者图像

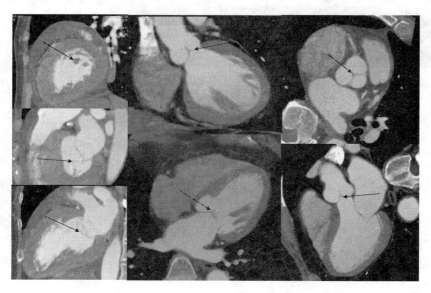

图 11-24 主动脉瓣和二尖瓣瓣膜显示

㉒ 左心黏液瘤,瘤体侵犯左心房与左心室 VRT 与彩色透视技术可清晰显示瘤体走行与表面形态,见图 11-25。

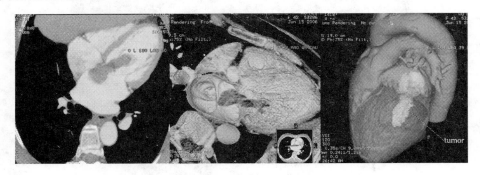

图 11-25　瘤体侵犯左心房与左心室图像

㉓ 清晰显示血管断面狭窄情况与引起狭窄的斑块软硬性质,见图 11-26。

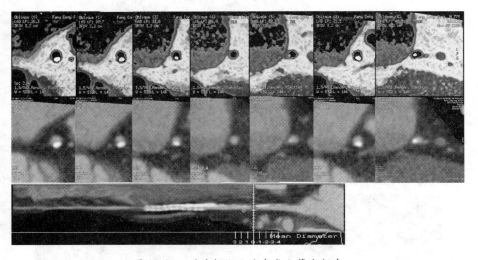

图 11-26　冠脉钙化及狭窄类血管内超声

附录

中英文名词对照

现代医学影像（modern medical lmaging，MMI）

计算机数字摄影（computer radiography，CR）

数字 X 线摄影（digital radiography，DR）

X 线数字减影血管（digital subtracted angiography，DSA）

X 线计算机扫描（computed tomography，CT）

MR 波谱分析（magnetic resonance spectroscopy，MRS）

MRS 功能 MRI（functional MRI，FMRI）

超声成像（ultra-sonic，US）

超声经颅多普勒（transcranial doppler，TCD）

3D 超声心动图（dynamic three-dimensional echocardiogram）

γ 相机（gamma scinticamera）

单光子发射型计算机体层成像（emission computed tomography，ECT）

正电子发射型计算机体层成像（positron emission computed tomography，PET）

容积扫描（volume scan）

仿真内窥镜（virtual endoscopy）

表面重建（surface rendering）

容积再现（volume rendering）

医学影像存储和传输系统（picture archiving and communication system，PACS）

远程医学教育（teleeducation）

远程会诊（teleconsultation）

远程诊断（telediagnosis）

激光相机（laser camera）

伦琴（W. K. Roentgen）

X 射线的强度（intensity of X-rays）

光电效应（photo electric effect）

康普顿效应（compton scattering）

电子对效应（electric pair effect）

视听调制器（acoustic optical modulater ，AOM）

数字荧光成像（digital fluorescence，DF）

时间减影（temporal subtraction）

能量减影方法（energy subtraction）

混合减影（hybrid subtraction）

均方根值（root mean square，RMS）

自相关函数（autocorrelation function，ACF）

噪声功率谱（noise power spectrum，NPS）

探测器（detector）

螺旋因子（pitch factor）

螺距（pitch）

层厚（slice thickness）

层厚灵敏度曲线（slice sensitivity profile，SSP）

光线合成（ray compositing）

立体描绘技术（volumetric rendering）

仿真（virtual reality）

滑环技术（sliping）

螺旋 CT（helical CT）

重建间隔（reconstruction interval）

薄扇束（fan-beam）

锥形线束（cone-beam）

视野（field of view，FOV）

扫描视野（SFOV）

层距（slice gap）

多平面重建（multiple planar reconstruction，MPR）

最大密度投影（maximum intensity projection，MIP）

仿真内窥镜（virtual endoscopy，VE）

空间分辨力（spatial resolution）

高对比分辨力（high contrast resolution）

密度分辨率（对比度分辨力）（contrast resolution）

低对比分辨力（low contrast resolution）

部分容积效应（partial volume effect）

伪影（artifact）

周围间隙现象（peripheral space phenomenon）

自由感应衰减（free induction decay，FID）

相互作用（spin-spin）

透射（transmission）

反射（reflection）

折射（refraction）

衍射（diffraction）

散射（scattering）

衰减（attenuation）

吸收（absorption）

界面（interface）

单光子发射型计算机断层（single photon emission computed tomography，SPECT）

正电子发射型计算机断层（positron emission computed tomography，PECT/PET）

直接符合（direct coincidence）

交叉符合（cross coincidence）

焦点的方位特性（azimuth character）

阴极射线管显示器（cathode ray tube，CRT）

液晶显示器（liquid crystal display，LCD）

丝状（nematic）

PSL 物质层（photon stimulation light，PSL）

信息采集（acquisition of information）

信息转换（transformation of information）

信息处理（processing of information）

信息存储与输出（archiving and output of information）

薄膜晶体管阵列（Thin film Transistor array）

多丝正比电离室（multi-wire proportional chamber，MWPC）

数字荧光成像（digital fluorescence，DF）

时间减影（temporal subtraction）

能量减影方法（energy subtraction）

混合减影（hybrid subtraction）

移动蒙片（mask select）

时间间隔差成像方式（TID mode）

像素移位（pixel Shift）

图像合成或积分（integrated mask/image）

图像放大（zoom）

消隐技术处理（shutter）

血管狭窄分析（steno tic analysis）

心室分析（ventricular analysis）

窗口技术（window technique）

窗宽（window width）

窗位（window level）

空间滤过（filter）

数字电影减影（digital cine mode）

对比剂步进跟踪摄影（bolus chase）

旋转血管造影（roational angiography）

自动最佳角度定位系统（compas）

路标方式（roadmap mode）

半减影技术（landscape）

控制台（operator console，OC）

平板探测器（flat panel detector）

阵列处理器（array processor，AP）

多排螺旋 CT（multi slice detector MSCT）

前置门控方式（central control system of artificial intelligence，CCS）

电子束 VCT（snapshot TM pulse）

电子束 CT 心脏扫描（cardiac snapshot pulse）

心脏滤线器（cardiac bowtie）

神经系统专用成像过滤器（neuro-filter）

3D 自动毫安技术（3D modulation）

儿童彩色编码系统（color coding for Kids）

高分辨率覆盖速度，（high-resolution coverage speed ）

智能零域内插法（conjugate ray interpolation，CRI）

电子束 CT（electron bean computed tomography，EBCT）

超高速 CT（ultrafast computed tomography，UFCT）

双源 CT，DSCT（dual source CT ）

射频系统（RF. system）

D 型超声成像诊断仪（doppler ultrasound）

连续波式多普勒系统（continuous wave doppler）

脉冲式多普勒系统（pulsed wave doppler）

彩色多普勒血流成像系统（color doppler flow image，CDFI）

彩色血流图（color flow mapping，CFM）

彩阶（color scale）

发射型计算机断层成像（emission computed tomography，ECT）

直接符合（direct coincidence）

交叉符合（cross coincidence）

计算衰减系数方法（Segment Attenuation Correction）

湮没辐射（annihilation）

真符合（true coincidence）

随机符合（random coincidence）

散射符合（catering coincidence）

衰减校正（attenuation correction）

透视（fluoroscopy）

常规 X 线摄影（plain film radiography）

体层摄影：（tomography）

造影检查（contrast examination）

对比剂（contrast medium）

血管造影（angiography）

噪音（noise）

伪影（artifact）

部分容积效应（partial volume effect）

周围间隙现象（peripheral space phenomenon）

空间分辨力（spatial resolution）

密度分辨力（density resolution）

容积扫描（volumetric CT scan）

平扫（plain scan）

增强扫描（contrast scan/enhancement）

动态增强扫描（dynamic contrast scan）

延迟增强扫描（delay contrast scan）

血管造影 CT（angiography-assisted CT）

动脉造影 CT（CTA computed tomographic arteriography）

动脉性门静脉造影 CT（computed tomographic arterial portography，CTAP）

脑池造影 CT（CT cisternography，CTC）

脊髓造影 CT（CT myelography，CTM）

胆系造影 CT（CT cholangiography，CTC）

薄层扫描（thin slice scan）

靶扫描（target scan）

高分辨率扫描（high resolution CT，HRCT）

定量 CT（quantitative CT，QCT）

图像堆积扫描（stack slice & slice）

重叠扫描（overlap scan）

福利管（foley tube）

图像堆积扫描（stack slice）

CT 透视（CT fluoroscopy）

多平面重组（multiple planar reconstruction，MPR）

曲面重组（curved planar reconstruction，CPR）

多层面容积再现（multiplanar volume rendering MPVR）

最大密度投影（maximum intensity projection，MIP）

最小密度投影（minimum intensity projection，MinIP）

平均密度投影（average intensity projection，AIP）

表面遮盖显示（surface shaded display，SSD）

VR 容积再现（volume rendering，VR）

仿真内窥镜成像（CT virtual endoscopy，CTVE）

灌注 CT 成像（CT perfusion imaging）

射频（radio frequency，RF）

射频特殊吸收率（specific absorption ratio，SAR）

磁共振血管成像（magnetic resonance angiography，MRA）

磁共振水成像（magnetic resonance hydrography）

灌注成像（perfusion imaging，PI）

弥散成像（diffusion imaging，DI）

磁共振功能成像（functional magnetic resonance，fMRI）

化学位移成像（chemical shift imaging，CSI）

磁共振波谱分析（magnetic resonance spectroscopy，MRS）

超声检查（ultrasound examination）

介入性超声（interventional ultrasound）

同步减影血管造影（synchronous subtraction CTA，SSCTA）

CT 结构造影成像（CT holography，CTC）

断层容积成像（volume rad）

双能量减影成像（dual energy，DE）

频率转换技术（frequency convert technology，FCT）

二次谐波成像（second harmonic imaging，SHI）

自然组织谐波成像（native tissue harmonic imaging，NTHI）

造影剂谐波成像（contrast agents harmonic imaging，CAHI）

能量造影谐波超声成像（power contrast agent harmonic imaging，PCAHI）

脉冲反向谐波超声成像（pulse inversion harmonic imaging）

多普勒成像（tissue Doppler imaging，TDI）

背向散射积分成像（integrated backscatter，IBS）

参考文献

[1] 王骏,甘泉:《医学影像技术》,江苏大学出版社,2008 年。

[2] 甘泉,王骏:《医学影像设备与工程》江苏大学出版社,2012 年。

[3] 王骏,甘泉:《医学影像技术指导》,江苏大学出版社,2010 年。

[4] 王骏,甘泉:《医学影像技术学习指南与高频考点》,江苏大学出版社,2009 年。

[5] 俎栋林:《核磁共振成像学》,北京高等教育出版社,2004 年。

[6] 王骏,甘泉:《医学影像成像技术案例分析》,江苏大学出版社,2013 年。

[7] 余建明:《医学影像技术学》,北京科学出版社,2004 年。

[8] 李月卿,《医学影像成像理论》,人民卫生出版社,2003 年。

[9] 张云亭,袁聿德:《医学影像检查技术学》,人民卫生出版社,2000 年。